Prävention

Ulrich Karrenberg

Prävention

Das Buch des Lebens – Mutationen, Evolution und die Macht der Vorbeugung

Springer Vieweg

Ulrich Karrenberg
Berlin, Deutschland

ISBN 978-3-662-72160-5 ISBN 978-3-662-72161-2 (eBook)
https://doi.org/10.1007/978-3-662-72161-2

Die Deutsche Nationalbibliothek verzeichnet diese Publikation in der Deutschen Nationalbibliografie; detaillierte bibliografische Daten sind im Internet über https://portal.dnb.de abrufbar.

Springer Vieweg ist ein Imprint der eingetragenen Gesellschaft Springer-Verlag GmbH, DE und ist ein Teil von Springer Nature.
Die Anschrift der Gesellschaft ist: Heidelberger Platz 3, 14197 Berlin, Germany

Interessenkonflikt

Der/die Autor*in hat keine für den Inhalt dieses Manuskripts relevanten Interessenkonflikte.

Vorwort

Warum dieses Buch über Prävention gerade jetzt wichtig ist

Sie halten ein Buch in Händen, das sich einem Thema widmet, das auf den ersten Blick vielleicht unscheinbar wirkt, dessen Bedeutung aber kaum zu überschätzen ist: der *Prävention*. Ein Wort, das oft im Hintergrund bleibt, während die Akutversorgung und das Krisenmanagement lautstark die Schlagzeilen beherrschen. Doch gerade in unserer schnelllebigen, von vielfältigen Herausforderungen geprägten Zeit ist Prävention nicht länger nur ein Randthema für Spezialisten oder ein idealistisches Fernziel. Sie ist die wohl klügste Investition, die wir tätigen können – in unsere eigene Gesundheit, in das Wohlergehen unserer Gemeinschaften, in die Stabilität unserer Gesellschaften und in die Zukunft unseres Planeten.

Warum nun gerade dieses Buch, zu diesem Zeitpunkt? Weil wir an einem Wendepunkt stehen. Die Krisen der jüngeren Vergangenheit – globale Pandemien, die zunehmende spürbare Last des Klimawandels, wachsende soziale Ungleichheit, psychische Belastungen in nie dagewesenem Ausmaß – haben uns schmerzhaft vor Augen geführt, dass reine Reaktion nicht ausreicht. Das Flickwerk der Reparatur kommt an seine Grenzen. Wir können nicht ewig nur Brände löschen, ohne die Ursachen für die Funkenbildung zu verstehen und zu beseitigen. Wir können keine gesunde Gesellschaft erwarten, wenn wir die Wurzeln von Krankheit, Ungleichheit und Zerstörung nicht angehen.

Prävention ist das proaktive Handeln, das visionäre Denken, das über den Horizont des unmittelbaren Problems hinausblickt. Sie ist das Streben danach, Risiken zu minimieren, bevor sie zur Bedrohung werden bzw. Potenziale zu stärken, bevor sie unter der Last des Alltags zerbrechen; Strukturen zu schaffen, die Resilienz fördern, anstatt Anfälligkeit zu zementieren. Prävention ist nicht die Abwesenheit von Problemen, sondern *das kluge Management von Wahrscheinlichkeiten* zugunsten des Lebens und der Lebensqualität.

Prävention erscheint hier nicht nur in Form von durch Menschen organisierte Schutzmaßnahmen, sondern insbesondere als universelles Überlebensprinzip für alles Lebendige in allen Größenordnungen! Das gilt außer für Menschen in gleichem Maße auch für Tiere, Insekten, Vegetation und weiter bis tief hinab zu molekularen Strukturen, die durch Mutationen beeinflusst werden.

Dieses Buch ist aus der tiefen Überzeugung entstanden, dass das Verständnis und die Anwendung von Prävention für jeden von uns, unabhängig von Beruf, Herkunft oder Alter, von fundamentaler Bedeutung sind. Es richtet sich an alle, die erkennen, dass die Zukunft nicht einfach geschieht, sondern gestaltet werden muss, an alle, die Rüstzeug für ein widerstandsfähiges Leben erwerben möchten, für den Entscheidungsträger, der nachhaltige Politik gestalten will und nicht zuletzt *für jeden Einzelnen*, der die Verantwortung für sein eigenes Wohlergehen und das seiner Mitmenschen ernst nimmt.

Am Ende jedes Kapitels finden Sie jeweils sorgfältig bewertete Fachliteratur, und zwar für jeden einzelnen Gliederungspunkt. Das sollte Ihnen die Auswahl von weiterführender Literatur erheblich erleichtern. Jedes Kapitel besitzt eine gewisse Eigenständigkeit, kann demnach ruhig in beliebiger Folge gelesen werden.

Es wurde alles versucht, aufgrund der immanenten gesellschaftlichen Bedeutung dieser Thematik für dieses Buch einen möglichst großen Adressatenkreis zu gewinnen. Das beginnt mit sprachlicher Anschaulichkeit – gerade im Hinblick auf den pädagogischen Bereich- und endet mit sorgfältig recherchierten Literaturhinweisen für die wissenschaftliche Expertise.

Die Erstellung dieses Buches war für den Autor eine aufregende Entdeckungsreise und Fortbildungszeit, welche seine Sicht auf die Gegenwart stark verändert hat!

Berlin, Deutschland
im Mai 2025

Ulrich Karrenberg

Einleitung

Im Netz von Zufall und Notwendigkeit – Prävention als menschliches Streben nach Ordnung im Unvorhersehbaren

Wir alle leben in einer Welt, die sich uns oft widersprüchlich präsentiert. Einerseits erfahren wir die Welt als geordnet und nachvollziehbar. Äpfel fallen vom Baum – und das tun sie immer. Wasser gefriert bei null Grad Celsius unter Normaldruck. Wenn wir eine Tür öffnen, erwarten wir einen Raum dahinter. Diese Vorhersehbarkeit gibt uns Sicherheit, ermöglicht Planung und lässt uns Vertrauen in die Stabilität unserer Umwelt fassen. Wir agieren auf der Grundlage von Gesetzmäßigkeiten, von Ursache und Wirkung, von dem, was *notwendigerweise* geschieht, wenn bestimmte Bedingungen erfüllt sind. Diese Notwendigkeit ist das Fundament, auf dem wir unsere Häuser bauen, Flugzeuge konstruieren oder auch nur unseren Alltag organisieren. Ohne sie wäre unser Leben ein permanenter Balanceakt auf schwankendem Grund.

Doch gleichzeitig erleben wir die Welt als Ort des Unverfügbaren, des Plötzlichen, des Unerwarteten. Eine winzige Mutation im Erbgut, die zu einer schweren Krankheit führt. Ein plötzlicher Sturm, der Zerstörung bringt, obwohl die Wettervorhersage gut war. Eine zufällige Begegnung, die das Leben in völlig neue Bahnen lenkt. Der unerklärliche „Lauf der Dinge“, der mal Glück, mal Pech beschert. Das ist die Sphäre des Zufalls. Er durchkreuzt Pläne, stiftet Chaos und erinnert uns schmerzlich an die Grenzen unserer Kontrolle. Der Zufall ist nicht einfach die Abwesenheit von Ursachen, sondern oft das Ergebnis so vieler komplexer, sich überlagernder oder unbekannter Faktoren, dass das Ergebnis für uns unvorhersehbar und unbeeinflussbar wird. Er verkörpert die Kontingenz des Seins – die Tatsache, dass Dinge auch anders sein *könnten* oder gar *nicht* wären.

Dieses Spannungsfeld zwischen dem Notwendigen, Gesetzmäßigen, Kontrollierbaren und dem Zufälligen, Unvorhersehbaren, Unkontrollierbaren durchzieht unsere Existenz auf allen Ebenen. Es prägt unser Verständnis von Schicksal und Freiheit, von Schuld und Verantwortung, von Planung und Improvisation. Und nirgends wird diese Spannung vielleicht so deutlich und ist gleichzeitig so handlungsleitend wie im Bereich der Prävention.

Was genau meinen wir, wenn wir von Prävention sprechen? Im Kern ist Prävention das bewusste, vorausschauende Handeln, um das Eintreten unerwünschter Ereignisse zu verhindern oder zumindest deren Auswirkungen abzumildern. Es ist der Versuch des Menschen, die Zukunft aktiv mitzugestalten, indem er potenzielle Gefahren erkennt und ihnen entgegenwirkt, *bevor* sie Schaden anrichten können. Prävention ist im Grunde ein optimistisches Unterfangen: die Annahme, dass wir durch Wissen und Handeln negative Verläufe beeinflussen können. Ob es um die Impfung gegen eine Krankheit geht, um den Bau von Deichen zum Schutz vor Hochwasser, um Anti-Gewalt-Programme in Schulen oder um die Entwicklung sichererer Arbeitsbedingungen – all diese Maßnahmen zielen darauf ab, Risiken zu minimieren und die Wahrscheinlichkeit positiver Ergebnisse zu erhöhen.

Die Ziele der Prävention sind vielfältig, aber sie laufen oft auf dasselbe hinaus: die Erhöhung von Sicherheit, Gesundheit, Wohlbefinden und Stabilität für Individuen, Gruppen oder die gesamte Gesellschaft. Prävention versucht, die Notwendigkeit ungünstiger Ereignisse zu *durchbrechen*, indem sie notwendige Vorbedingungen verändert oder entfernt. Sie baut auf dem Verständnis von Kausalität auf: Wenn A *notwendigerweise* B verursacht, dann können wir B verhindern, indem wir A vermeiden oder blockieren. Dieses kausale Denken ist das Rückgrat vieler Präventionsstrategien. Wir wissen, dass Rauchen mit hoher Wahrscheinlichkeit Lungenkrebs verursacht (ein notwendiger Zusammenhang, wenn auch komplex und nicht 1:1 deterministisch auf jeden Einzelnen anwendbar), also setzen wir auf Nichtraucherkampagnen. Wir wissen, dass mangelnde Hygiene die Ausbreitung von Keimen begünstigt, also fördern wir Händewaschen.

Doch hier kommt der Zufall ins Spiel, und er stellt die Prävention vor fundamentale Herausforderungen. Selbst die beste Präventionsmaßnahme kann ein unerwünschtes Ereignis oft nicht mit absoluter Sicherheit verhindern. Eine geimpfte Person kann trotzdem erkranken (wenn auch selten und meist milder), ein Deich kann brechen, ein gut integrierter Jugendlicher kann in Kriminalität abrutschen, eine gesunde Person kann durch eine unglückliche Verkettung von Umständen schwer verunfallen. Diese Fälle sind keine Beweise für das *Scheitern* von Prävention an sich, sondern sie zeigen deren Grenzen im Angesicht des Zufalls. Der Zufall kann als unvorhergesehene Variable auftreten, als unbekannter Faktor, der die notwendige Kette durchbricht, oder als schlichtes „Pech", das jenseits systematischer Einflussnahme liegt.

Die Relevanz des Dialogs zwischen Zufall und Notwendigkeit für die Präventionsforschung und -praxis ist somit immens. Wer Prävention betreibt oder erforscht, muss sich unausweichlich mit beiden Kräften auseinandersetzen. Eine Präventionsstrategie, die den Zufall ignoriert und von vollständiger Kontrollierbarkeit ausgeht, wird scheitern und zu Enttäuschung und Fatalismus führen, wenn unvermeidliche Rückschläge eintreten. Umgekehrt wird eine Haltung, die alles dem Zufall zuschreibt und die Möglichkeiten systematischer Einflussnahme negiert, jede präventive Anstrengung als sinnlos erachten.

Die präventive Forschung muss daher lernen, nicht nur nach notwendigen Ursache-Wirkungs-Ketten zu suchen, sondern auch die Rolle von Wahrscheinlichkeiten, Komplexität und unvorhersehbaren Ereignissen in ihre Modelle zu integrieren. Sie muss quantitative Methoden nutzen, um Risiken statistisch zu fassen (Umgang mit dem „messbaren" Zufall), aber auch qualitative Ansätze berücksichtigen, um die subjektive Wahrnehmung von Unsicherheit und Kontrollverlust zu verstehen. Sie muss erforschen, welche Faktoren

(Schutzfaktoren) die Widerstandsfähigkeit (Resilienz) gegenüber zufälligen Schocks erhöhen, anstatt sich nur auf die Vermeidung notwendiger Risikofaktoren zu konzentrieren.

Für die präventive Praxis bedeutet dieser Dialog, ein realistisches Verständnis dessen zu entwickeln, was Prävention leisten kann – und was nicht. Es geht darum, fundierte Entscheidungen darüber zu treffen, welche Risiken prioritär behandelt werden sollen (oft diejenigen mit den klarsten notwendigen Ursachen und den größten Auswirkungen), aber auch Notfallpläne zu entwickeln und die allgemeine Widerstandsfähigkeit zu stärken, um auf das Unvorhergesehene vorbereitet zu sein. Es erfordert die Kommunikation von Risiken auf eine Weise, die sowohl die Bedeutung von Verhaltensänderungen und strukturellen Maßnahmen hervorhebt (Umgang mit Notwendigkeit) als auch die Existenz von Restrisiken und die Rolle des unbeeinflussbaren Zufalls anerkennt, ohne dabei in Fatalismus zu verfallen.

Die zentrale Fragestellung, die uns in diesem Buch leiten wird, lässt sich wie folgt formulieren: Wie genau beeinflussen die *Kräfte des Zufalls und der Notwendigkeit* die tatsächlichen Möglichkeiten und unvermeidlichen Grenzen der Prävention in verschiedenen Lebensbereichen? Und welche tieferen Hintergründe – von den jahrhundertealten Debatten der Philosophie über die Funktionsweise wissenschaftlicher Erkenntnis bis hin zu den praktischen Fragen der Ethik – sind relevant, um diesen komplexen Dialog zu verstehen und konstruktiv zu gestalten?

Wir werden uns fragen, wie unser Verständnis von Kausalität die Entwicklung von Präventionsmodellen prägt. Wir werden beleuchten, wie die statistische Erfassung von Wahrscheinlichkeiten versucht, den Zufall zumindest rechnerisch fassbar zu machen, und wo diese Versuche an ihre Grenzen stoßen. Wir werden die ethischen Dilemmata betrachten, die entstehen, wenn wir präventiv handeln, obwohl der Eintritt eines Ereignisses nicht notwendig, sondern nur wahrscheinlich oder gar zufällig ist. Wer trägt die Verantwortung, wenn präventive Maßnahmen scheitern, oder wenn sie unbeabsichtigte negative Folgen haben, die vielleicht selbst das Ergebnis zufälliger Entwicklungen sind? Wie gehen wir als Gesellschaft damit um, dass Prävention zwar die Ungleichheit im Risiko reduzieren kann, aber die fundamentale Ungleichheit, die aus zufälligem „Pech" entsteht, niemals ganz beseitigen kann?

Kommentierte Literaturhinweise

Diese Auswahl umfasst grundlegende Werke aus der Philosophie, Soziologie, Wissenschaftstheorie und Public-Health-Forschung, die die aufgeworfenen Fragen direkt adressieren und eine solide Basis bilden.

Für Abschnitt 1. Für die philosophische Grundlegung: Das titelgebende Spannungsfeld

1. **Monod, Jacques**. ***Zufall und Notwendigkeit. Philosophische Fragen der modernen Biologie*. *(Original: Le hasard et la nécessité, 1970).***

Dieses Werk ist ein absoluter Pflichttermin für dieses Projekt und scheint fast schon der Namenspate Ihrer Einleitung zu sein. Der Nobelpreisträger Monod argumentiert aus der Perspektive der Molekularbiologie, dass die gesamte Evolution und das Leben selbst das Ergebnis eines Zusammenspiels zweier fundamentaler Prinzipien sind: des reinen *Zufalls* (z. B. bei genetischen Mutationen) und der strengen *Notwendigkeit* (z. B. in den Gesetzen der Chemie und der natürlichen Selektion, die auf die zufälligen Ergebnisse einwirken). Das Buch liefert die naturwissenschaftlich-philosophische Tiefenstruktur für genau den Dialog, den Sie beschreiben. Es hilft zu verstehen, warum das Streben nach Kontrolle (Notwendigkeit) immer an die unkontrollierbare Kontingenz (Zufall) gebunden bleibt.

2. **Für den soziologischen Rahmen: Prävention als Merkmal der Moderne**
   Beck, Ulrich, *Die Risikogesellschaft. Auf dem Weg in eine andere Moderne. (1986).*
   Beck liefert die soziologische Makro-Perspektive zu Ihrem Thema. Seine zentrale These ist, dass moderne Gesellschaften sich von einer Logik der „Verteilung von Gutem" (Reichtum) zu einer Logik der „Verteilung von Schlechtem" (Risiken) entwickelt haben. Viele dieser Risiken (z. B. Atomkraft, Umweltzerstörung, Finanzkrisen) sind unsichtbar, komplex und entziehen sich oft der direkten menschlichen Wahrnehmung. Prävention wird damit zu einer zentralen gesellschaftlichen Aufgabe, die jedoch paradox ist: Wir müssen auf Gefahren reagieren, die (noch) nicht eingetreten sind und deren Eintritt oft nicht notwendig, sondern nur wahrscheinlich ist. Das Buch ist fundamental, um zu verstehen, warum Prävention heute ein so dominantes Thema ist und wie Gesellschaften versuchen, mit selbst erzeugten, unvorhersehbaren Gefahren (einer Form des „Zufalls") umzugehen.
3. **Für die Grenzen der Vorhersage: Die Macht des unvorhersehbaren Zufalls**
   Taleb, Nassim Nicholas. *Der Schwarze Schwan: Die Macht höchst unwahrscheinlicher Ereignisse. (Original: The Black Swan, 2007).*
   Taleb liefert eine brillante und provokante Kritik an den traditionellen Modellen der Risikobewertung und Prävention. Er argumentiert, dass die Geschichte nicht von vorhersagbaren, regelmäßigen Ereignissen angetrieben wird, sondern von „Schwarzen Schwänen": extrem seltene, unvorhersehbare Ereignisse mit massiven Auswirkungen, die wir erst im Nachhinein zu erklären versuchen. Ihr Text spricht genau diese Grenze der Prävention an: „Selbst die beste Präventionsmaßnahme kann ein unerwünschtes Ereignis oft nicht mit absoluter Sicherheit verhindern." Taleb gibt dieser Grenze einen Namen und ein theoretisches Fundament. Er zwingt dazu, Präventionsstrategien kritisch zu hinterfragen, die sich nur auf den „messbaren Zufall" (statistische Wahrscheinlichkeiten bekannter Risiken) konzentrieren und die radikale Unvorhersehbarkeit ignorieren. Das Buch ist eine exzellente Quelle für den Abschnitt über die „fundamentalen Herausforderungen" der Prävention durch den Zufall.
4. **Für die wissenschaftliche Basis der Notwendigkeit: Kausalität verstehen**
   Pearl, Judea & Mackenzie, Dana. *The Book of Why: The New Science of Cause and Effect. (2018) (Deutsche Ausgabe: Das Buch des Warum: Wie die neue Wissenschaft von Ursache und Wirkung unsere Lebenswelt erklärt.).*

Judea Pearl ist der führende Kopf hinter der „kausalen Revolution“ in der Statistik und künstlichen Intelligenz. Sein Buch erklärt auf zugängliche Weise, wie man von bloßer Korrelation (zwei Dinge treten gemeinsam auf) zu echter Kausalität (A verursacht B) gelangen kann. Dies ist die wissenschaftliche Grundlage, um die „Notwendigkeit“ im Präventionskontext überhaupt erst greifbar und nutzbar zu machen. Das Werk liefert die Methodik hinter der Aussage, dass man B verhindern kann, indem man A blockiert. Es ist die perfekte Ergänzung zu den eher philosophischen und soziologischen Werken, da es das „Handwerkszeug“ zur Untersuchung der Notwendigkeit bereitstellt.

5. **Für die Praxis und Ethik der Prävention: Das Dilemma der Populationsebene Rose, Geoffrey.** ***Sick Individuals and Sick Populations. (Artikel, erschienen in International Journal of Epidemiology, 1985; später zum Buch Rose's Strategy of Preventive Medicine erweitert).***

   Dieser klassische Text aus der Public-Health-Forschung beleuchtet ein zentrales praktisches und ethisches Dilemma der Prävention, das direkt aus dem Spannungsfeld von Zufall und Notwendigkeit erwächst. Rose unterscheidet zwischen der „Hochrisikostrategie“ (man behandelt die wenigen Individuen, die ein hohes Risiko haben. Die paradoxe Konsequenz der Populationsstrategie ist, dass eine Maßnahme, die der Gesamtbevölkerung großen Nutzen bringt, dem einzelnen Individuum oft nur einen kleinen, kaum spürbaren Vorteil bietet. Der Einzelne spürt die „Notwendigkeit“ der Maßnahme nicht, da sein persönliches Risiko („Zufall“) gering erscheint. Dies führt direkt zu den ethischen Fragen: Wie rechtfertigt man präventive Eingriffe für alle, wenn nur wenige (und man weiß nicht genau, welche) davon betroffen wären? Der Text ist eine unverzichtbare Grundlage für die Diskussion der praktischen und ethischen Umsetzung von Präventionsmaßnahmen.

Dieses Buch begibt sich auf eine Reise durch die verschiedenen Facetten dieses Dialogs.

Gliederung des Buches

Wir beginnen in **Teil 1** mit einer eingehenden Betrachtung der Grundbegriffe Zufall und Notwendigkeit. Wir werden ihre Definitionen schärfen, ihre unterschiedlichen Erscheinungsformen beleuchten und ihr komplexes, oft widersprüchliches Verhältnis zueinander untersuchen. Dieses begriffliche Fundament ist unerlässlich, um die nachfolgenden Überlegungen zur Prävention verstehen zu können.

Teil 2 widmet sich dann dem Konzept der Prävention selbst. Wir werden ihre historischen Wurzeln und ihre modernen Ausprägungen nachzeichnen. Vor allem aber werden wir analysieren, wie Prävention in ihren Zielen und Methoden versucht, sowohl auf notwendige Bedingungen als auch auf die Herausforderungen des Zufalls zu reagieren. Wir betrachten Prävention hier als eine menschliche Strategie, um im Angesicht beider Kräfte Handlungsfähigkeit zu erlangen und zu bewahren.

In **Teil 3** tauchen wir tiefer in die Hintergründe ein, die diesen Dialog prägen. Wir erkunden philosophische Debatten über Determinismus, Freiheit und Zufall und ihre

Relevanz für Fragen von Verantwortung und Schuld im Kontext präventiven Handelns oder Unterlassens. Wir untersuchen, wie verschiedene wissenschaftliche Disziplinen – von den Naturwissenschaften über die Sozialwissenschaften bis hin zur Psychologie – das Verhältnis von Gesetzmäßigkeit und Unvorhersehbarkeit konzeptualisieren und welche Methoden sie entwickeln, um Risiken zu identifizieren und zu beeinflussen. Auch gesellschaftliche Wahrnehmungen von Risiko, Kontrolle und Schicksal werden hier beleuchtet.

Teil 4 richtet den Blick auf die konkreten Möglichkeiten und unvermeidlichen Grenzen der Prävention in verschiedenen Anwendungsbereichen. Anhand von Beispielen aus der Gesundheitsförderung, der Sicherheitsprävention, der sozialen Prävention und anderen Feldern werden wir illustrieren, wie das Zusammenspiel von notwendigen Risikofaktoren, stärkenden Schutzfaktoren und unbeeinflussbarem Zufall die Wirksamkeit präventiver Maßnahmen bestimmt und wo die Grenzen des Machbaren liegen.

Schließlich widmet sich **Teil 5** den zentralen ethischen und gesellschaftlichen Implikationen. Wir diskutieren Fragen der Verantwortung in einer Welt, die nicht vollständig kontrollierbar ist, die Herausforderungen der Gerechtigkeit angesichts zufälliger Ungleichheiten und die Notwendigkeit, als Individuen und als Gesellschaft eine Kultur des Umgangs mit Unsicherheit zu entwickeln, die weder in Panik noch in Apathie mündet.

Indem wir diesen Dialog zwischen Zufall und Notwendigkeit in den Mittelpunkt stellen, wollen wir ein differenzierteres Verständnis von Prävention ermöglichen – eines, das ihre realen Potenziale würdigt, aber auch ihre inhärenten Grenzen anerkennt. Es geht nicht darum, den Zufall abschaffen zu wollen, was ohnehin unmöglich wäre, sondern darum, klüger mit ihm umzugehen und die Notwendigkeiten besser zu verstehen, um so die Möglichkeiten präventiven Handelns maximal und ethisch verantwortungsvoll zu nutzen. Begleiten Sie uns auf dieser spannenden Untersuchung.

Inhaltsverzeichnis

1 Das Präventive Prinzip – Eine existenzielle Haltung für eine komplexe Welt

Einleitung: Mehr als nur Vorsicht – Die Tiefe präventiven Denkens

Der Begriff „Prävention“ begegnet uns alltäglich, oft im Kontext von Gesundheitsvorsorge, Unfallverhütung oder Sicherheitsmaßnahmen. Doch verstanden als eine tiefgreifende menschliche Fähigkeit und Orientierung, reicht Prävention weit über das bloße Management von Risiken hinaus. Sie kann zu einer *existenziellen geistigen Haltung* werden – einer fundamentalen Art und Weise, wie wir uns selbst, unsere Mitmenschen, die Gesellschaft und die natürliche Welt wahrnehmen, bewerten und in ihr handeln. Eine solche Haltung ist nicht nur eine Ansammlung von Techniken oder Verhaltensregeln, sondern eine tief verwurzelte Disposition des Geistes und des Herzens, die unsere Entscheidungen und unser Sein in der Welt grundlegend prägt.

Dieses Kapitel widmet sich der Erkundung der vielfältigen Facetten und Implikationen einer solchen präventiven existenziellen Haltung. Es soll untersucht werden, was es bedeutet, Prävention nicht nur als gelegentliche Maßnahme, sondern als einen integralen Bestandteil des eigenen Daseinsverständnisses zu kultivieren. In einer Welt, die zunehmend von Komplexität, schnellem Wandel und tiefgreifenden Unsicherheiten geprägt ist, erweist sich eine solche Haltung möglicherweise nicht nur als wünschenswert, sondern als eine Notwendigkeit für individuelles Wohlergehen, gesellschaftliche Stabilität und eine zukunftsfähige Gestaltung unseres Planeten. Wir werden die verschiedenen Dimensionen dieser Haltung beleuchten, von der persönlichen Achtsamkeit bis hin zur globalen Verantwortung, und ihre Bedeutung für ein bewusstes und sinnerfülltes Leben untersuchen.

U. Karrenberg, *Prävention*, https://doi.org/10.1007/978-3-662-72161-2_1

1.1 Vorausschauendes Denken und Verantwortungsübernahme: Die Zukunft im Blick

Den Kern einer präventiven existenziellen Haltung bildet die Fähigkeit und Bereitschaft zum *vorausschauenden Denken*. Dies ist mehr als nur passive Antizipation; es ist der aktive kognitive Prozess, mögliche Zukünfte zu imaginieren, die Konsequenzen gegenwärtiger Handlungen (und Unterlassungen) abzuschätzen und alternative Entwicklungspfade zu erwägen. Es bedeutet, den Blick über den unmittelbaren Moment hinauszuheben und die längeren Linien, die sich aus unseren Entscheidungen ergeben, zu berücksichtigen. Der Philosoph Hans Jonas sprach in diesem Zusammenhang vom „Prinzip Verantwortung", das uns eine ethische Verpflichtung gegenüber zukünftigen Generationen und der Integrität der Biosphäre auferlegt.

Diese Vorausschau ist untrennbar mit einer tiefgreifenden *Verantwortungsübernahme* verbunden. Eine präventive Haltung lehnt Fatalismus oder die passive Hinnahme vermeintlich unabwendbarer Entwicklungen ab. Stattdessen erkennt sie die menschliche Handlungsfähigkeit an und die damit verbundene Verantwortung, die Zukunft aktiv mitzugestalten. Diese Verantwortung erstreckt sich nicht nur auf das eigene Leben, sondern umfasst konzentrische Kreise, die Mitmenschen, die Gemeinschaft, globale Zusammenhänge und die natürliche Umwelt einschließen. Die drängenden Herausforderungen unserer Zeit, wie der Klimawandel oder der Verlust der Biodiversität, sind eindrückliche Beispiele, bei denen eine solche verantwortungsvolle Vorausschau existenziell ist. Sie erfordert, die potenziellen, oft katastrophalen Folgen unseres gegenwärtigen Lebensstils zu antizipieren und präventiv gegenzusteuern, auch wenn die Auswirkungen erst in der Zukunft oder an anderen Orten spürbar werden.

1.2 Achtsamkeit und Bewusstheit: Die Signale der Gegenwart erkennen

Eng verwandt mit der Vorausschau ist die *Achtsamkeit* – die Fähigkeit, die Gegenwart bewusst und ohne sofortige Bewertung wahrzunehmen. Eine präventive Haltung kultiviert diese Achtsamkeit, um subtile Signale, frühe Warnzeichen und sich abzeichnende Muster zu erkennen, die auf potenzielle Risiken oder unerwünschte Entwicklungen hindeuten könnten. Dies erfordert ein Innehalten, ein Heraustreten aus dem Autopiloten des Alltags, um die Realität differenzierter wahrzunehmen.

Diese Bewusstheit richtet sich sowohl nach innen als auch nach außen. *Innere Achtsamkeit* bedeutet Selbstreflexion: das Erkennen eigener Denkmuster, emotionaler Reaktionen, Vorurteile und Schwachstellen, die zu Fehlentscheidungen oder riskantem Verhalten führen könnten. Es ist die Fähigkeit, eigene blinde Flecken zu beleuchten. *Äußere Achtsamkeit* richtet sich auf die Umgebung – seien es Veränderungen in sozialen Dynamiken, ökologische Indikatoren oder technologische Entwicklungen. Sie erfordert einen wachen Geist, der Informationen kritisch prüft und versucht, zwischen irrelevantem Rauschen und bedeutsamen Signalen zu unterscheiden. Das Erkennen der ersten Anzeichen von Burnout bei sich selbst oder bei Kollegen, das Wahrnehmen von eskalierenden Konflikten in einer Gemeinschaft oder das Verstehen der wissenschaftlichen Warnungen vor einer Pandemie sind Beispiele für diese Form der präventiven Bewusstheit.

1.3 Wertschätzung des Bestehenden und der Wunsch nach Erhalt: Das Gute bewahren

Prävention ist nicht nur auf die Abwehr von Negativem ausgerichtet, sondern wurzelt ebenso stark in der *Wertschätzung des Bestehenden* und dem tiefen Wunsch, das als positiv und lebensfördernd Erachtete zu erhalten. Diese Haltung erkennt den oft fragilen Wert von Gesundheit, stabilen Beziehungen, sozialem Frieden, kulturellem Erbe, funktionierenden Ökosystemen und demokratischen Strukturen an. Aus dieser Wertschätzung erwächst eine Motivation, diese Güter aktiv zu schützen und ihre Grundlagen zu pflegen, anstatt sie als selbstverständlich hinzunehmen, bis sie bedroht sind oder verloren gehen.

Man könnte hier von einem „konservativen“ Impuls im besten Sinne des Wortes sprechen – dem Streben nach Konservierung und Bewahrung. Dies ist eng mit Gefühlen der Dankbarkeit und einer Haltung der *Stewardship* (Treuhänderschaft) verbunden. Wir sind nicht nur Nutznießer, sondern auch Hüter dessen, was uns anvertraut ist – sei es der eigene Körper, die Gemeinschaft, in der wir leben, oder der Planet als Ganzes. Die Bemühungen um den Erhalt von Kulturgütern, der Schutz gefährdeter Arten, die Pflege von Traditionen, die den sozialen Zusammenhalt fördern, oder auch die sorgsame Pflege zwischenmenschlicher Beziehungen sind Ausdruck dieser wertschätzenden und erhaltenden Dimension der Prävention.

1.4 Proaktive Gestaltung statt passivem Erleiden: Die Zukunft in die Hand nehmen

Eine existenzielle Haltung der Prävention ist zutiefst *proaktiv*. Sie widersetzt sich der Vorstellung, ein Spielball äußerer Umstände oder eines unabänderlichen Schicksals zu sein. Stattdessen betont sie die Fähigkeit und die Aufgabe des Menschen, die eigene Zukunft und die der Gemeinschaft aktiv zu gestalten. Es ist der Übergang vom reagierenden zum agierenden Subjekt, vom passiven Erleiden zum bewussten Formen der Lebenswirklichkeit.

Diese proaktive Gestaltung erfordert Mut, Kreativität und oft auch die Bereitschaft, gegen den Strom zu schwimmen. Sie manifestiert sich im Engagement für soziale Reformen, in der Entwicklung innovativer Technologien zur Lösung drängender Probleme, im Aufbau resilienter Gemeinschaften oder auch in der persönlichen Lebensplanung, die nicht nur auf unmittelbare Bedürfnisbefriedigung, sondern auf langfristige Erfüllung und Stabilität ausgerichtet ist. Die psychologischen Vorteile einer solchen Haltung sind immens: Sie stärkt das Gefühl der Selbstwirksamkeit, reduziert Hilflosigkeit und kann eine tiefe Quelle von Sinn und Motivation sein. Unternehmer, die nachhaltige Geschäftsmodelle entwickeln, Bürgerinitiativen, die sich für eine bessere lokale Umwelt einsetzen, oder Individuen, die durch Bildung und bewusste Lebensführung ihre Zukunftschancen verbessern, verkörpern diesen proaktiven Geist.

1.5 Lernbereitschaft und Demut: Aus Erfahrung klug werden

Kein Plan ist perfekt, keine Vorausschau unfehlbar. Eine existenzielle Haltung der Prävention ist daher untrennbar mit einer tiefen *Lernbereitschaft* verbunden. Sie schließt die Fähigkeit ein, aus vergangenen Ereignissen – sowohl Erfolgen als auch Misserfolgen, eigenen wie fremden – zu lernen und dieses Wissen in zukünftige präventive Strategien zu integrieren. Eine konstruktive „Fehlerkultur", die Irrtümer nicht als persönliches Versagen, sondern als Chance zur Verbesserung begreift, ist hierfür unerlässlich.

Diese Lernbereitschaft geht Hand in Hand mit einer notwendigen *Demut*. Demut vor der Komplexität der Welt, vor den Grenzen des eigenen Wissens und der eigenen Kontrollmöglichkeiten. Sie erkennt an, dass der Zufall immer eine Rolle spielen wird und dass nicht alle Risiken eliminiert werden können. Prävention bedeutet in diesem Kontext nicht den Versuch, eine illusionäre absolute Sicherheit zu erreichen, sondern *das Bestreben, Wahrscheinlichkeiten zu managen*, Resilienz gegenüber Unvermeidbarem aufzubauen und kluge Entscheidungen auf der Basis unvollständiger Informationen zu treffen. Iterative Prozesse im Design, adaptive Managementansätze in der Ökologie oder die ständige Überprüfung und Anpassung von Sicherheitsrichtlinien in der Technik sind Beispiele für diese lernende und demütige Herangehensweise an Prävention.

1.6 Systemisches Denken und Erkennen von Interdependenzen: Das große Ganze verstehen

Viele der drängendsten Herausforderungen, vor denen wir stehen, sind systemischer Natur. Probleme wie Armut, Umweltzerstörung oder globale Gesundheitskrisen entstehen nicht aus isolierten Ursachen, sondern sind das Ergebnis komplexer Wechselwirkungen zwischen zahlreichen Faktoren. Eine präventive geistige Haltung erfordert daher die Fähigkeit zum *systemischen Denken* – die Kompetenz, über lineare Ursache-Wirkungs-Ketten hinauszublicken und Interdependenzen, Rückkopplungsschleifen, nicht-intendierte Nebenfolgen und kritische Kipppunkte in komplexen Systemen zu erkennen.

Dies bedeutet, in Zusammenhängen zu denken und zu verstehen, dass Interventionen an einer Stelle des Systems oft unvorhergesehene Auswirkungen an anderer Stelle haben können. Effektive Prävention zielt oft darauf ab, an den tieferliegenden strukturellen Ursachen von Problemen anzusetzen, anstatt nur oberflächliche Symptome zu behandeln. Interdisziplinäre Zusammenarbeit und der Einbezug verschiedener Perspektiven sind unerlässlich, um diese systemischen Dynamiken zu erfassen. Public-Health-Ansätze, die nicht nur Krankheiten behandeln, sondern präventiv die sozialen, ökonomischen und umweltbedingten Determinanten von Gesundheit adressieren, sind ein gutes Beispiel für angewandtes systemisches Denken.

1.7 Langfristige Perspektive und Nachhaltigkeit: Verantwortung für Übermorgen

Eine der definierenden Eigenschaften einer existenziellen präventiven Haltung ist ihre *langfristige Perspektive*. Sie stellt sich dem Diktat der kurzfristigen Optimierung und des unmittelbaren Bedürfniskonsums entgegen und fragt nach den Konsequenzen von Entscheidungen für die fernere Zukunft. Diese zeitliche Ausdehnung der Verantwortung ist der Kern des Nachhaltigkeitsgedankens. Nachhaltigkeit, in all ihren Dimensionen – ökologisch, sozial, ökonomisch –, ist im Grunde eine umfassende präventive Strategie, die darauf abzielt, die Lebensgrundlagen und Entwicklungschancen für kommende Generationen zu sichern.

Diese Haltung erfordert oft Disziplin, Verzicht auf sofortige Vorteile zugunsten langfristiger Stabilität und die Bereitschaft, in Bereiche zu investieren, deren Nutzen vielleicht erst in Jahrzehnten sichtbar wird. Die Förderung von Bildung, Investitionen in erneuerbare Energien, der Schutz natürlicher Ressourcen oder der Aufbau solider sozialer Sicherungssysteme sind Beispiele für präventives Handeln mit langfristiger Ausrichtung. Sie sind Ausdruck einer ethischen Verpflichtung, die Welt nicht schlechter, sondern idealerweise besser zu hinterlassen, als man sie vorgefunden hat.

1.8 Der Balanceakt: Zwischen Vorsicht, Lebensmut und Akzeptanz

Schließlich ist die existenzielle Haltung der Prävention ein ständiger *Balanceakt*. Eine übersteigerte, zwanghafte Fokussierung auf Prävention kann zu Ängstlichkeit, Kontrollsucht, Risikophobie und einer Lähmung der Lebensfreude führen. Ein Leben, das nur darauf ausgerichtet ist, alle denkbaren Gefahren zu vermeiden, wird eng, starr und letztlich unerfüllt. Prävention im existenziellen Sinne bedeutet daher nicht die Eliminierung jeglichen Risikos, sondern den weisen Umgang damit.

Es erfordert Urteilskraft und Unterscheidungsvermögen: Welche Risiken sind es wert, eingegangen zu werden, weil sie mit Wachstum, neuen Erfahrungen oder wichtigen Werten verbunden sind? Welche Gefahren müssen aktiv minimiert werden? Und welche Aspekte des Lebens, einschließlich Leid und Verlust, müssen letztlich als Teil der menschlichen Existenz akzeptiert werden, da sie jenseits unserer präventiven Kontrolle liegen? Hier spielen Resilienz – die Fähigkeit, mit Rückschlägen umzugehen und sich davon zu erholen – und eine gewisse Gelassenheit gegenüber dem Unverfügbaren eine wichtige

Rolle. Ein Bergsteiger, der sorgfältige Vorbereitungen trifft und Sicherheitsmaßnahmen beachtet (Prävention), aber dennoch die inhärenten Risiken seines Tuns für das Erlebnis der Grenzerfahrung und Schönheit akzeptiert, verkörpert diesen Balanceakt. Es geht um eine intelligente Vorsicht, die das Leben schützt und ermöglicht, anstatt es zu erdrosseln.

1.9 Die präventive Haltung in einer Welt von Zufall und Notwendigkeit

Diese bewusste, menschliche und existenzielle Haltung der Prävention kann als eine hoch entwickelte kulturelle und individuelle Antwort auf jene fundamentalen Prinzipien von „Zufall und Notwendigkeit" verstanden werden, die der Philosoph Jacques Monod als Triebfedern der Evolution beschrieb. Die „Notwendigkeiten" der physikalischen, biologischen und sozialen Welt konfrontieren uns mit Kausalgesetzen, systemischen Zwängen und potenziellen Gefahren. Der „Zufall" bringt Unvorhersehbarkeit, das Neue, das Unerwartete – sowohl als Risiko als auch als Chance – in unser Leben.

Eine existenzielle geistige Haltung der Prävention ist dann der Versuch des bewusst denkenden Menschen, diese grundlegende Realität nicht nur zu erleiden, sondern aktiv zu navigieren. Sie strebt danach, schädliche „Notwendigkeiten" zu verstehen, ihre Auswirkungen abzumildern oder gar zu unserem Vorteil zu nutzen. Sie bemüht sich, Puffer gegen die negativen Auswirkungen des „Zufalls" zu schaffen, Resilienz aufzubauen und gleichzeitig die durch den Zufall entstehenden Chancen für positive Veränderungen und Innovationen zu erkennen und zu ergreifen. Es ist der menschliche Versuch, durch Voraussicht, Verantwortung und bewusstes Handeln einen Raum der Stabilität, des Wachstums und des sinnerfüllten Lebens innerhalb der oft unerbittlichen Dynamik von Zufall und Notwendigkeit zu schaffen und zu bewahren.

1.10 Schlussfolgerung: Die Kunst, weise in die Zukunft zu leben

Prävention als existenzielle geistige Haltung ist weit mehr als eine Summe von Techniken; sie ist eine Lebenskunst. Sie ist Ausdruck einer tiefen Auseinandersetzung mit der menschlichen Verletzlichkeit und gleichzeitig mit unserer erstaunlichen Fähigkeit zur Gestaltung. Sie verlangt von uns Intellekt, Empathie, Mut und Ausdauer. In einer Zeit, in der die Komplexität der Herausforderungen und die Geschwindigkeit des Wandels zunehmen, bietet eine solche Haltung einen Kompass für verantwortungsvolles Handeln und eine Quelle der Hoffnung.

Sie ist ein kontinuierlicher Prozess des Lernens, des Abwägens und des Sich-Engagierens. Sie lädt uns ein, nicht nur passive Konsumenten unserer Gegenwart, sondern aktive Gestalter einer wünschenswerten Zukunft zu sein – für uns selbst, für unsere Gemeinschaften und für den Planeten, der uns trägt. Die Kultivierung einer präventiven existenziellen Haltung ist somit vielleicht eine der wichtigsten und lohnendsten Aufgaben auf dem menschlichen Weg zu einem weiseren, gerechteren und nachhaltigeren Dasein.

Kommentierte Literaturhinweise

Für Abschnitt 1. Vorausschauendes Denken und Verantwortungsübernahme: Die Zukunft im Blick

1. **Jonas, Hans. *Das Prinzip Verantwortung: Versuch einer Ethik für die technologische Zivilisation*. Suhrkamp, 1979.**
   Dieses Werk ist der grundlegende Referenztext für die im Abschnitt dargelegte Argumentation. Jonas entwickelt hier seine zukunfts- und fernethische Position, die eine Verantwortung nicht nur für die unmittelbar von unserem Handeln betroffenen Menschen, sondern insbesondere für zukünftige Generationen und die Integrität der Biosphäre postuliert. Sein „heuristischer Imperativ", die „Heuristik der Furcht", fordert dazu auf, bei technologischen Entscheidungen mit weitreichenden, ungewissen Folgen dem schlechtestmöglichen Ausgang (dem „Malum") besonderes Gewicht beizumessen. Das Buch liefert die philosophische Tiefenstruktur für das Verständnis von Prävention als ethischer Verpflichtung gegenüber der Zukunft.
2. **Grunwald, Armin. *Technikfolgenabschätzung – eine Einführung*. 4. Auflage, edition sigma, 2010.**
   Während Jonas die ethische Grundlage liefert, bietet dieses Buch die methodische und institutionalisierte Anwendung des vorausschauenden Denkens. Grunwald, ein führender Experte auf diesem Gebiet, stellt die Konzepte und Methoden der Technikfolgenabschätzung (TA) dar. Die TA ist ein systematischer Prozess, der darauf abzielt, die potenziellen Folgen neuer wissenschaftlich-technischer Entwicklungen zu identifizieren und zu bewerten, um Politik und Gesellschaft Orientierungswissen für gestaltende Entscheidungen bereitzustellen. Es ist die perfekte praktische Ergänzung zu Jonas' philosophischem Appell und zeigt, wie vorausschauende Verantwortung in konkrete Bewertungs- und Beratungsprozesse übersetzt wird.

Für Abschnitt 2. Achtsamkeit und Bewusstheit: Die Signale der Gegenwart erkennen

1. **Kabat-Zinn, Jon. *Gesund durch Meditation: Das große Buch der Achtsamkeit*. O.W. Barth, 2011. (Original: *Full Catastrophe Living*)**
   Dieses Buch ist das Standardwerk zur säkularen Achtsamkeitspraxis (Mindfulness-Based Stress Reduction, MBSR). Kabat-Zinn legt dar, wie die systematische Kultivie-

rung von Achtsamkeit – das bewusste, nicht-wertende Wahrnehmen des gegenwärtigen Moments – die Fähigkeit schärft, innere und äußere Signale frühzeitig zu erkennen. Er beschreibt detailliert, wie diese Praxis hilft, aus automatisierten Reaktionsmustern auszubrechen und eine klarere Wahrnehmung für physische und psychische Zustände (z. B. Stress, Burnout-Anzeichen) sowie für die umgebende Realität zu entwickeln. Es untermauert die im Abschnitt beschriebene Verbindung von innerer Selbstreflexion und wacher äußerer Wahrnehmung.

2. **Kahneman, Daniel. *Schnelles Denken, langsames Denken*. Siedler Verlag, 2012. (Original: *Thinking, Fast and Slow*)**
   Der Psychologie-Nobelpreisträger Kahneman erklärt die zwei Systeme unseres Denkens: das schnelle, intuitive und oft unbewusste „System 1“ und das langsame, analytische und bewusste „System 2“. Das Buch ist für diesen Abschnitt essenziell, da es die kognitiven Mechanismen hinter den „blinden Flecken“ und „Denkfehlern“ aufzeigt, die eine klare Wahrnehmung der Realität trüben. Eine präventive Haltung erfordert, wie im Abschnitt beschrieben, das „Heraustreten aus dem Autopiloten“. Kahnemans Werk liefert die wissenschaftliche Grundlage dafür, warum dies so schwierig ist und warum die bewusste Aktivierung von „System 2“ durch Achtsamkeit und kritisches Denken notwendig ist, um die Signale der Gegenwart korrekt zu deuten.

Für Abschnitt 3. Wertschätzung des Bestehenden und der Wunsch nach Erhalt: Das Gute bewahren

1. **Marquard, Odo. *„Lob des Polytheismus: Über Monomythie und Polymythie.“* In: *Abschied vom Prinzipiellen*. Reclam, 1981.**
   Der Philosoph Odo Marquard entwickelt in diesem und anderen Essays eine „Philosophie des Hergebrachten“. Er argumentiert, dass der Mensch ein Wesen ist, das mehr von Gewohnheiten und überkommenen Traditionen lebt, als die moderne Fortschrittsideologie zugestehen will. Seine Philosophie ist ein Plädoyer für einen aufgeklärten Konservatismus, der das Bestehende nicht aus Prinzip, sondern aus der skeptischen Einsicht in die Begrenztheit menschlicher Planungsfähigkeit wertschätzt. Dies entspricht exakt dem Gedanken, dass Prävention aus einer Wertschätzung für das gewachsene „Gute“ (sozialer Friede, stabile Institutionen) erwächst und dieses vor allzu radikalen Eingriffen schützen will.
2. **Assmann, Aleida. *Formen des Vergessens*. Wallstein Verlag, 2016.**
   Aleida Assmann, eine führende Kulturwissenschaftlerin, untersucht hier nicht nur das Erinnern, sondern auch das Vergessen. Im Umkehrschluss wird deutlich, was Gesellschaften als erhaltenswert erachten und aktiv vor dem Vergessen (und damit vor dem Verlust) bewahren. Sie unterscheidet verschiedene Formen des Speicherns und des aktiven Bewahrens von Kulturgütern und Werten. Das Buch schärft das Bewusstsein dafür, dass der Erhalt von Kultur, Wissen und sozialen Strukturen eine aktive, präven-

tive Leistung ist, die auf einer bewussten Wertschätzung beruht. Es liefert eine tiefgreifende Analyse der Mechanismen der „Treuhänderschaft" für kulturelles Erbe.

Für Abschnitt 4. Proaktive Gestaltung statt passivem Erleiden: Die Zukunft in die Hand nehmen

1. **Covey, Stephen R.** ***Die 7 Wege zur Effektivität: Prinzipien für persönlichen und beruflichen Erfolg*****. Gabal Verlag, 2005. (Original:** ***The 7 Habits of Highly Effective People*****)**
   Der erste von Coveys „7 Wegen" lautet „Sei pro-aktiv!". Dies ist die zentrale Referenz für das Konzept der Proaktivität im Bereich der Persönlichkeitsentwicklung und des Managements. Covey definiert Proaktivität als die Übernahme von Verantwortung für das eigene Leben und Handeln, im Gegensatz zu einer reaktiven Haltung, bei der man sich von äußeren Umständen bestimmen lässt. Er verbindet dies eng mit Selbstwirksamkeit und der Gestaltung der eigenen Zukunft. Das Buch bietet ein weithin bekanntes und einflussreiches Vokabular und Denkmodell für die im Abschnitt beschriebene Haltung.
2. **Bandura, Albert.** ***Self-Efficacy: The Exercise of Control.*** **W. H. Freeman, 1997.**
   Dies ist das wissenschaftliche Grundlagenwerk zum Konzept der „Selbstwirksamkeit" (Self-Efficacy) vom Begründer dieser Theorie, Albert Bandura. Er definiert Selbstwirksamkeit als den Glauben an die eigene Fähigkeit, bestimmte Aufgaben erfolgreich bewältigen und Herausforderungen meistern zu können. Bandura zeigt empirisch, dass dieser Glaube ein entscheidender Faktor für Motivation, Anstrengung und letztlich den Erfolg von Handlungen ist. Es ist die psychologische Basis für eine proaktive Haltung: Nur wer an seine Gestaltungsfähigkeit glaubt, wird vom „passiven Erleiden" zum „aktiven Gestalten" übergehen. Das Buch liefert die psychologische Tiefenfundierung für diesen Abschnitt.

Für Abschnitt 5. Lernbereitschaft und Demut: Aus Erfahrung klug werden

1. **Popper, Karl R.** ***Vermutungen und Widerlegungen: Das Wachstum der wissenschaftlichen Erkenntnis*****. Mohr Siebeck, 2009. (Original:** ***Conjectures and Refutations*****)**
   Poppers Philosophie des Kritischen Rationalismus ist die theoretische Grundlage für eine konstruktive Fehlerkultur. Seine zentrale These ist, dass wir Wissen nicht durch Verifikation, sondern durch die Falsifikation von Hypothesen gewinnen – also durch die systematische Suche nach und das Lernen aus Fehlern. Die Haltung, die eigenen

Überzeugungen und Pläne als vorläufige „Vermutungen" zu betrachten, die an der Realität scheitern können und müssen, um Fortschritt zu ermöglichen, verkörpert die Verbindung von Lernbereitschaft und intellektueller Demut. Es ist die perfekte philosophische Untermauerung für die Idee, Irrtümer als Chance zur Verbesserung zu sehen.

2. **Syed, Matthew. *Black Box Thinking: Warum wir aus Fehlern lernen und warum manche das nie tun*. Campus Verlag, 2017.**
   Dieses Buch übersetzt die philosophischen Ideen Poppers in die Praxis von Organisationen und Individuen. Syed analysiert, warum Branchen wie die Luftfahrt eine extrem erfolgreiche Fehlerkultur entwickelt haben (jeder Unfall wird analysiert, um zukünftige zu verhindern), während andere Bereiche, wie oft das Gesundheitswesen, Fehler tendenziell vertuschen. Er argumentiert eindringlich für die Etablierung von „Black Box Thinking" – einer Kultur, in der Fehler nicht als persönliches Versagen, sondern als wertvolle Datenquelle für systemische Verbesserungen gesehen werden. Es ist ein exzellentes, praxisorientiertes Beispiel für die im Abschnitt beschriebene lernende und demütige Herangehensweise.

Für Abschnitt 6. Systemisches Denken und Erkennen von Interdependenzen: Das große Ganze verstehen

1. **Meadows, Donella H. *Die Grenzen des Denkens: Ein Leitfaden zur Analyse, Steuerung und Gestaltung komplexer Systeme*. oekom verlag, 2010. (Original: *Thinking in Systems: A Primer*)**
   Dies ist das wohl zugänglichste und zugleich tiefgründigste Einführungsbuch in das systemische Denken. Meadows, Hauptautorin des wegweisenden Berichts „Die Grenzen des Wachstums", erklärt anschaulich die Grundprinzipien komplexer Systeme: Bestände, Flüsse, Rückkopplungsschleifen, Verzögerungen und nichtlineare Effekte. Sie zeigt, warum Interventionen in solchen Systemen oft kontraintuitive Ergebnisse haben und wie man lernen kann, an den wirksamsten „Hebelpunkten" anzusetzen. Das Buch ist die unverzichtbare Grundlage, um zu verstehen, was systemisches Denken praktisch bedeutet und warum es für eine effektive Prävention unerlässlich ist.
2. **Vester, Frederic. *Die Kunst, vernetzt zu denken: Ideen und Werkzeuge für einen neuen Umgang mit Komplexität*. dtv, 2002.**
   Vester war ein Pionier des vernetzten Denkens im deutschsprachigen Raum. Sein Buch ist ein Klassiker, der sich explizit der Methodik widmet, komplexe Zusammenhänge zu analysieren und zu visualisieren (z. B. mit seiner „Papiercomputer"-Methode). Er argumentiert, dass unser lineares, monokausales Denken für die Bewältigung der heutigen Herausforderungen (Umweltkrisen, Stadtplanung etc.) unzureichend ist. Das Buch ist ein starkes Plädoyer und eine praktische Anleitung für den im Abschnitt geforderten Wechsel der Denkweise – weg von isolierten Ursache-Wirkungs-Ketten hin zum Erkennen von Mustern und Interdependenzen in komplexen Systemen.

Für Abschnitt 7. Langfristige Perspektive und Nachhaltigkeit: Verantwortung für Übermorgen

1. **Brundtland-Kommission (Hauff, Volker, Hrsg.). *Unsere gemeinsame Zukunft*. Eggenkamp Verlag, 1987.**
   Dieser Bericht des World Commission on Environment and Development (WCED) ist das Gründungsdokument des modernen Nachhaltigkeitsdiskurses. Er enthält die berühmteste Definition von nachhaltiger Entwicklung: „Eine Entwicklung, die die Bedürfnisse der Gegenwart befriedigt, ohne zu riskieren, dass künftige Generationen ihre eigenen Bedürfnisse nicht befriedigen können." Der Bericht verknüpft erstmals systematisch ökologische, soziale und ökonomische Fragen und verankert die intergenerationelle Gerechtigkeit als zentralen ethischen Pfeiler. Er ist die maßgebliche Referenz für das Verständnis von Nachhaltigkeit als umfassender präventiver Strategie für die langfristige Sicherung der Lebensgrundlagen.
2. **Rawls, John. *Eine Theorie der Gerechtigkeit*. Suhrkamp, 1975. (Original: *A Theory of Justice*)**
   Obwohl nicht primär ein Buch über Nachhaltigkeit, liefert Rawls' Gerechtigkeitstheorie ein entscheidendes Gedankenexperiment zur Begründung langfristiger Verantwortung: den „Schleier des Nichtwissens". Rawls fragt, auf welche Gerechtigkeitsprinzipien sich Menschen in einem fiktiven Urzustand einigen würden, in dem sie nichts über ihre eigene Position in der Gesellschaft wissen – auch nicht, zu welcher Generation sie gehören. Daraus lässt sich ein „gerechter Sparprinzip" ableiten: Jede Generation muss für die nachfolgende einen angemessenen Kapitalstock (an Wissen, Kultur, Institutionen und natürlichen Ressourcen) erhalten. Dies bietet eine starke philosophische Rechtfertigung für die im Abschnitt beschriebene Verpflichtung, in die Zukunft zu investieren und die Welt für kommende Generationen zu erhalten.

Für Abschnitt 8. Der Balanceakt: Zwischen Vorsicht, Lebensmut und Akzeptanz

1. **Gigerenzer, Gerd. *Risiko: Wie man die richtigen Entscheidungen trifft*. C. Bertelsmann, 2013. (Original: *Risk Savvy: How to Make Good Decisions*)**
   Der Kognitionspsychologe Gigerenzer ist der führende Experte für Risikokompetenz. Er argumentiert scharf gegen eine Kultur der „Null-Risiko"-Illusion und der Angstvermeidung. Stattdessen plädiert er für die Entwicklung von Urteilskraft im Umgang mit Unsicherheit. Sein Buch ist ein Plädoyer dafür, statistisches Denken zu lernen und zwischen beherrschbaren und unbeherrschbaren Risiken zu unterscheiden. Es liefert die wissenschaftliche Grundlage für den im Abschnitt beschriebenen Balanceakt, indem es zeigt, wie man eine „intelligente Vorsicht" entwickelt, die nicht in lähmende Risikophobie umschlägt, sondern fundierte Entscheidungen ermöglicht.

2. **Schmid, Wilhelm. *Gelassenheit: Was wir gewinnen, wenn wir älter werden*. Insel Verlag, 2014.**
   Dieses Buch der Lebenskunstphilosophie widmet sich direkt der Haltung der Gelassenheit. Schmid unterscheidet zwischen dem, was wir beeinflussen können, und dem, was wir als gegeben hinnehmen müssen. Er beschreibt Gelassenheit als eine eingeübte Kunst, mit dem Unverfügbaren (Schicksalsschläge, Verluste, die Grenzen der eigenen Kontrolle) einen souveränen Umgang zu finden. Dies ist die perfekte Ergänzung zu Gigerenzers Risikokompetenz. Während Gigerenzer den aktiven Umgang mit Risiko lehrt, lehrt Schmid die Kunst der Akzeptanz dessen, was jenseits präventiver Kontrolle liegt. Zusammen bilden sie die zwei Seiten der im Abschnitt beschriebenen Medaille: kluge Vorsicht und weise Akzeptanz.

Für Abschnitt 9. Die präventive Haltung in einer Welt von Zufall und Notwendigkeit

1. **Monod, Jacques. *Zufall und Notwendigkeit: Philosophische Fragen der modernen Biologie*. Piper, 1971.**
   Dies ist der Originaltext, auf den der Abschnitt direkt Bezug nimmt. Der Nobelpreisträger Monod argumentiert, dass die Evolution und das Leben selbst das Ergebnis des Zusammenspiels von „Zufall" (zufällige Mutationen) und „Notwendigkeit" (den deterministischen Gesetzen der Physik und Chemie, die Selektion steuern) sind. Seine Thesen haben weitreichende philosophische Implikationen für das menschliche Selbstverständnis. Das Buch liefert die naturwissenschaftlich-philosophische Folie, vor der eine präventive Haltung als der spezifisch menschliche Versuch gedeutet werden kann, in dieser Welt der unpersönlichen Kräfte einen Raum für bewusstes, wertorientiertes Handeln zu schaffen und zu sichern.
2. **Taleb, Nassim Nicholas. *Der Schwarze Schwan: Die Macht höchst unwahrscheinlicher Ereignisse*. Knaus Verlag, 2008. (Original: *The Black Swan*)**
   Talebs Werk ist die moderne Auseinandersetzung mit dem „Zufall" in Monods Sinne, insbesondere mit seltenen, unvorhersehbaren Ereignissen mit extremen Auswirkungen („Schwarze Schwäne"). Er kritisiert Modelle, die auf Basis der Vergangenheit die Zukunft vorhersagen wollen, und argumentiert, dass wir unsere Anfälligkeit für negative Schwarze Schwäne reduzieren und uns für positive Schwarze Schwäne offenhalten müssen. Dies entspricht exakt der im Abschnitt beschriebenen Aufgabe der Prävention: „Puffer gegen die negativen Auswirkungen des ‚Zufalls' zu schaffen" und „die durch den Zufall entstehenden Chancen für positive Veränderungen zu erkennen". Talebs Buch ist eine brillante Analyse der Navigation in einer von Zufall und Unsicherheit geprägten Welt.

Für Abschnitt 10. Schlussfolgerung: Die Kunst, weise in die Zukunft zu leben

1. **Seneca, Lucius Annaeus.** ***Von der Kürze des Lebens*****. Reclam, 1994. (Original:** ***De brevitate vitae*****)**
   Dieser stoische Klassiker ist eine zeitlose Meditation über die Lebenskunst. Seneca argumentiert, dass das Leben nicht zu kurz ist, sondern dass wir es durch törichte Geschäftigkeit, das Aufschieben des eigentlichen Lebens und die gedankenlose Verschwendung von Zeit verkürzen. Sein Plädoyer für eine bewusste, auf das Wesentliche konzentrierte und gegenwartsfokussierte Lebensführung, die aber die eigene Endlichkeit stets mitdenkt, ist eine tiefe Form der existenziellen Prävention. Es geht darum, durch weise Lebensführung den Verlust des wertvollsten Gutes – der eigenen Lebenszeit – zu verhindern. Dies fasst den Gedanken der „Lebenskunst" in der Schlussfolgerung perfekt zusammen.
2. **Harari, Yuval Noah.** ***Eine kurze Geschichte der Menschheit*****. Pantheon Verlag, 2013. (Original:** ***Sapiens: A Brief History of Humankind*****)**
   Hararis globales Narrativ bietet die große historische Perspektive für die Schlussfolgerung. Er zeigt auf, wie die Menschheit durch ihre Fähigkeit zur Kooperation in großem Stil und zur Konstruktion gemeinsamer Mythen (wie Geld, Nationen, Menschenrechte) den Planeten zu gestalten begann. Gleichzeitig macht er deutlich, dass diese gestalterische Macht nun ein Ausmaß erreicht hat, das unsere eigene Zukunft und die des Planeten gefährdet. Sein Buch stellt eindringlich die Frage, was wir mit dieser Macht anfangen wollen und wie wir zu weiseren Gestaltern unserer Zukunft werden können. Es ist ein aufrüttelnder Appell, der die Dringlichkeit einer präventiven existenziellen Haltung im 21. Jahrhundert untermauert und den Bogen von der individuellen Lebenskunst zur globalen Verantwortung schlägt.

Prävention im Hinblick auf Lebensformen und soziale Beziehungen

2

Die Gesundheit und das Wohlbefinden des Einzelnen sind keine isolierten Inseln, die unberührt von den Strömungen des sozialen Ozeans existieren. Vielmehr sind wir Me 1nschen zutiefst soziale Wesen, deren Lebensqualität, Resilienz und Entwicklungschancen untrennbar mit der Qualität unserer Beziehungen und der Beschaffenheit der Gemeinschaften, in denen wir leben, verbunden sind. Lebensformen, also die Art und Weise, wie wir unseren Alltag gestalten, Partnerschaften eingehen, Familien gründen oder uns in Freundeskreisen und Nachbarschaften bewegen, sowie die übergeordneten sozialen Strukturen bilden ein komplexes Geflecht, das entweder als Nährboden für Gesundheit und Stärke oder als Brutstätte für Risiken und Belastungen dienen kann. Prävention in diesem Kontext bedeutet daher, das Augenmerk auf dieses „tragende Gerüst der Gemeinschaft" zu richten, es zu verstehen, zu pflegen und dort zu stärken, wo es brüchig geworden ist. Es geht darum, die sozialen Bedingungen so zu gestalten, dass sie den Einzelnen schützen, seine Potenziale fördern und ein Miteinander ermöglichen, das von Respekt, Unterstützung und Teilhabe geprägt ist. Dieses Kapitel erkundet, wie die Prävention von sozialer Isolation, die Förderung gesunder intimer Beziehungen, der Kampf gegen Gewalt und Diskriminierung und die Stärkung kollektiver Bande essenzielle Bausteine für eine gesündere und widerstandsfähigere Gesellschaft sind.

2.1 Prävention von sozialer Isolation und Einsamkeit: Die unsichtbare Mauer einreißen

In einer Welt, die durch digitale Vernetzung immer enger zusammenzurücken scheint, mag es paradox klingen, doch soziale Isolation und das subjektive Gefühl der Einsamkeit sind zu drängenden Herausforderungen moderner Gesellschaften geworden. Sie errichten oft unsichtbare Mauern um Menschen, die sie vom pulsierenden Leben abschneiden und

U. Karrenberg, *Prävention*, https://doi.org/10.1007/978-3-662-72161-2_2

tiefgreifende negative Auswirkungen auf ihre seelische und körperliche Gesundheit haben können. Es ist wichtig, zwischen sozialer Isolation – dem objektiven Mangel an sozialen Kontakten und Interaktionen – und Einsamkeit – dem schmerzhaften, subjektiven Empfinden, nicht die gewünschte Qualität oder Quantität an sozialen Beziehungen zu haben – zu unterscheiden. Beide Phänomene können unabhängig voneinander auftreten, verstärken sich aber oft gegenseitig.

Bestimmte Lebensphasen und -umstände bergen ein erhöhtes Risiko für Isolation und Einsamkeit. Ältere Menschen, die Partner oder Freunde verloren haben und deren Mobilität eingeschränkt ist, sind ebenso betroffen wie junge Menschen, die in der digitalen Welt zwar hunderte „Freunde" haben, aber reale, tiefe Verbindungen vermissen. Auch Menschen mit chronischen Krankheiten oder Behinderungen, Migrantinnen und Migranten, die sich in einer neuen Kultur zurechtfinden müssen, Alleinerziehende oder Menschen, die in Einpersonenhaushalten leben, können besonders anfällig sein. Die Folgen sind oft gravierend: Ein erhöhtes Risiko für psychische Erkrankungen wie Depressionen und Angststörungen, eine Schwächung des Immunsystems, ein beschleunigter kognitiver Abbau im Alter, ein erhöhtes Risiko für Herz-Kreislauf-Erkrankungen und sogar eine verkürzte Lebenserwartung werden mit chronischer Isolation und Einsamkeit in Verbindung gebracht. Diese unsichtbare Mauer fordert einen hohen Tribut.

Die Prävention von sozialer Isolation und Einsamkeit muss daher auf mehreren Ebenen ansetzen. Auf individueller Ebene geht es darum, soziale Kompetenzen zu fördern, das Selbstwertgefühl zu stärken und Menschen zu ermutigen und zu befähigen, aktiv soziale Kontakte zu knüpfen und zu pflegen. Auf gemeinschaftlicher Ebene ist es entscheidend, inklusive Räume und niedrigschwellige Angebote zu schaffen, die soziale Interaktion ermöglichen und erleichtern. Dies können Nachbarschaftszentren, Mehrgenerationenhäuser, Vereine, Interessengruppen, Freiwilligenagenturen oder kulturelle Einrichtungen sein, die Begegnung und gemeinsames Tun fördern. Intergenerationelle Projekte, bei denen Jung und Alt voneinander lernen und profitieren, können ebenso wertvolle Brücken bauen wie Mentorenprogramme oder Patenschaften. Wichtig ist auch, gesellschaftliche Stigmata abzubauen, die bestimmte Gruppen ausgrenzen, und eine Kultur der Offenheit und des Aufeinanderzugehens zu pflegen.

Auf gesellschaftlicher und politischer Ebene bedarf es Rahmenbedingungen, die soziale Teilhabe unterstützen. Eine Stadtplanung, die auf Begegnung und kurze Wege setzt, mit öffentlichen Plätzen, Parks und gut erreichbaren Gemeinschaftseinrichtungen, kann ebenso dazu beitragen wie eine Verkehrspolitik, die Mobilität für alle gewährleistet. Politische Maßnahmen zur Bekämpfung von Armut, zur Verbesserung der Wohnsituation oder zur Förderung der digitalen Inklusion können ebenfalls präventiv gegen Isolation wirken. Es geht darum, die unsichtbaren Mauern der Einsamkeit Stein für Stein einzureißen und durch einladende Tore der Gemeinschaft zu ersetzen, durch die jeder Mensch mit seinen Bedürfnissen und Fähigkeiten willkommen ist.

2.2 Förderung gesunder Familien- und Partnerschaftsbeziehungen: Das Fundament stärken

Familien und Partnerschaften sind für die meisten Menschen die primären und oft wichtigsten sozialen Bezugssysteme im Leben. Sie bilden das Fundament, auf dem individuelle Entwicklung, emotionale Sicherheit und persönliches Wachstum gedeihen können. Die Qualität dieser intimen Beziehungen hat einen tiefgreifenden Einfluss auf unsere psychische und physische Gesundheit über die gesamte Lebensspanne hinweg. Die Förderung gesunder, unterstützender und respektvoller Familien- und Partnerschaftsbeziehungen ist daher ein zentraler Pfeiler jeder umfassenden Präventionsstrategie.

In der Familie, insbesondere in der frühen Kindheit, werden die Weichen für viele spätere Lebenskompetenzen gestellt. Sichere Bindungserfahrungen, emotionale Wärme und Zuwendung, eine anregende Lernumgebung und die Vermittlung von Werten und sozialen Fähigkeiten prägen die Persönlichkeitsentwicklung nachhaltig. Positive und unterstützende Elternschaft, die Kinder in ihrer Autonomie fördert, ihnen aber auch klare Grenzen setzt und sie vor Überforderung schützt, ist ein unschätzbarer präventiver Faktor gegen Verhaltensauffälligkeiten, psychische Probleme und spätere Risikoverhaltensweisen. Auch im weiteren Lebensverlauf bleibt die Familie oft ein wichtiger Hort des Zusammenhalts, der gegenseitigen Unterstützung in Krisenzeiten und der intergenerationellen Solidarität.

Ähnliches gilt für Partnerschaften. Eine liebevolle und stabile Paarbeziehung kann eine wichtige Quelle emotionaler Unterstützung, Intimität und gemeinsamer Lebensfreude sein. Partner können sich gegenseitig ermutigen, gesunde Lebensstile zu pflegen, Stress gemeinsam zu bewältigen und schwierige Lebensphasen durchzustehen. Gesunde Beziehungen zeichnen sich durch gute Kommunikation, gegenseitigen Respekt, Vertrauen, Empathie, die Fähigkeit zur konstruktiven Konfliktlösung und das Teilen gemeinsamer Werte und Ziele aus. Sie bieten einen sicheren Hafen in einer oft turbulenten Welt.

Umgekehrt können dysfunktionale und konflikthafte Beziehungen in Familien und Partnerschaften erhebliche Risiken bergen. Häusliche Gewalt, Vernachlässigung von Kindern, ständige Streitigkeiten, emotionale Kälte oder mangelnde Unterstützung können zu schweren psychischen Belastungen, Traumatisierungen und einer erhöhten Anfälligkeit für Krankheiten führen – nicht nur bei den direkt Betroffenen, sondern oft auch bei anderen Familienmitgliedern, insbesondere Kindern.

Die Prävention in diesem Bereich setzt daher darauf, die Kompetenzen für gelingende Beziehungen zu stärken und Unterstützungsangebote für Familien und Paare leicht zugänglich zu machen. Dies beginnt mit universellen Maßnahmen wie Beziehungs- und Sexualerziehung in Schulen, die junge Menschen auf die Gestaltung verantwortungsvoller Partnerschaften vorbereiten. Ehevorbereitungskurse oder Paarberatungsangebote können helfen, Kommunikationsfähigkeiten zu verbessern und konstruktive Konfliktlösungsstrategien zu erlernen. Elternkurse und niedrigschwellige Familienbildungsangebote können (werdende) Eltern in ihrer Erziehungskompetenz stärken und ihnen helfen, eine positive und förderliche Umgebung für ihre Kinder zu schaffen. Für Familien und Paare in

Krisensituationen oder mit besonderen Belastungen (z. B. durch Armut, Krankheit, Migration oder Suchtprobleme) bedarf es zudem gezielter Unterstützungs- und früher Interventionsangebote, wie Erziehungsberatungsstellen, Familientherapie oder aufsuchende Hilfen. Auch familienfreundliche politische Rahmenbedingungen, die beispielsweise die Vereinbarkeit von Familie und Beruf erleichtern, Elternzeit ermöglichen und qualitativ hochwertige sowie bezahlbare Kinderbetreuung sicherstellen, tragen maßgeblich dazu bei, das Fundament gesunder Familienbeziehungen zu stärken.

2.3 Prävention von Gewalt und Diskriminierung: Eine Kultur des Respekts aufbauen

Gewalt in ihren vielfältigen Formen – sei es häusliche Gewalt, sexuelle Übergriffe, Mobbing in der Schule oder am Arbeitsplatz, Hasskriminalität oder strukturelle Gewalt durch ungerechte Systeme – sowie Diskriminierung aufgrund von Herkunft, Geschlecht, sexueller Orientierung, Religion, Behinderung oder anderen Merkmalen stellen massive Bedrohungen für die Gesundheit, das Wohlbefinden und die soziale Teilhabe von Menschen dar. Sie verletzen nicht nur die körperliche und seelische Integrität der Betroffenen, sondern untergraben auch das Vertrauen, den sozialen Zusammenhalt und die Grundlagen eines friedlichen Miteinanders. Die Prävention von Gewalt und Diskriminierung ist daher nicht nur ein Gebot der Menschlichkeit, sondern eine zentrale Aufgabe für den Aufbau einer gesunden und gerechten Gesellschaft. Es geht darum, eine Kultur des Respekts, der Anerkennung und der Wertschätzung von Vielfalt aktiv zu errichten und zu pflegen.

Die Auswirkungen von Gewalt und Diskriminierung sind verheerend und vielfältig. Sie reichen von unmittelbaren körperlichen Verletzungen und chronischen Schmerzzuständen über tiefgreifende psychische Traumata, Posttraumatische Belastungsstörungen, Depressionen und Angststörungen bis hin zu erhöhtem Substanzmissbrauch und Suizidalität. Betroffene leiden oft unter Gefühlen der Ohnmacht, der Scham, der Wut und des Misstrauens. Diskriminierungserfahrungen können zu chronischem Stress führen, das Selbstwertgefühl untergraben und den Zugang zu Bildung, Arbeit, Gesundheitsversorgung und anderen wichtigen gesellschaftlichen Ressourcen erschweren. Sie sind ein wichtiger sozialer Determinate für gesundheitliche Ungleichheit.

Die Prävention von Gewalt und Diskriminierung muss auf verschiedenen Ebenen ansetzen und sowohl bei potenziellen Tätern als auch bei potenziellen Opfern und dem gesellschaftlichen Umfeld ansetzen. Die primäre Prävention beginnt idealerweise schon im Kindes- und Jugendalter mit der Förderung von Empathie, sozial-emotionalen Kompetenzen und gewaltfreier Konfliktlösungsstrategien. Bildungsprogramme, die Wissen über Menschenrechte vermitteln, für unterschiedliche Formen von Diskriminierung sensibilisieren und kritisch mit stereotypen und vorurteilsbehafteten Denkmustern auseinandersetzen, sind unerlässlich. Es geht darum, eine Haltung der Achtung vor der Würde jedes einzelnen Menschen zu kultivieren und die Vielfalt als Bereicherung zu begreifen.

Die sekundäre Prävention zielt darauf ab, Gewalt und Diskriminierung frühzeitig zu erkennen und zu intervenieren, bevor sie eskalieren oder sich verfestigen. Dies beinhaltet beispielsweise die Schulung von Fachkräften (Lehrer, Ärzte, Sozialarbeiter) zur Identifizierung von Risikosituationen und Anzeichen von Gewalt oder Diskriminierung, die Einrichtung von niedrigschwelligen Beratungs- und Unterstützungsangeboten für Betroffene (z. B. Frauenhäuser, Opferberatungsstellen, Antidiskriminierungsstellen) und die Förderung von Zivilcourage und Bystander-Interventionen, die Menschen ermutigen, bei beobachteter Gewalt oder Diskriminierung nicht wegzusehen, sondern aktiv einzuschreiten.

Die tertiäre Prävention konzentriert sich auf die Unterstützung von Opfern nach Gewalterfahrungen, um langfristige gesundheitliche und soziale Folgen zu mildern und eine Re-Viktimisierung zu verhindern. Dies umfasst therapeutische Angebote, rechtliche Unterstützung und Maßnahmen zur sozialen Wiedereingliederung. Aber auch die Arbeit mit Tätern, beispielsweise durch Anti-Gewalt-Trainings oder Programme zur Deradikalisierung, gehört in diesen Bereich, um zukünftige Gewalttaten zu verhindern. Flankiert werden müssen all diese Maßnahmen durch einen klaren rechtlichen Rahmen, der Gewalt und Diskriminierung konsequent ahndet, sowie durch politische Strategien, die Diversität und Inklusion fördern und strukturelle Benachteiligungen abbauen. Der Aufbau einer Kultur des Respekts ist ein langfristiger Prozess, der das Engagement aller gesellschaftlichen Akteure erfordert.

2.4 Stärkung sozialer Netzwerke und Gemeinschaftsstrukturen: Das kollektive Band knüpfen

Neben den intimen Beziehungen in Familien und Partnerschaften sind auch die übergeordneten sozialen Netzwerke und die Vitalität von Gemeinschaftsstrukturen von entscheidender Bedeutung für die Prävention und das individuelle wie kollektive Wohlbefinden. Ein starkes soziales Netz, das von Vertrauen, Gegenseitigkeit und gemeinsamem Engagement getragen wird – oft als Sozialkapital bezeichnet –, wirkt wie ein Puffer gegen Stress, fördert die Verbreitung gesundheitsförderlicher Normen und Informationen und ermöglicht es Gemeinschaften, Herausforderungen gemeinsam zu bewältigen. Es geht darum, das kollektive Band zu knüpfen und zu pflegen, das eine Gesellschaft zusammenhält.

Sozialkapital kann in verschiedenen Formen auftreten: „Bonding social capital" bezieht sich auf die engen Bindungen innerhalb homogener Gruppen (z. B. Familie, enger Freundeskreis), „bridging social capital" auf die eher loseren Verbindungen zwischen unterschiedlichen Gruppen, die den Zugang zu neuen Informationen und Ressourcen eröffnen, und „linking social capital" auf die Beziehungen zu formellen Institutionen und Personen in Machtpositionen. Alle Formen sind wichtig für eine funktionierende Gemeinschaft. Ein hohes Maß an Gemeinschaftskohäsion, also ein starkes Zusammengehörigkeitsgefühl, geteilte Werte und positive Beziehungen innerhalb eines Stadtteils, einer Gemeinde oder einer Interessengruppe, geht oft mit einer höheren Lebensqualität und besseren Gesundheitsoutcomes einher.

Starke soziale Netzwerke und aktive Gemeinschaftsstrukturen können auf vielfältige Weise präventiv wirken. Sie erleichtern die Verbreitung von Gesundheitsinformationen und können die Etablierung gesundheitsförderlicher Normen unterstützen (z. B. Nichtrauchen, regelmäßige Bewegung). Sie können kollektive Wirksamkeit entfalten, indem Bürger sich zusammenschließen, um lokale Probleme anzugehen, sei es die Verbesserung der Sicherheit im Wohnviertel, die Schaffung von Freizeitangeboten für Kinder und Jugendliche oder das Engagement für eine saubere Umwelt. In Krisenzeiten, wie bei Naturkatastrophen, Epidemien oder wirtschaftlichen Notlagen, erweisen sich Gemeinschaften mit starken sozialen Netzen oft als besonders resilient, da sie auf gegenseitige Unterstützung und organisierte Selbsthilfe zurückgreifen können. Sie bieten einen wichtigen Schutz vor sozialer Isolation und den damit verbundenen negativen Gesundheitsfolgen.

Die Stärkung sozialer Netzwerke und Gemeinschaftsstrukturen erfordert gezielte Investitionen und förderliche Rahmenbedingungen. Dazu gehört die Bereitstellung und Pflege von öffentlicher Infrastruktur, die Begegnung und gemeinschaftliche Aktivitäten ermöglicht, wie Gemeinschaftszentren, Bibliotheken, Parks, Spielplätze oder Sportanlagen. Die Unterstützung von lokalen Initiativen, Vereinen, Bürgerstiftungen und ehrenamtlichem Engagement ist ebenso wichtig wie die Förderung von partizipativen Governance-Strukturen, die Bürgerinnen und Bürgern eine aktive Mitgestaltung ihres Lebensumfelds ermöglichen. Auch Maßnahmen, die den interkulturellen Dialog und die Zusammenarbeit zwischen verschiedenen gesellschaftlichen Gruppen fördern, tragen dazu bei, Brücken zu bauen und das kollektive Band zu stärken. Letztlich geht es darum, eine lebendige Zivilgesellschaft zu kultivieren, in der Menschen sich füreinander verantwortlich fühlen und gemeinsam an der Gestaltung einer lebenswerten und gesunden Gemeinschaft mitwirken.

2.5 Fazit: Das Soziale als Kern der Prävention

Die Betrachtung der Prävention im Hinblick auf Lebensformen und soziale Beziehungen führt zu einer zentralen Einsicht: Das Soziale ist nicht nur ein Nebenaspekt oder ein ergänzender Faktor, sondern der eigentliche Kern einer umfassenden und nachhaltigen Präventionsstrategie. Der Mensch ist, wie Aristoteles es formulierte, ein „zoon politikon", ein soziales Wesen, dessen Gesundheit, Entwicklung und Sinnerfüllung untrennbar mit der Qualität seiner sozialen Einbettung verbunden sind. Das „tragende Gerüst der Gemeinschaft", das durch stabile und unterstützende Beziehungen auf allen Ebenen gebildet wird, ist die Grundlage, auf der individuelles und kollektives Wohlbefinden gedeihen kann.

Die Prävention von sozialer Isolation und Einsamkeit, indem unsichtbare Mauern eingerissen und Räume der Begegnung geschaffen werden, ist ebenso ein Akt der Gesundheitsvorsorge wie die Förderung gesunder Familien- und Partnerschaftsbeziehungen, die das Fundament für emotionale Sicherheit und persönliche Entfaltung bilden. Der Aufbau einer Kultur des Respekts, die Gewalt und Diskriminierung entschieden entgegentritt, schützt nicht nur die Unversehrtheit des Einzelnen, sondern stärkt auch den gesellschaftlichen Frieden und Zusammenhalt. Die bewusste Pflege und Stärkung sozialer Netzwerke und Gemeinschaftsstrukturen, das Knüpfen des kollektiven Bandes, erhöht die Resilienz ganzer Gesellschaften gegenüber Krisen und schafft ein Umfeld, in dem sich gesundheitsförderliche Normen und Verhaltensweisen leichter entfalten können.

Eine Präventionspolitik, die diese sozialen Dimensionen vernachlässigt und sich primär auf individuelle Verhaltensänderungen oder rein medizinisch-technische Interventionen konzentriert, greift zu kurz. Sie übersieht, dass die Bedingungen, unter denen Menschen leben, arbeiten und ihre Beziehungen gestalten, einen maßgeblichen Einfluss auf ihre Gesundheitschancen und ihre Fähigkeit zu präventivem Handeln haben. Die Investition in soziale Infrastruktur, in Bildungsangebote zur Stärkung sozialer und emotionaler Kompetenzen, in Beratungs- und Unterstützungsdienste für Familien und Gemeinschaften sowie in politische Maßnahmen, die soziale Gerechtigkeit, Teilhabe und Inklusion fördern, ist daher nicht nur eine sozialpolitische, sondern eine zutiefst gesundheitspolitische Notwendigkeit. Indem wir das soziale Gefüge unserer Gesellschaft stärken und pflegen, errichten wir das tragfähigste Gerüst für eine Zukunft, in der weniger Krankheiten entstehen, weniger Leid erfahren wird und mehr Menschen die Chance auf ein gesundes und erfülltes Leben haben. Das Soziale ist somit nicht nur ein Aspekt, sondern das pulsierende Herzstück wirksamer Prävention.

Kommentierte Literaturhinweise

Für Abschnitt 1: Prävention von sozialer Isolation und Einsamkeit: Die unsichtbare Mauer einreißen

1. **John T. Cacioppo & William Patrick** – ***Loneliness: Human Nature and the Need for Social Connection*** (2008, W. W. Norton & Company; Deutsche Ausgabe: *Einsamkeit. Die menschliche Natur und das Bedürfnis nach sozialen Kontakten*, 2010, Spektrum Akademischer Verlag).
   Cacioppo, ein Pionier der interdisziplinären Einsamkeitsforschung, erklärt auf Basis neuro- und sozialwissenschaftlicher Erkenntnisse, was Einsamkeit ist, wie sie im Gehirn und Körper wirkt und welche gravierenden gesundheitlichen Folgen (z. B. für Herz-Kreislauf-System, Immunsystem, kognitive Funktionen) sie hat. Das Buch ist ein Standardwerk, das die Dringlichkeit der Prävention von Einsamkeit als ernsthaftes Gesundheitsproblem untermauert.

   Bietet eine umfassende wissenschaftliche Grundlage zum Verständnis der Ursachen, Mechanismen und gesundheitlichen Auswirkungen von Einsamkeit und unterstreicht die Notwendigkeit präventiver Ansätze.

2. **Manfred Spitzer – *Einsamkeit: Die unerkannte Krankheit. Schmerzhaft. Ansteckend. Tödlich*** (2018, Droemer).
   Spitzer, ein bekannter deutscher Hirnforscher und Psychiater, trägt hier wissenschaftliche Erkenntnisse aus verschiedenen Disziplinen zu den Ursachen, Erscheinungsformen und verheerenden Folgen von Einsamkeit zusammen. Er betont den Charakter von Einsamkeit als eine ernstzunehmende, oft unterschätzte „Krankheit" und hat mit diesem Buch im deutschsprachigen Raum maßgeblich zur Sensibilisierung für das Thema und die Notwendigkeit von Prävention beigetragen.

   Ein gut lesbares und aufrüttelndes Buch, das die gesundheitliche Relevanz von Einsamkeit für ein breiteres Publikum im deutschen Sprachraum darstellt und für präventive Maßnahmen plädiert.
3. **Deutsches Zentrum für Altersfragen (DZA) – Studien und Berichte zur Einsamkeit im Alter** (z. B. im Rahmen des Deutschen Alterssurveys DEAS oder spezifische Forschungsberichte, verfügbar auf der Webseite des DZA).
   Das DZA ist eine zentrale Forschungseinrichtung in Deutschland, die regelmäßig empirische Daten zur Lebenssituation älterer Menschen erhebt, einschließlich der Verbreitung und der Risikofaktoren von Einsamkeit im höheren Lebensalter. Diese Studien liefern eine wichtige Datengrundlage für die Entwicklung zielgruppenspezifischer und evidenzbasierter Präventions- und Interventionsstrategien in Deutschland.

   Liefert spezifische empirische Daten und Analysen zur Einsamkeit, insbesondere bei älteren Menschen in Deutschland, und ist somit grundlegend für die bedarfsgerechte Präventionsplanung.

Für Abschnitt 2: Förderung gesunder Familien- und Partnerschaftsbeziehungen: Das Fundament stärken

1. **John M. Gottman & Nan Silver – *Die 7 Geheimnisse der glücklichen Ehe*** (Original: *The Seven Principles for Making Marriage Work*, 1999; Deutsche Ausgabe z. B. bei Ullstein oder Schröder).
   Basierend auf jahrzehntelanger empirischer Paarforschung identifiziert der renommierte Psychologe John Gottman konkrete Prinzipien und Verhaltensweisen, die stabile, funktionale und glückliche Partnerschaften auszeichnen. Das Buch bietet wissenschaftlich fundierte und zugleich praxisnahe Ansätze zur Stärkung von Paarbeziehungen und zur Prävention von Beziehungskrisen und Trennungen. Ein international anerkanntes Standardwerk, das evidenzbasierte Prinzipien für gelingende Partnerschaften vermittelt und somit zur Prävention von Beziehungsbelastungen beiträgt.
2. **Guy Bodenmann – *Lehrbuch Klinische Paar- und Familienpsychologie*** (Neueste Auflage, z. B. 2. Auflage 2016, Hogrefe) oder seine spezifischen Arbeiten zu Stress und Coping in Paarbeziehungen (z. B. *Stress und Coping bei Paaren*, 2005, Hogrefe).

Bodenmann ist ein führender internationaler Forscher im Bereich der Paar- und Familienpsychologie. Seine Arbeiten, insbesondere zum dyadischen Coping (gemeinsame Stressbewältigung von Paaren), erklären auf wissenschaftlicher Basis, wie Paare mit Belastungen umgehen, welche Faktoren die Beziehungsqualität und -stabilität beeinflussen und wie präventive Interventionen (z. B. Paarlife-Programm) die partnerschaftliche Kompetenz stärken können.

Bietet eine tiefgehende wissenschaftliche Fundierung für das Verständnis von Stressdynamiken in Paarbeziehungen und für die Entwicklung evidenzbasierter präventiver Interventionsansätze.

3. **Bundeszentrale für gesundheitliche Aufklärung (BZgA) (Hrsg.) – Materialien, Programme und Informationsportale zur Elternbildung und zur Stärkung der Erziehungskompetenz** (z. B. die „Elternbriefe" des Arbeitskreises Neue Erziehung e.V., Programme wie „Schatzsuche" oder „Starke Eltern – Starke Kinder®", Online-Portale wie kindergesundheit-info.de).
   Die BZgA und andere öffentliche sowie freie Träger bieten eine Vielzahl an evidenzbasierten Materialien und Programmen zur universellen und selektiven Prävention im Familienbereich an. Diese Angebote zielen darauf ab, (werdende) Eltern in ihrer Erziehungskompetenz zu stärken, positive Eltern-Kind-Beziehungen zu fördern und Familien in verschiedenen Lebensphasen zu unterstützen.

   Repräsentiert die Palette konkreter, oft niedrigschwelliger präventiver Maßnahmen und Informationsangebote zur Stärkung von Familien und zur Förderung gesunder Entwicklung von Kindern in Deutschland.

Für Abschnitt 3: Prävention von Gewalt und Diskriminierung: Eine Kultur des Respekts aufbauen

1. **WHO (World Health Organization) – *Global status report on violence prevention*** (regelmäßig erscheinende Berichte, z. B. der Bericht von 2014) sowie spezifische Berichte zu Formen von Gewalt (z. B. gegen Frauen, gegen Kinder). Die WHO liefert umfassende globale Überblicke über das Ausmaß verschiedener Gewaltformen, analysiert Risikofaktoren, gesundheitliche Folgen und dokumentiert evidenzbasierte sowie vielversprechende Präventionsstrategien auf internationaler Ebene. Diese Berichte sind eine maßgebliche Grundlage für die Entwicklung nationaler und internationaler Gewaltpräventionspolitiken und -programme.
   Bietet eine globale, evidenzbasierte Perspektive auf das Problemfeld Gewalt und die Möglichkeiten der Prävention.
2. **Wilhelm Heitmeyer (Hrsg.) – *Deutsche Zustände*** (Folge 1–10, 2002–2012, Suhrkamp/Edition Suhrkamp).
   Diese einflussreiche Langzeitstudie des Instituts für interdisziplinäre Konflikt- und Gewaltforschung (IKG) an der Universität Bielefeld untersuchte über ein Jahrzehnt

gruppenbezogene Menschenfeindlichkeit, Vorurteile, Diskriminierung und Gewaltpotenziale in der deutschen Gesellschaft. Sie liefert wichtige soziologische Analysen zu den Ursachen, Erscheinungsformen und dem Ausmaß von Ausgrenzung und ist zentral für das Verständnis der Notwendigkeit präventiver Maßnahmen gegen Rechtsextremismus, Rassismus und andere Formen der Diskriminierung in Deutschland.
Eine detaillierte soziologische Langzeitanalyse zu menschenfeindlichen Einstellungen und Diskriminierung in Deutschland, die die Notwendigkeit präventiver Interventionen verdeutlicht.

3. **Andreas Zick, Beate Küpper, Andreas Hövermann** – ***Die Abwertung der Anderen. Eine europäische Zustandsbeschreibung zu Intoleranz, Vorurteilen und Diskriminierung*** (2011, basierend auf dem Projekt „Group-Focused Enmity in Europe", herausgegeben von der Friedrich-Ebert-Stiftung).
   Diese (oder ähnliche aktuelle empirische Arbeiten von Zick und Kollegen) untersuchen das Ausmaß und die Formen von Vorurteilen, Intoleranz und Diskriminierung in Deutschland und Europa. Sie liefern wichtige Daten und Analysen, die für die Entwicklung spezifischer und evidenzbasierter Präventionsstrategien gegen Diskriminierung und für den Aufbau einer „Kultur des Respekts" unerlässlich sind.
   Liefert aktuelle empirische Daten und Analysen zu Vorurteilen und Diskriminierung in Europa, die für die Konzeption von Präventionsmaßnahmen relevant sind.

Für Abschnitt 4: Stärkung sozialer Netzwerke und Gemeinschaftsstrukturen: Das kollektive Band knüpfen

1. **Robert D. Putnam** – ***Bowling Alone: The Collapse and Revival of American Community*** (2000, Simon & Schuster; Deutsche Ausgabe: *Bowling Alone. Verfall und Wiederbelebung der amerikanischen Zivilgesellschaft*, 2000, Europäische Verlagsanstalt).
   Ein wegweisendes und viel diskutiertes Werk, das den Rückgang des Sozialkapitals (definiert als Netzwerke, Normen und Vertrauen, die zu Kooperation führen) in den USA über mehrere Jahrzehnte analysiert und dessen negative Folgen für Demokratie, Gemeinsinn und gesellschaftlichen Zusammenhalt aufzeigt. Es hat die Bedeutung von Gemeinschaftsstrukturen und zivilgesellschaftlichem Engagement für das Funktionieren von Gesellschaften global ins Bewusstsein gerückt.
   Ein Schlüsseltext zur Bedeutung von Sozialkapital und zivilgesellschaftlichem Engagement für den gesellschaftlichen Zusammenhalt und indirekt für Prävention.
2. **Lisa F. Berkman & Ichiro Kawachi (Eds.)** – ***Social Epidemiology*** (Neueste Auflage, z. B. 2. Auflage 2014, Oxford University Press).
   Dieses Standardwerk der Sozialepidemiologie erklärt detailliert und auf Basis umfangreicher Forschung, wie soziale Faktoren – einschließlich sozialer Netzwerke, sozialer Unterstützung, Gemeinschaftsstrukturen und sozialer Kohäsion – die Verteilung von

Gesundheit und Krankheit in Bevölkerungen beeinflussen. Es liefert die wissenschaftliche Evidenz für die präventive Wirkung starker sozialer Bande und intakter Gemeinschaften.

Ein fundamentales Werk, das die wissenschaftlichen Belege für den Einfluss sozialer Netzwerke und Gemeinschaftsstrukturen auf die Gesundheit zusammenfasst und somit ihre Bedeutung für die Prävention unterstreicht.

3. **Hartmut Häußermann & Walter Siebel – *Stadtsoziologie. Eine Einführung*** (Neueste Auflage, z. B. 2004/2010, Campus Verlag).

   Dieses oder vergleichbare deutschsprachige Werke zur urbanen Soziologie untersuchen, wie städtische Lebensräume und stadtplanerische Entscheidungen soziale Interaktionen, die Bildung von Netzwerken und die Entstehung von Gemeinschaftsgefühl beeinflussen. Sie liefern wichtige Erkenntnisse darüber, wie die Gestaltung von Städten und Quartieren dazu beitragen kann, soziale Kohäsion zu fördern und „kollektive Bande" zu knüpfen oder auch soziale Segregation und Isolation zu verstärken.

   Bietet eine soziologische Perspektive auf die räumliche Dimension sozialer Netzwerke und Gemeinschaftsbildung, relevant für Präventionsansätze auf kommunaler Ebene.

Für Abschnitt 5: Fazit: Das Soziale als Kern der Prävention

1. **Michael Marmot – *The Health Gap: The Challenge of an Unequal World*** (2015, Bloomsbury Publishing; Deutsche Ausgabe: *Die Gesundheitslücke: Die Herausforderung einer ungleichen Welt*, 2016, FISCHER Taschenbuch).

   Sir Michael Marmot, einer der weltweit führenden Forscher zu sozialen Determinanten von Gesundheit, zeigt in diesem Buch eindrücklich und mit umfangreichen Daten, wie soziale Ungleichheit und ungünstige soziale Lebensbedingungen (die „Ursachen der Ursachen") zu massiven und ungerechten Gesundheitsunterschieden innerhalb und zwischen Ländern führen. Er plädiert für politische Maßnahmen, die auf die Verbesserung dieser sozialen Rahmenbedingungen abzielen – was das Soziale als Kern der Prävention untermauert.

   Ein Schlüsselwerk, das die überragende Bedeutung sozialer Determinanten für Gesundheit und gesundheitliche Ungleichheit belegt und die Notwendigkeit sozialpolitisch orientierter Prävention hervorhebt.

2. **Richard Wilkinson & Kate Pickett – *Gleichheit ist Glück. Warum gerechte Gesellschaften für alle besser sind*** (Original: *The Spirit Level: Why More Equal Societies Almost Always Do Better*, 2009; Deutsche Ausgabe z. B. bei Tolkemitt & bei Gabler).

   Dieses international viel beachtete Buch argumentiert anhand umfangreicher internationaler Vergleichsdaten, dass Gesellschaften mit größerer sozialer und ökonomischer Gleichheit in Bezug auf eine Vielzahl von Gesundheits- und Sozialindikatoren (einschließlich Lebenserwartung, psychische Gesundheit, Gewalt, Vertrauen) besser abschneiden – und zwar für alle Gesellschaftsmitglieder, nicht nur für die Ärmsten. Es untermauert eindrücklich die These, dass die Gestaltung sozialer Verhältnisse eine zentrale Präventionsstrategie ist.

Liefert starke empirische Belege dafür, wie die soziale Struktur einer Gesellschaft (insbesondere das Ausmaß an Ungleichheit) umfassende Auswirkungen auf Gesundheit und Wohlbefinden hat und somit im Kern präventiv relevant ist.

3. **Émile Durkheim – *Der Selbstmord*** (Original: *Le Suicide*, 1897; Deutsche Ausgaben z. B. bei Suhrkamp).

   Durkheims klassische soziologische Studie über den Selbstmord ist ein Gründungsdokument der Soziologie und ein früher, wegweisender Beleg für die Wirkmächtigkeit sozialer Faktoren auf individuelles Verhalten und psychische Gesundheit. Indem er unterschiedliche Selbstmordraten auf den Grad der sozialen Integration und der gesellschaftlichen Normierung (oder deren Fehlen – Anomie) zurückführt, demonstriert er fundamental die Bedeutung des Sozialen für das menschliche Leben und Leiden und ist somit ein Vordenker für die Relevanz des Sozialen in der Prävention.

   Ein soziologischer Klassiker, der die fundamentale Bedeutung sozialer Kohäsion und normativer Ordnung für das individuelle Wohlbefinden (und dessen Gefährdung) aufzeigt und damit die These vom „Sozialen als Kern der Prävention“ historisch und theoretisch stützt.

3 Das Konzept der Resilienz – Die Anpassungsfähigkeit von Menschen und Systemen

In einer Welt, die von stetigem Wandel, unvorhersehbaren Krisen und komplexen Herausforderungen geprägt ist, rückt ein Begriff immer stärker in den Fokus der Aufmerksamkeit: *Resilienz*. Doch was verbirgt sich hinter diesem Wort, das so oft als Schlüssel zur Bewältigung von Widrigkeiten genannt wird? Resilienz ist weit mehr als nur ein Modewort; es ist ein tiefgreifendes Konzept, das die erstaunliche Fähigkeit von Individuen, Gemeinschaften und sogar ganzen Ökosystemen beschreibt, Störungen nicht nur zu widerstehen, sondern auch aus ihnen zu lernen, sich anzupassen und gestärkt daraus hervorzugehen. Es ist die Kunst, nach einem Sturm nicht nur wieder aufzustehen, sondern die Segel neu und vielleicht sogar besser zu setzen. Dieses Kapitel taucht ein in die vielschichtige Natur der Resilienz, beleuchtet ihre individuelle und systemische Dimension und untersucht die entscheidende Rolle der Prävention beim Aufbau dieser unverzichtbaren inneren Stärke und Anpassungsfähigkeit.

3.1 Individuelle Resilienz

Das Leben gleicht oft einer unberechenbaren See, auf der wir navigieren. Manchmal sind die Gewässer ruhig und die Sonne scheint uns wohlgesonnen, doch ebenso oft ziehen Stürme auf – unerwartete Schicksalsschläge, berufliche Rückschläge, persönliche Verluste oder tiefgreifende Enttäuschungen. In solchen Momenten der Prüfung zeigt sich die individuelle Resilienz als unser innerer Kompass, als jene psychische Widerstandskraft, die uns hilft, den Kurs zu halten, auch wenn die Wellen hochschlagen. Sie ist nicht etwa eine angeborene Unverwundbarkeit oder ein Schutzschild, das uns vor Leid bewahrt. Vielmehr ist individuelle Resilienz die Fähigkeit, nach dem Erleben von Stress, Traumata oder Widrigkeiten wieder in einen Zustand des psychischen Gleichgewichts zurückzufinden, ja vielleicht sogar daran zu wachsen.

U. Karrenberg, *Prävention*, https://doi.org/10.1007/978-3-662-72161-2_3

Man könnte sich einen resilienten Menschen wie einen Bambus im Wind vorstellen: Er biegt sich tief unter der Last des Sturms, seine Flexibilität erlaubt es ihm, dem Druck nachzugeben, ohne jedoch zu brechen. Sobald der Sturm nachlässt, richtet er sich wieder auf, vielleicht nicht mehr ganz derselbe, aber intakt und weiterhin fest verwurzelt. Diese Metapher verdeutlicht, dass Resilienz nicht bedeutet, keine Narben davonzutragen oder keine Trauer zu empfinden. Im Gegenteil, das Zulassen und Verarbeiten von schwierigen Emotionen ist oft ein integraler Bestandteil des Resilienzprozesses. Es geht darum, trotz der erlebten Erschütterungen nicht in Hoffnungslosigkeit zu versinken, sondern aktiv nach Wegen zu suchen, um mit der neuen Realität umzugehen und konstruktive Lösungen zu finden.

Was aber sind die Bausteine dieser inneren Stärke? Die Forschung hat eine Reihe von Faktoren identifiziert, die zur individuellen Resilienz beitragen. Ein grundlegender Aspekt ist eine optimistische Grundhaltung, die nicht mit naiver Weltfremdheit zu verwechseln ist, sondern vielmehr die Überzeugung meint, dass auch schwierige Situationen gemeistert werden können und dass die Zukunft trotz allem positive Aspekte bereithält. Eng damit verbunden ist das Gefühl der Selbstwirksamkeit – der Glaube an die eigenen Fähigkeiten, Herausforderungen aktiv angehen und beeinflussen zu können. Wer davon überzeugt ist, etwas bewirken zu können, wird eher bereit sein, Anstrengungen zu unternehmen, um eine belastende Situation zu verändern oder zu bewältigen.

Ein weiterer wichtiger Pfeiler ist die Fähigkeit zur *Emotionsregulation*. Das bedeutet nicht, Gefühle zu unterdrücken, sondern sie bewusst wahrzunehmen, zu verstehen und angemessen darauf zu reagieren. Dazu gehört auch, sich selbst beruhigen zu können und nicht von negativen Emotionen überwältigt zu werden. Soziale Unterstützung spielt ebenfalls eine herausragende Rolle. Ein stabiles Netzwerk aus Familie, Freunden oder Mentoren kann in Krisenzeiten einen unschätzbaren Puffer darstellen. Das Wissen, nicht allein zu sein, und die Möglichkeit, sich anzuvertrauen und praktische wie emotionale Hilfe zu erhalten, stärkt die Widerstandskraft erheblich.

Darüber hinaus sind Problemlösefähigkeiten und die Fähigkeit zur Akzeptanz dessen, was nicht geändert werden kann, entscheidend. Resiliente Menschen neigen dazu, Probleme als Herausforderungen zu betrachten, für die es Lösungen zu finden gilt. Sie analysieren die Situation, entwickeln Strategien und setzen diese um. Gleichzeitig können sie aber auch erkennen, wann eine Situation außerhalb ihrer Kontrolle liegt und es notwendig ist, diese anzunehmen und sich auf die Aspekte zu konzentrieren, die sie beeinflussen können. Diese Akzeptanz ist kein passives Aufgeben, sondern eine bewusste Entscheidung, Energie nicht in aussichtslose Kämpfe zu investieren, sondern sie für konstruktive Anpassungsprozesse zu nutzen.

Individuelle Resilienz ist also kein statischer Zustand, sondern ein dynamischer Prozess, der sich im Laufe des Lebens entwickeln und stärken lässt. Sie ist das Ergebnis eines komplexen Zusammenspiels von persönlichen Eigenschaften, erlernten Fähigkeiten und unterstützenden Umweltfaktoren. Sie ist der Anker, der uns in den Stürmen des Lebens Halt gibt, und der Motor, der uns befähigt, aus Rückschlägen zu lernen und uns weiterzuentwickeln. Sie ist der stille Held in uns, der uns immer wieder daran erinnert, dass auch nach der dunkelsten Nacht ein neuer Morgen anbricht.

3.2 Systemische Resilienz

Während die individuelle Resilienz den Fokus auf die psychische Widerstandskraft des Einzelnen legt, erweitert das Konzept der systemischen Resilienz den Blickwinkel auf größere, komplexere Einheiten. Hier geht es um die Fähigkeit von Gemeinschaften, Organisationen, Gesellschaften und sogar ganzen Ökosystemen, Schocks und Stressoren zu absorbieren, sich anzupassen und ihre wesentlichen Funktionen und Strukturen aufrechtzuerhalten oder wiederherzustellen. In einer zunehmend vernetzten und interdependenten Welt, in der globale Krisen wie Pandemien, Klimawandel oder wirtschaftliche Turbulenzen immer häufiger und intensiver auftreten, gewinnt das Verständnis und die Förderung systemischer Resilienz dramatisch an Bedeutung.

Man stelle sich eine Stadt vor, die von einer schweren Überschwemmung heimgesucht wird. Eine resiliente Stadt wird nicht nur über Notfallpläne und funktionierende Rettungsdienste verfügen, um die unmittelbaren Auswirkungen zu bewältigen. Sie wird auch so gestaltet sein, dass ihre kritische Infrastruktur – wie Krankenhäuser, Energieversorgung und Kommunikationsnetze – möglichst schnell wieder funktionsfähig ist. Darüber hinaus wird eine resiliente Gemeinschaft über starke soziale Netzwerke und einen ausgeprägten Gemeinsinn verfügen, sodass sich die Bürger gegenseitig unterstützen und gemeinsam am Wiederaufbau arbeiten. Langfristig wird diese Stadt vielleicht sogar ihre Bauvorschriften anpassen, Frühwarnsysteme verbessern oder in naturbasierte Lösungen wie die Renaturierung von Flussauen investieren, um zukünftigen Überflutungen besser standhalten zu können. Dies illustriert, dass systemische Resilienz nicht nur die Fähigkeit zur Wiederherstellung des Status quo bedeutet, sondern auch die Fähigkeit zur Transformation und zur positiven Anpassung an veränderte Bedingungen.

Ein Schlüsselmerkmal resilienter Systeme ist ihre *Diversität*. In einem Ökosystem beispielsweise bedeutet eine hohe Artenvielfalt, dass der Ausfall einer einzelnen Art weniger gravierende Auswirkungen auf das Gesamtsystem hat, da andere Arten möglicherweise deren ökologische Nische übernehmen können. Ähnlich verhält es sich in wirtschaftlichen Systemen: Eine Region, die von einer einzigen Industrie abhängig ist, ist weitaus anfälliger für Krisen als eine Region mit einer diversifizierten Wirtschaftsstruktur. Redundanz ist ein weiterer wichtiger Faktor. Das Vorhandensein von alternativen Wegen, Ressourcen oder Kapazitäten stellt sicher, dass das System auch dann weiterfunktionieren kann, wenn ein Teil davon ausfällt. Dies kann sich in doppelten Versorgungsleitungen für kritische Infrastrukturen oder in der Verfügbarkeit von Backup-Systemen äußern.

Konnektivität und Modularität spielen ebenfalls eine wichtige Rolle. Eine gute Vernetzung innerhalb eines Systems kann den Informationsfluss und die Zusammenarbeit fördern, was für eine schnelle Reaktion auf Störungen unerlässlich ist. Gleichzeitig kann eine zu starke und unkontrollierte Vernetzung dazu führen, dass sich Störungen rasch im gesamten System ausbreiten. Modulare Strukturen, bei denen Teile des Systems relativ unabhängig voneinander funktionieren können, können hier helfen, die Ausbreitung von Schäden zu begrenzen.

Darüber hinaus zeichnen sich resiliente Systeme durch eine hohe *Lern- und Anpassungsfähigkeit* aus. Sie sind in der Lage, aus vergangenen Erfahrungen – sowohl positiven als auch negativen – zu lernen und dieses Wissen zu nutzen, um ihre Strukturen und Prozesse kontinuierlich zu verbessern. Dies erfordert Feedbackschleifen, die es dem System ermöglichen, Veränderungen in seiner Umwelt wahrzunehmen und darauf zu reagieren. Eine offene Kommunikationskultur, die Fehler als Lernchancen begreift, und die Bereitschaft, bestehende Annahmen zu hinterfragen und innovative Lösungen zu erproben, sind hierfür unerlässlich.

Systemische Resilienz ist somit das Ergebnis eines sorgfältigen Designs und einer kontinuierlichen Pflege. Sie erfordert ein tiefes Verständnis der komplexen Wechselwirkungen innerhalb eines Systems und zwischen dem System und seiner Umwelt. Es geht darum, Pufferkapazitäten aufzubauen, Flexibilität zu ermöglichen und die *Fähigkeit zur Selbstorganisation* und Erneuerung zu stärken. Ob es sich um die Widerstandsfähigkeit einer Lieferkette gegenüber globalen Verwerfungen, die Anpassungsfähigkeit einer Küstengemeinde an den steigenden Meeresspiegel oder die Stabilität eines Finanzsystems angesichts von Marktschwankungen handelt – das Prinzip bleibt dasselbe: Es geht darum, Systeme zu schaffen, die nicht nur überleben, sondern in einer sich ständig verändernden Welt gedeihen können. Dies ist das Fundament, auf dem widerstandsfähige Gemeinschaften und nachhaltige Ökosysteme für die Zukunft gebaut werden müssen.

3.3 Die Rolle der Prävention beim Aufbau von Resilienz

Wenn wir Resilienz als die Fähigkeit verstehen, Stürme zu überstehen und sich anzupassen, dann ist Prävention der vorausschauende Schiffsbau und die sorgfältige Routenplanung, die uns hilft, entweder die schlimmsten Unwetter zu meiden oder zumindest besser gerüstet in sie hineinzufahren. Prävention ist somit kein nachgelagerter Reparaturmechanismus, sondern ein integraler und proaktiver Bestandteil des Resilienzaufbaus, sowohl auf individueller als auch auf systemischer Ebene. Sie zielt darauf ab, die Wahrscheinlichkeit des Eintretens von Krisen und Widrigkeiten zu verringern oder deren potenzielle Auswirkungen abzuschwächen, noch bevor sie ihre volle Wucht entfalten können.

Man könnte Prävention als das Fundament betrachten, auf dem das Haus der Resilienz errichtet wird. Ohne präventive Maßnahmen wäre der Aufbau von Resilienz oft ein reaktives Unterfangen, das erst dann einsetzt, wenn der Schaden bereits entstanden ist. Dies wäre nicht nur kostspieliger und ressourcenintensiver, sondern würde auch unnötiges Leid und vermeidbare Verluste bedeuten. Prävention hingegen setzt früher an. Sie fragt: Welche Risiken und Bedrohungen sind absehbar? Welche Schwachstellen existieren in unseren individuellen Lebensumständen oder in unseren gesellschaftlichen Systemen? Und welche proaktiven Schritte können wir unternehmen, um diese Risiken zu minimieren und unsere Schutzfaktoren zu stärken?

Die Analogie zur Gesundheitsvorsorge ist hier besonders treffend. Impfungen schützen uns vor schweren Krankheiten, eine gesunde Ernährung und regelmäßige Bewegung beugen Herz-Kreislauf-Erkrankungen vor, und Früherkennungsuntersuchungen erhöhen die Heilungschancen bei Krebs. All dies sind präventive Maßnahmen, die unsere individuelle biologische Resilienz stärken. Übertragen auf die psychische Resilienz bedeutet Prävention beispielsweise, Stressbewältigungstechniken zu erlernen, bevor ein Burnout droht, oder soziale Kompetenzen zu trainieren, um Konflikte konstruktiv lösen zu können, bevor sie eskalieren.

Auf systemischer Ebene ist die Logik der Prävention ähnlich überzeugend. Der Bau von Deichen und Hochwasserschutzanlagen ist eine präventive Maßnahme gegen Überschwemmungen. Strenge Bauvorschriften in erdbebengefährdeten Gebieten verhindern den Einsturz von Gebäuden und retten Menschenleben. Die Diversifizierung von Energiequellen reduziert die Abhängigkeit von einzelnen Lieferanten und beugt Energieversorgungskrisen vor. Bildungsprogramme, die kritisches Denken und Medienkompetenz fördern, können die Anfälligkeit von Gesellschaften für Desinformation und Manipulation verringern. All diese Beispiele zeigen, dass Prävention darauf abzielt, die Verwundbarkeit von Systemen zu reduzieren und ihre Fähigkeit zu erhöhen, potenziellen Schocks standzuhalten.

Die Rolle der Prävention ist dabei nicht auf die Abwehr von Bedrohungen beschränkt. Sie umfasst auch die proaktive Schaffung und Stärkung von Ressourcen und Kapazitäten, die Resilienz fördern. Dazu gehört beispielsweise die Investition in Bildung und Ausbildung, die Förderung von sozialem Zusammenhalt und Partizipation in Gemeinschaften, der Aufbau von starken und adaptiven Institutionen sowie die nachhaltige Nutzung natürlicher Ressourcen. Präventives Handeln erfordert Weitsicht, Planung und oft auch anfängliche Investitionen, die sich jedoch langfristig vielfach auszahlen, indem sie spätere, weitaus höhere Kosten für Schadensbewältigung und Wiederaufbau vermeiden helfen.

Es ist wichtig zu verstehen, dass Prävention nicht immer alle Risiken vollständig eliminieren kann. Eine hundertprozentige Sicherheit ist in einer komplexen und dynamischen Welt eine Illusion. Doch durch gezielte präventive Strategien können wir die Wahrscheinlichkeit und das Ausmaß von Schäden signifikant reduzieren und gleichzeitig unsere Fähigkeit verbessern, mit den unvermeidbaren Restrisiken umzugehen. Prävention und Resilienz sind somit zwei Seiten derselben Medaille: Prävention legt den Grundstein, indem sie Risiken minimiert und Schutzfaktoren aufbaut, während Resilienz die Fähigkeit darstellt, mit den verbleibenden Herausforderungen und unvorhergesehenen Ereignissen effektiv umzugehen. Beide zusammen bilden ein kraftvolles Duo für die Gestaltung einer sichereren und anpassungsfähigeren Zukunft.

3.4 Stärkung individueller Resilienz durch Prävention

Die Erkenntnis, dass individuelle Resilienz nicht nur eine angeborene Eigenschaft, sondern auch eine erlernbare und trainierbare Fähigkeit ist, eröffnet spannende Perspektiven für präventive Ansätze. Anstatt passiv darauf zu warten, dass Krisen über uns hereinbrechen, können wir aktiv daran arbeiten, unsere inneren Ressourcen und Schutzfaktoren zu stärken, um künftigen Belastungen besser gewachsen zu sein. Prävention im Kontext individueller Resilienz bedeutet, vorausschauend in das eigene psychische Wohlbefinden zu investieren und Werkzeuge zu entwickeln, die uns helfen, die Stürme des Lebens nicht nur zu überstehen, sondern auch gestärkt aus ihnen hervorzugehen.

Ein zentraler Bereich präventiver Maßnahmen zielt auf die Förderung psychischer Gesundheitskompetenz ab. Dazu gehört das Wissen über psychische Erkrankungen, deren Frühwarnzeichen und Hilfsmöglichkeiten, aber auch das Verständnis für die Faktoren, die die seelische Gesundheit positiv beeinflussen. Wer beispielsweise weiß, wie Stress entsteht und welche langfristigen Auswirkungen chronischer Stress haben kann, wird eher motiviert sein, präventiv Stressbewältigungsstrategien zu erlernen und anzuwenden. Techniken wie Achtsamkeitsübungen, Meditation, progressive Muskelentspannung oder Yoga können helfen, das Stressniveau zu senken, die Emotionsregulation zu verbessern und die Selbstwahrnehmung zu schärfen. Werden diese Praktiken regelmäßig und bereits in relativ stressfreien Zeiten geübt, stehen sie im Krisenfall als bewährte Ressourcen zur Verfügung.

Ein weiterer wichtiger präventiver Baustein ist der Aufbau und die Pflege stabiler sozialer Beziehungen. Ein unterstützendes soziales Netz wirkt wie ein Puffer gegen die negativen Auswirkungen von Stress und Belastungen. Präventiv bedeutet dies, aktiv Zeit in Freundschaften und familiäre Bindungen zu investieren, sich in Gemeinschaften zu engagieren und offene, vertrauensvolle Kommunikationsfähigkeiten zu entwickeln. Programme, die soziale Kompetenzen fördern, Konfliktlösungsstrategien vermitteln oder Mentoring-Beziehungen etablieren, können hier einen wertvollen Beitrag leisten. Das Gefühl, dazuzugehören und sich auf andere verlassen zu können, ist ein mächtiger Resilienzfaktor.

Die Stärkung kognitiver Fähigkeiten spielt ebenfalls eine Rolle. Dazu zählt die Förderung eines realistischen Optimismus, der hilft, auch in schwierigen Situationen positive Aspekte zu erkennen und an die eigenen Bewältigungsmöglichkeiten zu glauben. Präventiv kann dies durch kognitive Umstrukturierungstechniken unterstützt werden, die helfen, dysfunktionale Denkmuster zu identifizieren und durch hilfreichere zu ersetzen. Auch die Entwicklung von Problemlösekompetenzen ist ein präventiver Akt. Wer lernt, Probleme systematisch zu analysieren, Handlungsoptionen zu entwickeln und Entscheidungen zu treffen, fühlt sich Herausforderungen weniger ausgeliefert.

Nicht zu vernachlässigen ist die Bedeutung eines gesunden Lebensstils als präventive Maßnahme für psychische Resilienz. Regelmäßige körperliche Aktivität, eine ausgewogene Ernährung und ausreichend Schlaf haben nachweislich positive Auswirkungen auf die Stimmung, die Stressresistenz und die kognitive Leistungsfähigkeit. Präventiv in die körperliche Gesundheit zu investieren, bedeutet also gleichzeitig, die psychische Widerstandskraft zu stärken, da Körper und Geist in einer engen Wechselwirkung stehen.

> „Schließlich ist auch die Sinnfindung und die Verfolgung persönlicher Ziele ein wichtiger präventiver Aspekt. Wer einen Sinn in seinem Leben sieht und Ziele verfolgt, die ihm wichtig sind, verfügt über eine innere Antriebskraft, die auch in schwierigen Zeiten Orientierung und Halt geben kann. Präventiv kann dies bedeuten, sich regelmäßig mit den eigenen Werten und Lebenszielen auseinanderzusetzen, sich ehrenamtlich zu engagieren oder Hobbys und Interessen nachzugehen, die Freude und Erfüllung bringen."

Präventive Maßnahmen zur Stärkung individueller Resilienz sind also vielfältig und setzen an unterschiedlichen Ebenen an. Sie reichen von der Vermittlung von Wissen und konkreten Techniken über die Förderung sozialer Ressourcen bis hin zur Stärkung persönlicher Werte und eines gesunden Lebensstils. Der gemeinsame Nenner all dieser Ansätze ist der proaktive Gedanke: Es geht darum, rechtzeitig die Weichen zu stellen und die inneren Kraftquellen so zu nähren, dass wir den unvermeidlichen Herausforderungen des Lebens mit größerer Zuversicht, Flexibilität und Stärke begegnen können. Diese Investition in die eigene Prävention ist eine Investition in ein erfüllteres und widerstandsfähigeres Leben.

3.5 Stärkung systemischer Resilienz durch Prävention

So wie Individuen ihre Resilienz durch präventive Maßnahmen stärken können, gilt dies in noch komplexerem Maße für Systeme – seien es Gemeinschaften, Organisationen, Infrastrukturen oder ganze Ökosysteme. Prävention im Kontext systemischer Resilienz bedeutet, vorausschauend Strukturen zu schaffen, Prozesse zu etablieren und Ressourcen bereitzustellen, die es diesen Systemen ermöglichen, potenziellen Schocks und langfristigen Stressoren nicht nur standzuhalten, sondern sich auch anzupassen und weiterzuentwickeln. Es geht darum, die inhärente Verletzlichkeit von Systemen zu reduzieren und ihre Fähigkeit zur Selbstorganisation und Erneuerung zu fördern, bevor Krisen ihre volle destruktive Kraft entfalten.

Ein grundlegender präventiver Ansatz zur Stärkung systemischer Resilienz liegt in der sorgfältigen Planung und Gestaltung robuster und flexibler Infrastrukturen. Dies betrifft kritische Sektoren wie Energieversorgung, Wasserwirtschaft, Kommunikationstechnologie, Verkehrswege und Gesundheitswesen. Prävention bedeutet hier beispielsweise, in dezentrale Energienetze zu investieren, um die Abhängigkeit von einzelnen großen Kraftwerken zu verringern, oder redundante Wasserquellen zu erschließen, um Dürreperioden besser überstehen zu können. Es bedeutet auch, Verkehrswege so zu planen, dass alternative Routen verfügbar sind, oder Krankenhäuser so zu bauen, dass sie auch extremen Wetterereignissen standhalten. Solche Maßnahmen erfordern oft erhebliche Anfangsinvestitionen, zahlen sich aber im Krisenfall durch die Aufrechterhaltung essenzieller Funktionen und die Vermeidung weitreichender Ausfälle vielfach aus.

Die Entwicklung und Implementierung von Frühwarnsystemen ist ein weiterer Eckpfeiler präventiver systemischer Resilienz. Ob es um die Vorhersage von Naturkatastrophen wie Hurrikans oder Erdbeben, die Überwachung von Pandemierisiken oder die Früherkennung von Finanzmarktblasen geht – je früher eine potenzielle Bedrohung erkannt wird, desto mehr Zeit bleibt, um präventive Gegenmaßnahmen zu ergreifen und die Bevölkerung oder betroffene Sektoren vorzubereiten. Dies erfordert nicht nur technologische Kapazitäten, sondern auch effektive Kommunikationskanäle und klare Notfallpläne, die sicherstellen, dass Warnungen die richtigen Adressaten erreichen und entsprechende Reaktionen auslösen.

Diversifizierung ist ein Schlüsselprinzip präventiver systemischer Resilienz. Eine Volkswirtschaft, die von wenigen Exportgütern oder Handelspartnern abhängig ist, ist anfälliger für globale Marktschwankungen. Präventiv kann hier die Förderung neuer Industriezweige, die Erschließung neuer Märkte oder die Stärkung des Binnenmarktes wirken. In landwirtschaftlichen Systemen kann der Anbau verschiedener Kulturen und die Erhaltung der genetischen Vielfalt die Resilienz gegenüber Schädlingen, Krankheiten oder klimatischen Veränderungen erhöhen. Diese Diversität schafft Puffer und alternative Optionen, wenn ein Teil des Systems unter Druck gerät.

Die Förderung von sozialem Kapital und gemeinschaftlichem Zusammenhalt ist eine oft unterschätzte, aber enorm wichtige präventive Maßnahme. Gemeinschaften, in denen Vertrauen, Kooperation und gegenseitige Unterstützung stark ausgeprägt sind, können Krisen besser bewältigen. Präventiv bedeutet dies, in lokale Initiativen zu investieren, die den sozialen Austausch fördern, Partizipationsmöglichkeiten für Bürger zu schaffen und zivilgesellschaftliche Organisationen zu stärken. Solche Maßnahmen bauen ein soziales Sicherheitsnetz auf, das im Ernstfall schnell mobilisiert werden kann.

Bildung, Forschung und Wissensaustausch sind ebenfalls entscheidende präventive Faktoren. Eine gut ausgebildete Bevölkerung ist besser in der Lage, Risiken zu verstehen, innovative Lösungen zu entwickeln und sich an veränderte Bedingungen anzupassen. Investitionen in Forschung helfen, zukünftige Herausforderungen frühzeitig zu identifizieren und Strategien zu deren Bewältigung zu entwickeln. Der offene Austausch von Wissen und bewährten Praktiken zwischen verschiedenen Akteuren und Systemen kann den Lernprozess beschleunigen und die Verbreitung resilienter Ansätze fördern.

Schließlich erfordert die präventive Stärkung systemischer Resilienz adaptive Governance-Strukturen. Das bedeutet, dass politische und administrative Systeme flexibel genug sein müssen, um auf neue Informationen und sich verändernde Umstände reagieren zu können. Es erfordert transparente Entscheidungsprozesse, die Beteiligung verschiedener Interessengruppen und die Fähigkeit, aus vergangenen Krisen zu lernen und Politiken entsprechend anzupassen. Starre, bürokratische Systeme sind oft schlecht gerüstet, um mit der Komplexität und Dynamik moderner Herausforderungen umzugehen.

Prävention zur Stärkung systemischer Resilienz ist somit ein vielschichtiges und langfristiges Unterfangen. Es erfordert ein Umdenken weg von rein reaktiven Maßnahmen hin zu einer vorausschauenden, proaktiven Gestaltung unserer Lebensräume und Gesellschaftsstrukturen. Es ist die Erkenntnis, dass die widerstandsfähigsten Systeme diejenigen sind, die potenzielle Störungen antizipieren, sich durch eingebaute Puffer und Flexibilität schützen und die Fähigkeit besitzen, sich kontinuierlich anzupassen und zu erneuern. Diese präventive Grundhaltung ist der Schlüssel, um nicht nur gegenwärtige Krisen zu meistern, sondern auch zukünftige Herausforderungen erfolgreich zu gestalten und nachhaltig widerstandsfähige Gemeinschaften und Ökosysteme zu schaffen.

Kommentiertes Literaturverzeichnis

Für Abschnitt 1. Individuelle Resilienz: Der innere Kompass in stürmischen Zeiten

1. **Fröhlich-Gildhoff, K. & Rönnau-Böse, M. (2019). *Resilienz* (4. Aufl.). Ernst Reinhardt Verlag.**
   Dieses Werk ist ein deutsches Standardwerk zum Thema Resilienz, insbesondere im pädagogischen und psychosozialen Kontext. Es bietet eine wissenschaftlich fundierte und zugleich praxisnahe Einführung in die Konzepte der individuellen Resilienz, erläutert Schutzfaktoren und Risikofaktoren und zeigt auf, wie Resilienz über die Lebensspanne gefördert werden kann. Es ist hervorragend geeignet, um die Grundlagen der individuellen Widerstandsfähigkeit zu verstehen.
2. **Masten, A. S. (2014). *Ordinary Magic: Resilience in Development.* Guilford Press.**
   Ann Masten ist eine der weltweit führenden Forscherinnen im Bereich der Resilienz. Dieses Buch fasst jahrzehntelange Forschung zusammen und argumentiert überzeugend, dass Resilienz kein außergewöhnliches Phänomen ist („ordinary magic"), sondern aus grundlegenden menschlichen Anpassungssystemen erwächst. Es bietet tiefe Einblicke in die entwicklungspsychologischen Aspekte und die Prozesse, die es Individuen ermöglichen, trotz widriger Umstände erfolgreich zu sein. Unerlässlich für ein tiefes Verständnis der Dynamiken individueller Resilienz.
3. **Southwick, S. M., & Charney, D. S. (2018). *Resilience: The Science of Mastering Life's Greatest Challenges* (2nd ed.). Cambridge University Press.**
   Dieses Buch bietet eine umfassende wissenschaftliche Perspektive auf Resilienz, indem es Erkenntnisse aus der Neurobiologie, Psychologie und Psychiatrie integriert. Die Autoren untersuchen die Faktoren, die Resilienz fördern – von Optimismus und kognitiver Flexibilität bis hin zu sozialer Unterstützung und moralischem Kompass. Es ist besonders wertvoll, da es nicht nur theoretische Konzepte darlegt, sondern auch aufzeigt, wie diese Faktoren gestärkt werden können, um den „inneren Kompass" zu justieren.

Für Abschnitt 2. Systemische Resilienz: Das Fundament für widerstandsfähige Gemeinschaften und Ökosysteme

1. **Walker, B., & Salt, D. (2012).** ***Resilience Thinking: Sustaining Ecosystems and People in a Changing World.*** **Island Press.**
   Ein wegweisendes Buch, das das Konzept der Resilienz aus der Ökologie auf sozioökologische Systeme überträgt. Es führt klar und verständlich in das Denken in komplexen adaptiven Systemen ein und erklärt, wie Gemeinschaften und Ökosysteme mit Veränderungen und Unsicherheiten umgehen können. Es ist unerlässlich für das Verständnis von Anpassungsfähigkeit, Transformation und der Bedeutung von Diversität für die systemische Resilienz.
2. **Zolli, A., & Healy, A. M. (2012).** ***Resilience: Why Things Bounce Back.*** **Simon & Schuster.**
   Dieses Buch untersucht Resilienz in einer breiten Palette von Systemen – von Finanzmärkten und Lieferketten über Gemeinschaften bis hin zu Individuen. Es ist sehr zugänglich geschrieben und illustriert anhand zahlreicher Fallbeispiele, welche Prinzipien resilienten Systemen zugrunde liegen (z. B. Redundanz, Dezentralisierung, Anpassungsfähigkeit). Es hilft, die übergeordneten Muster systemischer Widerstandsfähigkeit zu erkennen.
3. **Folke, C., Biggs, R., Norström, A. V., Reyers, B., & Rockström, J. (2016). Social-ecological resilience and biosphere-based sustainability science.** ***Ecology and Society, 21*****(3), 41.** (Obwohl ein Artikel, ist er repräsentativ für Folkes umfassende Arbeiten und die Stockholm Resilience Centre Perspektive). Alternativ: **Gunderson, L. H., & Holling, C. S. (Eds.). (2002).** ***Panarchy: Understanding Transformations in Human and Natural Systems.*** **Island Press (für Panarchy):**
   Dieses herausfordernde, aber grundlegende Werk von Holling und Gunderson führt das Konzept der „Panarchie“ ein, um die dynamischen Zyklen von Wachstum, Konservierung, Kollaps und Reorganisation in komplexen adaptiven Systemen zu erklären. Es ist entscheidend für ein tiefes Verständnis, wie Systeme (Gemeinschaften, Ökosysteme) ihre Resilienz durch adaptive Zyklen und über verschiedene Skalen hinweg aufrechterhalten und transformieren können.

Für Abschnitt 3. Die Rolle der Prävention beim Aufbau von Resilienz

1. **Caplan, G. (1964).** ***Principles of Preventive Psychiatry.*** **Basic Books.**
   Obwohl ein älteres Werk aus der Psychiatrie, legt Caplan hier die fundamentalen Prinzipien der Prävention (primär, sekundär, tertiär) dar, die bis heute Gültigkeit haben und auf den Aufbau von Resilienz in verschiedensten Kontexten übertragbar sind. Es hilft zu verstehen, wie proaktive Maßnahmen ansetzen können, bevor Probleme manifest werden oder eskalieren, was ein Kernanliegen des Resilienzaufbaus ist.

2. **Bengel, J., & Lyssenko, L. (2012). *Resilienz und psychologische Schutzfaktoren im Erwachsenenalter*. (Forschung und Praxis der Gesundheitsförderung, Bd. 42). Bundeszentrale für gesundheitliche Aufklärung (BZgA).**
Diese Publikation der BZgA untersucht empirisch fundiert die Bedeutung von Schutzfaktoren für die Resilienz im Erwachsenenalter. Sie ist sehr relevant, da sie aufzeigt, welche Faktoren präventiv gestärkt werden können, um die Widerstandsfähigkeit zu erhöhen. Der Fokus auf Gesundheitsförderung unterstreicht den proaktiven Charakter der Prävention im Resilienzkontext.
3. **Donovan, A., & Güss, C. D. (2021). *Proactive Coping and Resilience*. In: *The Cambridge Handbook of Personality Psychology* (3rd ed., pp. 696–712). Cambridge University Press.**
Dieses Handbuchkapitel (oder ähnliche umfassende Arbeiten zu proaktivem Coping) beleuchtet spezifisch, wie vorausschauendes Handeln und antizipatorische Bewältigungsstrategien (proaktives Coping) zur Resilienz beitragen. Es ist wichtig, um den Mechanismus zu verstehen, wie Prävention – verstanden als antizipierende Vorbereitung auf Stressoren – die Resilienz stärkt, indem es die Ressourcen mobilisiert, bevor die Krise eintritt.

Für Abschnitt 4. Stärkung individueller Resilienz durch Prävention

1. **Reivich, K., & Shatté, A. (2002). *The Resilience Factor: 7 Keys to Finding Your Inner Strength and Overcoming Life's Hurdles*. Broadway Books.**
Basierend auf dem Penn Resiliency Program, einem der am besten evaluierten Programme zur Resilienzförderung, bietet dieses Buch einen sehr praktischen und wissenschaftlich fundierten Ansatz. Es stellt sieben erlernbare Fähigkeiten vor, die präventiv trainiert werden können, um die individuelle Resilienz zu stärken (z. B. Emotionsregulation, Impulskontrolle, realistischer Optimismus). Ideal, um konkrete präventive Strategien zu illustrieren.
2. **Kabat-Zinn, J. (2013). *Full Catastrophe Living: Using the Wisdom of Your Body and Mind to Face Stress, Pain, and Illness* (Revised ed.). Bantam Books.** (Deutsche Ausgabe: *Gesund durch Meditation: Das große Buch der Achtsamkeit*). Das Grundlagenwerk zur achtsamkeitsbasierten Stressreduktion (MBSR). Achtsamkeit ist eine Kernkompetenz, die präventiv geübt werden kann, um Stress besser zu bewältigen, die Selbstwahrnehmung zu schärfen und die emotionale Resilienz zu erhöhen. Dieses Buch erklärt die wissenschaftlichen Hintergründe und bietet ein detailliertes Programm.
3. **Wustmann Seiler, C. (2020). *Resilienz für die tägliche Praxis: Widerstandskraft für Kinder und Jugendliche stärken* (2. Aufl.). Verlag Hogrefe.**
Obwohl mit Fokus auf Kinder und Jugendliche, illustriert dieses Buch hervorragend, wie Resilienzförderung als präventive Maßnahme im Alltag implementiert werden kann. Die dargestellten Prinzipien (z. B. Förderung von Selbstwirksamkeit, sozialen Kompetenzen, Problemlösefähigkeiten) sind auch für die präventive Stärkung der Resilienz bei Erwachsenen relevant und können adaptiert werden. Es betont den entwicklungsfördernden Aspekt der Prävention.

Für Abschnitt 5. Stärkung systemischer Resilienz durch Prävention

1. **United Nations Office for Disaster Risk Reduction (UNDRR). (2015).** ***Sendai Framework for Disaster Risk Reduction 2015–2030.*** **UNDRR.**
   Das Sendai-Rahmenwerk ist das zentrale internationale Abkommen zur Katastrophenvorsorge. Es legt einen starken Fokus auf präventive Maßnahmen zur Reduzierung von Risiken und zur Stärkung der Resilienz von Gemeinschaften, Infrastrukturen und Staaten gegenüber Naturkatastrophen und anderen Schocks. Es ist ein Schlüsseldokument, um die politische und strategische Dimension präventiver systemischer Resilienz zu verstehen.
2. **Birkmann, J. (Ed.). (2013).** ***Measuring Vulnerability to Natural Hazards: Towards Disaster Resilient Societies*** **(2nd ed.). United Nations University Press.**
   Dieses Buch (oder ähnliche Werke zur Vulnerabilitätsanalyse) ist entscheidend, um zu verstehen, wie die Anfälligkeit von Systemen (z. B. Städten, Regionen) gegenüber spezifischen Gefahren analysiert und bewertet werden kann. Diese Analyse ist die Grundlage für gezielte präventive Maßnahmen zur Stärkung der Resilienz, indem Schwachstellen identifiziert und reduziert werden, bevor eine Katastrophe eintritt.
3. **Ostrom, E. (1990).** ***Governing the Commons: The Evolution of Institutions for Collective Action.*** **Cambridge University Press.**
   Obwohl nicht explizit ein Buch über „Prävention", zeigt Ostroms nobelpreisgekrönte Arbeit, wie Gemeinschaften durch die Entwicklung robuster Institutionen und kooperativer Regeln die nachhaltige Nutzung gemeinsamer Ressourcen sicherstellen und so die „Tragödie des Allmende" verhindern können. Dies ist ein fundamentaler Aspekt präventiver systemischer Resilienz, da es darum geht, durch vorausschauende Governance-Strukturen die langfristige Funktionsfähigkeit und Anpassungsfähigkeit sozio-ökologischer Systeme zu gewährleisten und deren Kollaps vorzubeugen.

4 Prävention im Licht von Zufall und Notwendigkeit – Eine philosophische Analyse nach Jacques Monod

Das menschliche Streben nach Sicherheit, Gesundheit und einem gelingenden Leben ist untrennbar mit dem Versuch verbunden, Unheil abzuwenden und günstige Bedingungen zu schaffen. Prävention, in all ihren Facetten, ist der Ausdruck dieses tiefverwurzelten Bedürfnisses, dem Schicksal nicht tatenlos ausgeliefert zu sein, sondern aktiv gestaltend in die Abläufe der Welt einzugreifen. Doch welche philosophischen Koordinaten bestimmen dieses menschliche Projekt? Der französische Molekularbiologe und Nobelpreisträger Jacques Monod hat mit seinem epochalen Werk „Zufall und Notwendigkeit" einen Denkrahmen geliefert, der, obwohl primär auf die biologische Evolution und die Stellung des Menschen im Kosmos abzielend, erstaunlich fruchtbare Perspektiven für eine tiefere philosophische Analyse präventiven Handelns eröffnet. Monods radikale These von der fundamentalen Rolle des reinen Zufalls als Quelle aller Neuerung im Universum und der unerbittlichen Notwendigkeit der natürlichen Selektion als formender Kraft lädt dazu ein, Prävention als ein faszinierendes „Spiel des Lebens" zu betrachten – ein Spiel, in dem wir Menschen versuchen, die Regeln zu verstehen, die Würfel zu unseren Gunsten zu beeinflussen und unsere Rolle nicht als passive Zuschauer, sondern als bewusste Mitspieler zu definieren. Dieses Kapitel wagt den Versuch, die Prävention durch die Brille Monods zu betrachten und ihre Grundlagen, Möglichkeiten und Grenzen im Spannungsfeld von kosmischer Gleichgültigkeit und menschlichem Gestaltungsanspruch auszuloten.

4.1 Monods Konzept von Zufall und Notwendigkeit in Biologie und Kosmos

Im Herzen von Jacques Monods Denken, wie er es in „Zufall und Notwendigkeit" darlegt, steht eine kühle, fast schon ernüchternde Einsicht in die fundamentalen Triebkräfte der Evolution des Lebens. Monod, gestützt auf die damals revolutionären Erkenntnisse der

U. Karrenberg, *Prävention*, https://doi.org/10.1007/978-3-662-72161-2_4

Molekularbiologie, entwirft ein Universum, das frei ist von jedem immanenten Zweck, von jeder teleologischen Zielgerichtetheit. Die Entstehung und Entwicklung des Lebens ist in diesem Weltbild nicht das Ergebnis eines göttlichen Plans oder einer inhärenten Strebens nach Höherentwicklung, sondern das Resultat eines ewig währenden Wechselspiels zweier Prinzipien: des reinen, ungerichteten Zufalls und der strengen, deterministischen Notwendigkeit.

Der Zufall, so Monod, manifestiert sich in der Biologie primär in Form von genetischen Mutationen. Diese Veränderungen im Erbgut der Lebewesen sind absolut „blind". Sie geschehen unvorhersehbar, ohne jede Rücksicht auf mögliche Konsequenzen für den Organismus, ohne jede Intention, eine bestimmte Anpassung hervorzubringen oder auf einen spezifischen Bedarf zu reagieren. Eine Mutation ist ein stochastisches Ereignis auf der molekularen Ebene, ein Kopierfehler in der DNA, eine zufällige chemische Veränderung – ein Wurf der kosmischen Würfel. Die allermeisten dieser zufälligen Veränderungen mögen neutral, irrelevant oder gar schädlich sein. Doch in dieser unaufhörlichen Lotterie des Lebens liegt die einzige Quelle aller genetischen Neuerung, aller Innovation in der Biosphäre. Ohne die ungerichtete Kreativität des Zufalls gäbe es keine Variation, keine neuen Merkmale, auf die eine Entwicklung aufbauen könnte.

Tritt eine solche zufällige Mutation auf, so unterliegt der Organismus, der sie trägt, unweigerlich dem zweiten großen Prinzip: der Notwendigkeit, verkörpert durch die natürliche Selektion. Hier herrscht keine Blindheit, sondern die unerbittliche Härte der Umweltbedingungen. Die Selektion ist ein Filter, der gnadenlos darüber entscheidet, welche genetischen Varianten sich in einer Population durchsetzen und an die nächste Generation weitergegeben werden. Nur jene Mutationen, die ihrem Träger unter den gegebenen Umständen einen Überlebens- oder, entscheidender noch, einen Reproduktionsvorteil verschaffen, haben eine Chance, sich langfristig zu behaupten. Alle anderen, die unvorteilhaft oder neutral sind, werden über kurz oder lang aus dem Genpool eliminiert oder bleiben ohne signifikante Verbreitung. Die Selektion ist somit ein notwendiger, deterministischer Prozess, der aus dem Chaos der zufälligen Mutationen eine erstaunliche Ordnung und Angepasstheit der Lebewesen an ihre jeweilige ökologische Nische hervorbringt.

Monod dehnt diese Perspektive über die Biologie hinaus auf den Kosmos als Ganzen aus. Die Entstehung des Lebens selbst, und damit auch die Existenz des Menschen und seines Bewusstseins, ist für ihn das Ergebnis einer Kette höchst unwahrscheinlicher Zufallsereignisse in einem ansonsten leeren und gleichgültigen Universum. „Das Weltall war nicht schwanger mit dem Leben," schreibt er, „noch die Biosphäre mit dem Menschen." Diese Einsicht in die fundamentale Kontingenz unserer Existenz, die Abwesenheit eines kosmischen Plans, der uns einen vorbestimmten Platz zuweist, ist der Kern von Monods philosophischer Botschaft. Sie führt zu einem Gefühl der „kosmischen Einsamkeit", beraubt uns traditioneller Sinnstiftungsangebote, eröffnet aber zugleich einen Raum radikaler Freiheit und Eigenverantwortung.

4.2 Übertragung der Konzepte auf menschliche Systeme und Risiken

Die bestechende Klarheit von Monods Konzept von Zufall und Notwendigkeit lädt dazu ein, diese Denkfiguren über ihren ursprünglichen biologischen und kosmologischen Kontext hinaus auch auf menschliche Systeme, auf unsere Gesellschaften, individuellen Lebensläufe und die Entstehung von Risiken anzuwenden. Natürlich handelt es sich hierbei um eine Übertragung, eine Analogie, denn menschliche Systeme sind durch Bewusstsein, Kultur und Intentionalität geprägt, die in der rein biologischen Sphäre so nicht existieren. Dennoch lassen sich erhellende Parallelen ziehen, die unser Verständnis für die Dynamiken schärfen können, denen wir als Individuen und Kollektive unterworfen sind.

Auch in menschlichen Systemen finden wir Elemente, die einer gewissen „Gesetzmäßigkeit" oder „Notwendigkeit" zu folgen scheinen. Soziale Normen und kulturelle Traditionen prägen unser Verhalten oft auf vorhersagbare Weise. Ökonomische Prinzipien, auch wenn sie komplex und umstritten sind, entfalten eine eigendynamische Wirkung. Psychologische Muster, kognitive Heuristiken und emotionale Reaktionsweisen weisen eine hohe Regelhaftigkeit auf. Institutionelle Strukturen, Gesetze und politische Ordnungen schaffen einen Rahmen, der bestimmte Entwicklungen begünstigt und andere erschwert. Es gibt etablierte Routinen, Verfahrensweisen und kausale Zusammenhänge, die uns ein gewisses Maß an Orientierung und Vorhersagbarkeit im sozialen Miteinander ermöglichen. Diese Elemente der Notwendigkeit sind oft das Ergebnis langer historischer Prozesse, kollektiver Lern- und Aushandlungserfahrungen – eine Art „soziale Selektion" von Verhaltens- und Organisationsformen, die sich als funktional oder stabilisierend erwiesen haben.

Gleichzeitig sind menschliche Systeme aber auch in fundamentaler Weise dem „Unvorhersehbaren", dem „Zufall" ausgesetzt. Unfälle, Naturkatastrophen, plötzliche Krankheitsausbrüche oder technische Havarien können etablierte Ordnungen jäh erschüttern. Individuelle Entscheidungen, die von herrschenden Normen abweichen, kreative Einfälle, wissenschaftliche Durchbrüche oder künstlerische Innovationen können unvorhergesehene Entwicklungen anstoßen und den Lauf der Dinge in neue Bahnen lenken. Politische Umbrüche, wirtschaftliche Krisen oder das unerwartete Auftauchen neuer sozialer Bewegungen – sogenannte „Schwarze Schwäne" – demonstrieren immer wieder die Grenzen unserer Prognosefähigkeit. Selbst im individuellen Leben spielen zufällige Begegnungen, schicksalhafte Ereignisse oder unvorhergesehene Chancen oft eine entscheidende Rolle für den weiteren Lebensweg.

Die Realität menschlicher Existenz und gesellschaftlicher Entwicklung scheint sich somit in einem ständigen Spannungsfeld zwischen diesen beiden Polen zu bewegen, wie auf einer Waage, die mal mehr zur Seite der Gesetzmäßigkeit, mal mehr zur Seite des Unvorhersehbaren ausschlägt. Risiken für Individuen und Gesellschaften entstehen oft gerade an der Schnittstelle dieser beiden Kräfte: wenn etablierte „Notwendigkeiten" (wie z. B. eine alternde Infrastruktur oder festgefahrene soziale Ungleichheiten) auf unvorhergesehene „Zufallsereignisse" (wie ein Extremwetterereignis oder eine plötzliche

Wirtschaftskrise) treffen und deren fragile Balance stören. Das Verständnis dieser komplexen Wechselwirkung ist eine entscheidende Voraussetzung für jede Form präventiven Handelns.

4.3 Prävention als Versuch, „Notwendigkeit" zu gestalten oder die Auswirkungen von „Zufall" zu minimieren

Wenn wir Prävention durch die Brille von Monods Zufall und Notwendigkeit betrachten, so erscheint sie als der zutiefst menschliche Versuch, aktiv in das „Spiel des Lebens" einzugreifen – ein Spiel, dessen Regeln wir nur teilweise kennen und dessen Ausgang stets ungewiss bleibt. Präventives Handeln kann dabei im Wesentlichen auf zwei Arten versuchen, diesen Spielverlauf zu unseren Gunsten zu beeinflussen: Entweder zielt es darauf ab, die bestehenden „Notwendigkeiten" aktiv zu gestalten und zu verändern, oder es versucht, die potenziell negativen Auswirkungen des unkontrollierbaren „Zufalls" zu minimieren und abzufedern.

Der Versuch, „Notwendigkeit" zu gestalten, bedeutet, die Rahmenbedingungen, die unser Leben und unsere Gesellschaft prägen, so zu verändern, dass unerwünschte Ereignisse unwahrscheinlicher werden oder erwünschte Entwicklungen gefördert werden. Dies geschieht beispielsweise durch die Verabschiedung von Gesetzen und Vorschriften, die riskantes Verhalten eindämmen oder Sicherheitsstandards erhöhen – man denke an Gurtpflicht im Auto, Rauchverbote, Bauvorschriften oder Umweltauflagen. Es geschieht durch stadtplanerische Maßnahmen, die sichere und gesundheitsförderliche Lebensräume schaffen. Es geschieht durch Bildungs- und Aufklärungskampagnen, die Wissen vermitteln und gesundheitsbewusstes Verhalten fördern, sodass die „gesunde Wahl zur einfachen Wahl" wird. Auch der Aufbau stabiler sozialer Sicherungssysteme, die vor Armut und existenziellen Nöten schützen, oder die Stärkung demokratischer Institutionen, die friedliche Konfliktlösungen ermöglichen, können als Versuche verstanden werden, die „Notwendigkeiten" des gesellschaftlichen Zusammenlebens in eine positive Richtung zu lenken. Im Grunde geht es darum, die „Selektionsdrücke" in unseren sozialen Systemen so zu modifizieren, dass sie menschliches Wohlergehen und nachhaltige Entwicklung begünstigen. Ein solcher Ansatz gleicht dem eines Gärtners, der durch gezieltes Beschneiden, Düngen und Stützen das Wachstum seiner Pflanzen in die gewünschte Richtung lenkt.

Auf der anderen Seite steht der Versuch, die Auswirkungen des „Zufalls" zu minimieren. Dieser Ansatz erkennt an, dass wir nicht alle unvorhersehbaren Ereignisse verhindern können. Der Zufall wird immer Teil des Spiels bleiben. Prävention zielt hier darauf ab, unsere Vulnerabilität gegenüber solchen Ereignissen zu verringern und unsere Fähigkeit zu erhöhen, mit ihren Folgen umzugehen. Frühwarnsysteme für Naturkatastrophen oder Epidemien gehören ebenso in diese Kategorie wie Notfallpläne und Katastrophenschutzeinrichtungen. Individuelle Versicherungen gegen Krankheit, Unfall oder Arbeitslosigkeit dienen dazu, die finanziellen Schocks unvorhergesehener Schicksalsschläge abzufedern. Auch die psychologische Krisenintervention nach traumatischen Ereignissen oder der

Aufbau von sozialen Netzwerken, die in Notlagen Unterstützung bieten, sind Formen der Prävention, die auf die Bewältigung der Folgen des Zufalls abzielen. Es ist wie bei einem Ingenieur, der Dämme baut, nicht um den Regen zu verhindern, sondern um die Flut aufzuhalten, oder wie ein Schachspieler, der zwar nicht jeden Zug des Gegners vorhersehen kann, aber durch eine solide Verteidigung und flexible Reaktionsmöglichkeiten auf Überraschungen vorbereitet ist. Dieser Aspekt der Prävention betont Resilienz und Anpassungsfähigkeit im Angesicht des Unvermeidlichen.

4.4 Prävention, die auf „Zufall" abzielt: Die Wahrscheinlichkeit des Triggers verringern oder den ersten Aufprall abfangen

Vertiefen wir die Betrachtung präventiver Strategien, die sich explizit mit der Komponente des „Zufalls" auseinandersetzen, so lassen sich zwei grundlegende Stoßrichtungen unterscheiden. Die erste zielt darauf ab, die Wahrscheinlichkeit des Eintretens eines unerwünschten, zufälligen Auslöseereignisses – des „Triggers" – von vornherein zu reduzieren. Die zweite Strategie setzt später an: Sie akzeptiert die Möglichkeit des Triggers, versucht aber, den „ersten Aufprall" dieses Ereignisses abzufangen oder seine unmittelbaren negativen Konsequenzen so gering wie möglich zu halten.

Die Verringerung der Wahrscheinlichkeit des Triggers ist das klassische Feld der primären Prävention. Hier geht es darum, die Bedingungen so zu gestalten, dass potenziell schädliche Zufallsereignisse seltener werden. Impfungen sind ein Paradebeispiel: Sie reduzieren drastisch die Wahrscheinlichkeit, dass ein Individuum durch eine zufällige Begegnung mit einem Krankheitserreger infiziert wird und erkrankt. Verkehrssicherheitsmaßnahmen wie Geschwindigkeitsbegrenzungen, Promillegrenzen oder die Beseitigung von Unfallschwerpunkten zielen darauf ab, die Zufälligkeit von Verkehrsunfällen zu minimieren. Kriminalpräventive Maßnahmen, von guter Straßenbeleuchtung über soziale Quartiersarbeit bis hin zu Programmen zur Deradikalisierung, versuchen, die Wahrscheinlichkeit von Straftaten zu senken. Im Bereich der Arbeitsplatzsicherheit werden technische und organisatorische Vorkehrungen getroffen, um die Chance von Arbeitsunfällen oder berufsbedingten Erkrankungen zu reduzieren. Es ist, als würde man ein Minenfeld systematisch räumen oder bekannte Brandquellen aus einem leicht entzündlichen Umfeld entfernen, um die Wahrscheinlichkeit einer Explosion oder eines Feuers zu minimieren.

Kann die Wahrscheinlichkeit des Triggers nicht vollständig eliminiert werden – und das ist in den meisten komplexen Systemen der Fall –, tritt die zweite Strategie in den Vordergrund: das Abfangen des ersten Aufpralls. Hier geht es darum, die unmittelbaren negativen Folgen eines eingetretenen Zufallsereignisses zu begrenzen. Medizinische Früherkennungsuntersuchungen, wie Krebs-Screenings, zielen darauf ab, eine Krankheit, deren Entstehung oft zufälligen Faktoren unterliegt, in einem möglichst frühen Stadium zu entdecken, wenn die Heilungschancen noch gut sind und der „Aufprall" der Krankheit auf den Organismus weniger verheerend ist. Sicherheitseinrichtungen in Fahrzeugen, wie Airbags, Sicherheitsgurte oder Knautschzonen, verhindern nicht den Unfall selbst (den zufälligen Trigger), aber sie fangen einen erheblichen Teil der Aufprallenergie ab und schützen so die Insassen vor schwersten Verletzungen. Rauchmelder in Wohnungen verhindern nicht das Entstehen eines Brandes, aber sie alarmieren die Bewohner frühzeitig und ermöglichen es ihnen, sich in Sicherheit zu bringen, bevor der „Aufprall" des Feuers lebensbedrohlich wird. Auch schnelle und adäquate Erste-Hilfe-Maßnahmen oder psychologische Akuthilfe nach traumatischen Ereignissen fallen in diese Kategorie: Sie können den initialen Schaden begrenzen und langfristige negative Konsequenzen abmildern. Es ist wie das Tragen eines Helms beim Fahrradfahren oder das Installieren eines Blitzableiters auf einem Haus – der Unfall oder der Blitzeinschlag mögen zufällig geschehen, aber der direkte Schaden wird reduziert.

4.5 Philosophische Implikationen für die Begründung und Grenzen präventiven Handelns

Das menschliche Streben, durch Prävention in das „Spiel des Lebens" einzugreifen, die „Notwendigkeiten" zu gestalten und die Auswirkungen des „Zufalls" zu kontrollieren, ist tief in unserer Natur verwurzelt. Es entspringt dem Wunsch nach Sicherheit, Wohlergehen und einem möglichst leidfreien Dasein. Doch dieses Streben wirft auch grundlegende philosophische Fragen auf, insbesondere hinsichtlich seiner Begründung und seiner legitimen Grenzen.

> „Präventives Handeln bewegt sich stets in einem Spannungsfeld zwischen einem umfassenden Gestaltungsanspruch und der Notwendigkeit zur Akzeptanz des Unverfügbaren."

Der Gestaltungsanspruch speist sich aus der menschlichen Fähigkeit zur Vernunft, zur Antizipation von Zukunft und zur kausalen Analyse. Wir sehen uns nicht als passive Marionetten des Schicksals, sondern als Wesen, die ihre Umwelt und ihre Lebensbedingungen aktiv formen können. Dieser „prometheische" Drang, das Feuer vom Himmel zu holen und die Welt nach unseren Vorstellungen zu ordnen, ist eine treibende Kraft für Fortschritt und Zivilisation. Die Begründung für präventives Handeln liegt oft im utilitaristischen Kalkül – dem Ziel, das größtmögliche Glück für die größtmögliche Zahl zu erreichen, indem Leiden und Schäden minimiert werden – oder in moralischen Prinzipien, die uns verpflichten, Schaden von anderen abzuwenden und Schutzbedürftige zu unterstützen. Der Anspruch, die Zukunft positiv zu gestalten und Risiken zu managen, ist somit oft ethisch hoch motiviert und Ausdruck menschlicher Verantwortung.

Doch dieser Gestaltungsanspruch birgt auch die Gefahr der Hybris, der Selbstüberschätzung. Monods Perspektive auf einen Kosmos, der von Zufall und Notwendigkeit regiert wird und in dem der Mensch eine kontingente Erscheinung ist, mahnt zur Bescheidenheit. Es gibt Grenzen unserer Erkenntnisfähigkeit und unserer Kontrollmöglichkeiten. Nicht alle Risiken sind identifizierbar, nicht alle Zufälle sind beherrschbar, nicht alle Kausalketten sind durchschaubar. Der Versuch, eine absolute Sicherheit herzustellen und jegliches Unheil auszuschließen, ist eine Illusion und kann zu überzogenen Regulierungen, zur Einschränkung individueller Freiheiten oder zu unbeabsichtigten negativen Nebenwirkungen führen. Präventive Maßnahmen können selbst neue, unvorhergesehene Risiken erzeugen oder bestehende Ungleichheiten verschärfen, wenn sie nicht sorgfältig durchdacht und ethisch reflektiert werden.

Hier kommt die Notwendigkeit der Akzeptanz ins Spiel – die Akzeptanz der prinzipiellen Offenheit der Zukunft, der Existenz von Restrisiken und der Grenzen menschlicher Machbarkeit. Dies bedeutet nicht Resignation oder Fatalismus, sondern eine realistische Einschätzung unserer Möglichkeiten und eine Anerkennung der Komplexität der Welt. Es bedeutet auch, die positive Seite des Zufalls nicht aus den Augen zu verlieren: Nicht jeder Zufall ist ein Unglück; Zufall ist auch die Quelle von Kreativität, Innovation und unerwarteten Chancen. Eine Präventionskultur, die nur auf die Abwehr von Gefahren fixiert ist, könnte die Offenheit für Neues und die Bereitschaft zum Wagnis ersticken. Die philosophische Herausforderung besteht darin, eine kluge Balance zu finden: den Mut zur Gestaltung mit der Weisheit der Akzeptanz zu verbinden, den Anspruch auf Kontrolle mit der Demut vor dem Unverfügbaren. Es ist wie ein Seiltänzer, der höchste Konzentration und Kontrolle aufwendet, aber zugleich weiß, dass ein unvorhersehbarer Windstoß ihn aus dem Gleichgewicht bringen kann und er die Fähigkeit besitzen muss, flexibel zu reagieren und das Unvermeidliche vielleicht auch ein Stück weit anzunehmen.

4.6 Die Rolle von Wissen und Ethik im Umgang mit Zufall und Notwendigkeit

Im Angesicht eines Universums, das nach den Prinzipien von Zufall und Notwendigkeit operiert, und im Bestreben, durch Prävention unsere Existenzbedingungen zu verbessern, sind Wissen und Ethik die entscheidenden Werkzeuge, die der Menschheit zur Verfügung stehen. Sie sind der Kompass und die Landkarte, mit denen wir versuchen, uns im oft unübersichtlichen „Spiel des Lebens" zu orientieren und verantwortungsvolle Entscheidungen zu treffen.

Wissen, insbesondere wissenschaftliches Wissen, ist die Grundlage für das Verständnis der „Notwendigkeiten", die unser Leben prägen. Durch Forschung und Analyse versuchen wir, Kausalketten aufzudecken, Regelmäßigkeiten zu identifizieren und die Mechanismen zu verstehen, die zu erwünschten oder unerwünschten Ergebnissen führen. Epidemiologische Studien helfen uns, Risikofaktoren für Krankheiten zu erkennen; ingenieurwissenschaftliche Erkenntnisse ermöglichen den Bau sichererer Strukturen; sozialwissenschaftliche Forschung deckt die Dynamiken auf, die zu sozialen Problemen führen. Wissen erlaubt es uns auch, die Wahrscheinlichkeiten von „Zufallsereignissen" besser einzuschätzen, Risikomodelle zu erstellen und die Wirksamkeit präventiver Interventionen zu evaluieren. Es ist das Licht der Vernunft, das uns hilft, die oft verborgenen „Spielregeln" der Natur und der Gesellschaft zu ergründen und unsere präventiven Strategien auf einer soliden empirischen Basis zu gründen. Doch Wissen ist niemals vollständig oder endgültig; es ist ein fortwährender Prozess des Lernens, der Hypothesenbildung und der kritischen Überprüfung. Die Anerkennung der Grenzen unseres Wissens ist daher ein integraler Bestandteil eines weisen Umgangs mit Zufall und Notwendigkeit.

Neben dem Wissen bedarf es jedoch zwingend der Ethik als moralischem Kompass. Denn Wissen allein sagt uns nicht, was wir tun *sollen*, sondern nur, was wir tun *können* oder was geschieht, wenn bestimmte Bedingungen eintreten. Ethische Überlegungen sind unerlässlich, um zu entscheiden, welche Risiken wir prioritär angehen wollen, wie wir die oft knappen Ressourcen für Prävention gerecht verteilen, wie wir individuelle Freiheitsrechte gegen das Bedürfnis nach kollektiver Sicherheit abwägen und wie wir mit den unvermeidlichen Zielkonflikten und moralischen Dilemmata umgehen, die präventives Handeln mit sich bringt. Fragen der Gerechtigkeit, der Autonomie, der Nichtschädigung und der Fürsorge stehen im Zentrum ethischer Reflexionen über Prävention. Wer trägt die Verantwortung für Prävention? Wer hat ein Recht auf Schutz? Welche Maßnahmen sind verhältnismäßig? Dürfen wir im Namen der Prävention paternalistisch handeln? Die Ethik liefert keine einfachen Antworten, aber sie stellt die richtigen Fragen und bietet Rahmenwerke für einen verantwortungsvollen Diskurs und eine nachvollziehbare Entscheidungsfindung. Sie hilft uns, die menschlichen Werte und Prinzipien zu definieren, die unser „Eingreifen ins Spiel" leiten sollen, damit Prävention nicht zu einem rein technischen oder machtpolitischen Instrument verkommt, sondern dem Wohle aller dient.

4.7 Fazit: Prävention als menschliches Projekt im Angesicht des Kosmos

Die philosophische Analyse der Prävention im Licht von Jacques Monods Konzepten von Zufall und Notwendigkeit führt uns zu einer zugleich ernüchternden und ermutigenden Einsicht. Monods Blick auf den Kosmos enthüllt ein Universum, das uns keine vorbestimmte Rolle zuweist, keinen höheren Sinn für unsere Existenz bereithält. Der Mensch ist ein Produkt des blinden Zufalls und der harten Notwendigkeit, eine kontingente Erscheinung auf einem kleinen Planeten am Rande einer unermesslichen, gleichgültigen Weite. In diesem kosmischen Drama gibt es keinen Regisseur, der uns anleitet, keine Garantie für ein glückliches Ende.

Doch gerade aus dieser existenziellen Grundsituation erwächst die besondere Bedeutung und Würde des menschlichen Projekts der Prävention. Wenn das Universum uns keine Sicherheit und keinen Sinn von sich aus anbietet, dann ist es an uns, diese Werte selbst zu schaffen, so unvollkommen und vorläufig dies auch sein mag. Prävention ist somit nicht nur eine Reihe technischer Maßnahmen oder politischer Programme; sie ist ein zutiefst menschlicher Ausdruck unseres Willens zum Leben, unseres Strebens nach Wohlergehen und unserer Fähigkeit zur Empathie und Solidarität. Sie ist der Versuch, dem reinen Spiel von Zufall und Notwendigkeit eine menschliche Dimension hinzuzufügen – die Dimension der Voraussicht, der Fürsorge und der aktiven Gestaltung.

Prävention ist das Eingeständnis, dass wir die Würfel des Zufalls nicht immer kontrollieren können, aber wir können lernen, die Spielregeln der Notwendigkeit besser zu verstehen und zu unseren Gunsten zu beeinflussen. Wir können Schutzmechanismen entwickeln, um die Härte der Selektionsdrücke – seien sie natürlicher oder sozialer Art – abzumildern. Wir können versuchen, die Wahrscheinlichkeit von Unglückstriggern zu verringern und die ersten Aufschläge abzufangen. Dieses Unterfangen wird immer ein Ringen bleiben, ein ständiges Navigieren zwischen dem Anspruch auf Gestaltung und der Akzeptanz des Unverfügbaren, geleitet von unserem besten Wissen und unseren ethischen Überzeugungen.

Im Angesicht des Kosmos mag das menschliche Projekt der Prävention klein und zerbrechlich erscheinen. Doch es ist auch ein Zeichen unserer einzigartigen Fähigkeit zur Selbstreflexion und zur Übernahme von Verantwortung. Es ist der Versuch, inmitten der „kosmischen Einsamkeit" eine Sphäre menschlicher Ordnung und Fürsorge zu errichten, eine kleine, aber leuchtende Flamme der Vernunft und des Mitgefühls in der oft dunklen und unvorhersehbaren Weite des Seins. Prävention ist somit letztlich ein Akt der Selbstbehauptung und der Sinngebung in einer Welt, die uns diesen Sinn nicht von vornherein schenkt – ein fortwährendes, anspruchsvolles, aber zutiefst menschenwürdiges Spiel.

Kommemtierte Literaturhinweise

Für Abschnitt 1. Monods Konzept von Zufall und Notwendigkeit in Biologie und Kosmos: Die Blindheit der Mutation und die Härte der Selektion

1. **Jacques Monod – *Zufall und Notwendigkeit. Philosophische Fragen der modernen Biologie*** (Original: *Le hasard et la nécessité*, 1970; Deutsche Ausgabe z. B. bei Piper). Dieses Werk ist die Primärquelle und unverzichtbar für das Verständnis des Kapitels. Monod entwickelt hier seine zentrale These, dass die Evolution des Lebens und die Entstehung des Menschen das Ergebnis des Wechselspiels von rein zufälligen Mutationen (dem „blinden" Element) und den deterministischen Gesetzen der natürlichen Selektion (dem „harten" oder notwendigen Element) ist. Seine philosophischen Schlussfolgerungen über die Kontingenz der menschlichen Existenz und die Abwesenheit eines kosmischen Plans sind provokant und grundlegend.

   Direkt zum Thema – es legt das Fundament für die gesamte Analyse.
2. **Richard Dawkins – *Der blinde Uhrmacher. Warum die Erkenntnisse der Evolutionstheorie zeigen, dass das Universum nicht durch Design entstanden ist*** (Original: *The Blind Watchmaker*, 1986; Deutsche Ausgabe z. B. bei dtv).
   Dawkins erläutert auf brillante und zugängliche Weise, wie komplexe biologische Strukturen ohne einen Planer oder eine zielgerichtete Kraft entstehen können, allein durch den kumulativen Prozess der natürlichen Selektion, die auf zufälligen Variatio-

nen operiert. Das Buch ist eine exzellente Vertiefung des von Monod betonten Prinzips der „Blindheit“ evolutionärer Prozesse und ein starkes Argument gegen teleologische Deutungen.

Vertieft das Verständnis für die Mechanismen der Evolution durch Zufall und Selektion und deren anti-teleologische Implikationen, die Monods Thesen stützen.

3. **Daniel C. Dennett** – ***Darwins gefährliches Erbe. Die Evolution und der Sinn des Lebens*** (Original: *Darwin's Dangerous Idea*, 1995; Deutsche Ausgabe z. B. bei Suhrkamp). Dennett, ein einflussreicher Philosoph, untersucht die weitreichenden philosophischen Konsequenzen des Darwinismus, den er als „universelle Säure“ beschreibt, die traditionelle Vorstellungen von Zweck und Sinn auflöst. Er argumentiert, dass der evolutionäre Algorithmus von Variation (Zufall) und Selektion (Notwendigkeit) ein fundamentales Prinzip ist, das auch unser Verständnis des Geistes und der Kultur transformiert. Das Werk bietet eine philosophische Weiterführung und Radikalisierung von Monods Thesen.

   Erweitert Monods Perspektive, indem es die tiefgreifenden philosophischen und kulturellen Implikationen eines durch Zufall und Notwendigkeit geprägten Weltbildes auslotet.

Für Abschnitt 2. Übertragung der Konzepte auf menschliche Systeme und Risiken: Die Waage im Licht der Gesetzmäßigkeit und des Unvorhersehbaren

1. **Nassim Nicholas Taleb** – ***Der Schwarze Schwan. Die Macht höchst unwahrscheinlicher Ereignisse*** (Original: *The Black Swan: The Impact of the Highly Improbable*, 2007; Deutsche Ausgabe z. B. bei Knaus).
   Taleb analysiert die immense Auswirkung seltener, extremer und unvorhersehbarer Ereignisse („Schwarze Schwäne“) auf Wirtschaft, Geschichte und individuelle Leben. Er kritisiert die Tendenz, die Welt als geordneter und vorhersagbarer zu betrachten, als sie ist, und betont die Rolle des radikalen Zufalls. Dies korrespondiert mit Monods Betonung des Zufalls, übertragen auf komplexe menschliche Systeme.

   Verdeutlicht die Rolle des Unvorhersehbaren („Zufall“) in menschlichen Systemen und die Grenzen von Modellen, die primär auf Gesetzmäßigkeiten („Notwendigkeit“) basieren.
2. **Ulrich Beck** – ***Risikogesellschaft. Auf dem Weg in eine andere Moderne*** (1986, Suhrkamp).
   Becks einflussreiche These der „Risikogesellschaft“ beschreibt, wie moderne Gesellschaften zunehmend mit selbstproduzierten Risiken konfrontiert sind, die oft unsichtbar, global und unkontrollierbar erscheinen. Diese Risiken entstehen aus dem Zusammenspiel technologisch-industrieller „Notwendigkeiten“ und unvorhergesehenen Nebenfolgen („Zufällen“). Das Buch analysiert die gesellschaftliche Wahrnehmung und den Umgang mit diesen neuen Formen von Unsicherheit.

Bietet einen soziologischen Rahmen für das Verständnis, wie moderne Gesellschaften durch das Zusammenspiel von (menschengemachten) „Notwendigkeiten" und unvorhersehbaren „Zufällen" charakterisiert und herausgefordert werden.

3. **Niklas Luhmann** – ***Soziologie des Risikos*** (1991, De Gruyter).
   Luhmann entwickelt eine systemtheoretische Perspektive auf Risiko und Gefahr. Er unterscheidet zwischen Risiko (potenzieller Schaden als Folge eigener Entscheidungen) und Gefahr (potenzieller Schaden durch externe, unkontrollierbare Ereignisse). Seine Analyse beleuchtet, wie soziale Systeme Unsicherheit beobachten, kommunizieren und durch Differenzierung zu bewältigen versuchen, wobei sowohl kalkulierbare „Notwendigkeiten" als auch nicht-kalkulierbare „Zufälle" eine Rolle spielen.
   Liefert eine anspruchsvolle systemtheoretische Analyse, wie menschliche Gesellschaften mit der Unterscheidung und Bearbeitung von Gesetzmäßigkeiten und Unvorhersehbarkeiten im Kontext von Risiko umgehen.

Für Abschnitt 3. Prävention als Versuch, „Notwendigkeit" zu gestalten oder die Auswirkungen von „Zufall" zu minimieren: Eingreifen ins Spiel

1. **Geoffrey Rose** – ***Rose's Strategy of Preventive Medicine*** (Neuausgabe basierend auf *Sick Individuals and Sick Populations*, 2008, Oxford University Press; der ursprüngliche Aufsatz erschien 1985).
   Rose' klassische Unterscheidung zwischen der Hochrisikostrategie (die auf identifizierte Risikopersonen abzielt – Umgang mit spezifischen „Zufällen") und der Bevölkerungsstrategie (die auf eine Verschiebung der gesamten Risikoverteilung in der Bevölkerung abzielt – Gestaltung von „Notwendigkeiten" durch Veränderung von Lebensbedingungen und Normen) ist fundamental für das Verständnis präventiver Ansätze.
   Bietet ein grundlegendes Rahmenwerk für unterschiedliche Präventionsstrategien, die entweder auf die Modifikation von „Notwendigkeiten" oder auf den Umgang mit „Zufällen" bei Risikogruppen fokussieren.
2. **Klaus Hurrelmann & Ullrich Bauer** – ***Einführung in die Gesundheitspsychologie und Gesundheitssoziologie*** (oder vergleichbare aktuelle deutschsprachige Lehrbücher zur Gesundheitsförderung und Prävention).
   Solche Lehrbücher stellen üblicherweise umfassend die verschiedenen Ebenen und Strategien der Prävention und Gesundheitsförderung dar (Primär-, Sekundär-, Tertiärprävention; Verhaltens- und Verhältnisprävention). Sie zeigen auf, wie Interventionen versuchen, gesundheitsrelevante „Notwendigkeiten" (z. B. soziale Determinanten, Umweltbedingungen) zu verändern oder Individuen zu befähigen, besser mit gesundheitlichen „Zufällen" (z. B. Krankheitsrisiken) umzugehen. Liefert einen breiten Überblick über etablierte Präventionskonzepte und -strategien, die als Versuche des „Eingreifens ins Spiel" interpretiert werden können.

3. **Deborah Stone – *Policy Paradox: The Art of Political Decision Making*** (Neueste Auflage, z. B. 3. Auflage 2012, W. W. Norton & Company).
   Stone analysiert, wie politische Ziele (wie Sicherheit, Gesundheit, Gerechtigkeit) in der politischen Praxis oft widersprüchlich sind und wie politische Entscheidungen (auch im Bereich der Prävention) durch Narrative, Symbole und strategische Darstellungen geprägt werden. Ihre Arbeit zeigt, wie der Versuch, „Notwendigkeit" durch Politik zu gestalten, ein komplexer und oft ambivalenter Prozess ist, der von Macht und Interpretation beeinflusst wird.

   Beleuchtet die politische Dimension des Versuchs, durch präventive Maßnahmen gesellschaftliche „Notwendigkeiten" zu gestalten, und die dabei auftretenden Paradoxien und Herausforderungen.

Für Abschnitt 4. Prävention, die auf „Zufall" abzielt: Die Wahrscheinlichkeit des Triggers verringern oder den ersten Aufprall abfangen

1. **Robert Koch-Institut (RKI) (Hrsg.) – *Infektionsepidemiologisches Jahrbuch* / Berichte der Ständigen Impfkommission (STIKO)/Leitlinien zu Screening-Untersuchungen.**
   Diese und ähnliche Publikationen von Public-Health-Institutionen dokumentieren und begründen konkrete präventive Maßnahmen wie Impfungen und Früherkennungsprogramme. Impfungen zielen darauf ab, die Wahrscheinlichkeit einer Infektion (den „Trigger") zu verringern, während Screening-Untersuchungen darauf abzielen, Krankheiten (den „Aufprall") frühzeitig abzufangen.

   Liefert konkrete Beispiele und die wissenschaftliche Rationale für Präventionsmaßnahmen, die direkt auf die Beeinflussung von „Zufallsereignissen" (Infektion, Krankheitsmanifestation) und deren unmittelbare Folgen zielen.
2. **James Reason – *Human Error*** (1990, Cambridge University Press).
   Reason analysiert die Natur menschlicher Fehler („Zufall" im Systemverhalten) und entwickelt Modelle (z. B. das „Schweizer Käse Modell") zum Verständnis, wie Fehler in komplexen Systemen zu Unfällen führen können. Er zeigt auf, wie Systeme fehlertoleranter gestaltet werden können, um entweder die Fehlerwahrscheinlichkeit zu senken oder die Konsequenzen von Fehlern abzumildern („den ersten Aufprall abfangen").

   Bietet ein fundamentales Verständnis dafür, wie menschliche Fehler als „Zufalls"-Element wirken und wie präventive Systemgestaltung darauf reagieren kann, um Triggerwahrscheinlichkeit oder Schadensausmaß zu reduzieren.
3. **Gerd Gigerenzer – *Risiko. Wie man die richtigen Entscheidungen trifft*** (Original: *Risk Savvy: How to Make Good Decisions*, 2014; Deutsche Ausgabe z. B. 2013, Bertelsmann).
   Gigerenzer plädiert für eine verbesserte Risikokompetenz in der Bevölkerung und kritisiert die oft irreführende Kommunikation von Wahrscheinlichkeiten. Er zeigt, wie ein

besseres Verständnis von Statistiken und Heuristiken Individuen befähigen kann, „zufällige“ Risiken besser einzuschätzen und informierte Entscheidungen zu treffen, um entweder die Exposition gegenüber Triggern zu verringern oder sich besser auf mögliche negative Ereignisse vorzubereiten.

Erklärt, wie Individuen durch Risikokompetenz besser mit „Zufall“ und Wahrscheinlichkeiten umgehen und so präventiv handeln können.

Für Abschnitt 5. Philosophische Implikationen für die Begründung und Grenzen präventiven Handelns: Zwischen Gestaltungsanspruch und Akzeptanz

1. **John Stuart Mill – *Über die Freiheit*** (Original: *On Liberty*, 1859; Diverse deutsche Ausgaben).
   Mills klassisches Werk ist eine grundlegende Verteidigung der individuellen Freiheit gegenüber staatlichen und gesellschaftlichen Eingriffen. Sein „Schadensprinzip“ (harm principle) ist bis heute zentral für Debatten über die legitimen Grenzen staatlichen Handelns, einschließlich präventiver Maßnahmen, die potenziell paternalistisch sein oder individuelle Autonomie einschränken könnten.Liefert das liberale Standardargument für die Grenzen staatlichen Gestaltungsanspruchs im Namen der Prävention und betont die Wichtigkeit individueller Autonomie.
2. **Hans Joas – *Die Sakralität der Person. Eine neue Genealogie der Menschenrechte*** (2011, Suhrkamp).
   Joas untersucht die Entstehung und Begründung der Menschenrechte und der Idee der unantastbaren Würde der Person. Diese Perspektive ist relevant für die Frage, inwieweit präventives Handeln die Integrität und Selbstbestimmung des Einzelnen respektieren muss und wo die Grenzen des Gestaltungsanspruchs im Namen des Kollektivwohls liegen, wenn es um tiefgreifende Eingriffe in die Lebensführung geht.

   Bietet eine tiefgehende Reflexion über den Wert und die Unverfügbarkeit der Person, die für die ethische Grenzziehung präventiven Handelns (Akzeptanz der personalen Sphäre) bedeutsam ist.
3. **Odo Marquard – *Skepsis und Zustimmung*** (1994, Reclam) oder *Zukunft braucht Herkunft* (2003, Reclam).
   Marquard, als Vertreter der „skeptischen Philosophie“, betont die Bedeutung von Kompensation für die Unvermeidlichkeit von Übeln und die Grenzen menschlicher Perfektionierungsansprüche. Seine Philosophie mahnt zur Bescheidenheit gegenüber allzu ambitionierten Gestaltungsansprüchen und zur Akzeptanz der Kontingenz und Endlichkeit des menschlichen Lebens, was eine wichtige Perspektive auf die Grenzen präventiven Handelns eröffnet.

   Liefert eine philosophische Perspektive, die zur Akzeptanz von Grenzen des Gestaltungsanspruchs mahnt und die Rolle von Kompensation und Kontingenzbewusstsein betont.

Für Abschnitt 6. Die Rolle von Wissen und Ethik im Umgang mit Zufall und Notwendigkeit: Die Werkzeuge der Menschheit

1. **Karl R. Popper** – ***Logik der Forschung*** (1934) oder *Alles Leben ist Problemlösen. Über Erkenntnis, Geschichte und Politik* (1994, Piper).
   Poppers Wissenschaftstheorie des kritischen Rationalismus betont die Fehlbarkeit allen Wissens und die Methode von Versuch und Irrtum als Weg zur Annäherung an die Wahrheit. Dieses Verständnis von Wissen als hypothetisch und ständig zu überprüfender Prozess ist entscheidend für einen verantwortungsvollen Einsatz von wissenschaftlichen Erkenntnissen in der Prävention, die ja oft auf unsicheren Prognosen beruht.
   Grundlegend für das Verständnis der Rolle (und der Grenzen) wissenschaftlichen Wissens als Werkzeug im Umgang mit den „Notwendigkeiten" und der Abschätzung von „Zufällen" in der Prävention.
2. **Tom L. Beauchamp & James F. Childress** – ***Principles of Biomedical Ethics*** (Neueste Auflage, z. B. 8. Auflage 2019, Oxford University Press).
   Dieses Werk ist das Standardreferenzbuch der Bio- und Medizinethik. Die vier Prinzipien (Autonomie, Nichtschaden, Wohltun, Gerechtigkeit) bieten einen breit anerkannten Rahmen für die ethische Analyse und Entscheidungsfindung im Gesundheitswesen, der direkt auf die Bewertung und Gestaltung präventiver Maßnahmen anwendbar ist.
   Bietet ein etabliertes ethisches Framework („Werkzeugkasten"), um präventive Maßnahmen im Spannungsfeld von individuellen Rechten und Gemeinwohlinteressen zu bewerten.
3. **Dietmar Mieth** – ***Was wollen wir können? Ethik im Zeitalter der Biotechnik*** (2002, Herder) oder andere Arbeiten zur Ethik der Intervention und Verantwortung.
   Mieth und andere Ethiker, die sich mit den Möglichkeiten und Grenzen menschlicher Interventionen (z. B. in der Genetik, aber auch im breiteren gesellschaftlichen Kontext) auseinandersetzen, thematisieren die ethischen Herausforderungen, die sich aus dem wachsenden Wissen und den erweiterten Handlungsmöglichkeiten ergeben. Sie betonen die Notwendigkeit einer sorgfältigen Abwägung und einer Ethik der Verantwortung.
   Diskutiert die ethischen Implikationen des wachsenden Wissens und der erweiterten Möglichkeiten, in natürliche und soziale Prozesse („Zufall und Notwendigkeit") präventiv einzugreifen.

Für Abschnitt 7. Fazit: Prävention als menschliches Projekt im Angesicht des Kosmos

1. **Albert Camus** – ***Der Mythos des Sisyphos. Ein Versuch über das Absurde*** (Original: *Le Mythe de Sisyphe*, 1942; Deutsche Ausgabe z. B. bei Rowohlt). Camus' existenzialistischer Essay untersucht die Frage nach dem Sinn des Lebens in einem als absurd erkannten Universum, das keine transzendente Bedeutung bietet (eine Parallele zu Mo-

nods „kosmischer Einsamkeit"). Die Figur des Sisyphos, der trotz der Sinnlosigkeit seiner Aufgabe in der Revolte und im Bewusstsein seines Tuns eine Form von Glück findet, kann als Metapher für das menschliche Präventionsprojekt dienen: ein ständiges, oft mühsames Bemühen im Angesicht fundamentaler Ungewissheit.
Bietet eine existenzialistische Perspektive auf menschliches Handeln (wie Prävention) als sinnstiftende Antwort auf einen indifferenten Kosmos.

2. **Hannah Arendt – *Vita activa oder Vom tätigen Leben*** (Original: *The Human Condition*, 1958; Deutsche Ausgabe z. B. bei Piper).
Arendt unterscheidet drei Grundtätigkeiten des menschlichen Lebens: Arbeiten, Herstellen und Handeln. Insbesondere das „Handeln" (action) als Fähigkeit, Neues in die Welt zu bringen, Initiative zu ergreifen und gemeinsam mit anderen die menschliche Welt zu gestalten, ist relevant für das Verständnis von Prävention als ein kollektives, weltgestaltendes Projekt, das auf Freiheit und Pluralität beruht.

   Analysiert Prävention als eine Form des menschlichen „Handelns" und „Herstellens", durch das Menschen versuchen, ihre gemeinsame Welt im Angesicht von Naturprozessen (Zufall und Notwendigkeit) zu sichern und zu gestalten.

3. **Peter Sloterdijk – *Du mußt dein Leben ändern. Über Anthropotechnik*** (2009, Suhrkamp).
Sloterdijk beschreibt den Menschen als ein Wesen, das sich selbst durch Übung, Disziplin und „anthropotechnische" Verfahren permanent optimiert und kultiviert. Prävention kann in diesem Licht als ein Aspekt dieser umfassenden menschlichen Selbstgestaltung und Weltverbesserungspraxis verstanden werden, als ein Versuch, die „Zufälle" des Daseins durch gezielte „anthropotechnische Notwendigkeiten" zu meistern.

   Bietet eine moderne philosophische Perspektive auf Prävention als Teil eines umfassenden menschlichen Projekts der Selbstformung und Weltgestaltung im Angesicht der Herausforderungen des Daseins.

5 Gesundheitliche Prävention – Den Garten des Wohlbefindens pflegen

Unsere Gesundheit ist wohl eines der kostbarsten Güter, die wir besitzen. Sie ist nicht nur die Abwesenheit von Krankheit, sondern ein Zustand umfassenden körperlichen, seelischen und sozialen Wohlbefindens – ein lebendiger Garten, der gehegt und gepflegt werden will, damit er in voller Pracht erblühen kann. So wie ein Gärtner mit Bedacht den Boden bereitet, Samen sät, junge Pflanzen schützt und Unkraut jätet, so erfordert auch die Kultivierung unserer Gesundheit ein bewusstes und kontinuierliches Bemühen. Dieses Bemühen nennen wir Prävention. Es ist die Kunst und Wissenschaft, Krankheiten vorzubeugen, Risiken zu minimieren und die Bedingungen für ein langes, gesundes und erfülltes Leben zu optimieren. Prävention ist keine einmalige Handlung, sondern ein dynamischer Prozess, der uns durch alle Phasen unseres Lebens begleitet und uns dazu befähigt, aktiv Verantwortung für unseren eigenen Gesundheitsgarten zu übernehmen. Dieses Kapitel widmet sich den vielfältigen Aspekten gesundheitlicher Prävention – von den grundlegenden Stufen des Vorbeugens über die täglichen Weichenstellungen unseres Lebensstils bis hin zu den schützenden Maßnahmen der modernen Medizin und der Notwendigkeit, die seelische Widerstandskraft zu nähren. Es ist eine Einladung, die Werkzeuge und das Wissen zu entdecken, mit denen wir unseren persönlichen Garten des Wohlbefindens kultivieren können.

5.1 Die Stufen der Prävention im Gesundheitswesen: Einblick in den Prozess

Um die vielfältigen Ansätze der Prävention besser zu verstehen, hat sich im Gesundheitswesen eine Unterscheidung in verschiedene Stufen etabliert, die unterschiedliche Zeitpunkte und Zielsetzungen des präventiven Handelns beschreiben. Man kann sich diesen Prozess wie die verschiedenen Phasen der Gartenpflege vorstellen: von der sorgfältigen

U. Karrenberg, *Prävention*, https://doi.org/10.1007/978-3-662-72161-2_5

Vorbereitung des Bodens über die aufmerksame Beobachtung der wachsenden Pflanzen bis hin zur liebevollen Pflege auch jener Gewächse, die vielleicht schon einmal Schaden genommen haben.

Die erste und grundlegendste Stufe ist die *Primärprävention*. Ihr Ziel ist es, die Entstehung von Krankheiten oder Verletzungen von vornherein zu verhindern, also bevor überhaupt erste Anzeichen eines Problems sichtbar werden. Der Gärtner würde hier den Boden sorgfältig vorbereiten, ihn von Steinen befreien, mit Nährstoffen anreichern und für optimale Wachstumsbedingungen sorgen. Im Gesundheitskontext bedeutet dies, Risikofaktoren zu minimieren und Schutzfaktoren zu stärken. Klassische Beispiele für Primärprävention sind Impfungen, die uns vor Infektionskrankheiten schützen, oder umfassende Aufklärungskampagnen über die Bedeutung einer gesunden Ernährung, regelmäßiger Bewegung und des Verzichts auf Rauchen oder übermäßigen Alkoholkonsum. Auch politische Maßnahmen, die auf die Schaffung gesunder Lebensbedingungen abzielen – wie Gesetze zur Luftreinhaltung, zur Verkehrssicherheit oder zum Arbeitsschutz – fallen in diesen Bereich. Primärprävention will die Saat für Krankheit gar nicht erst aufgehen lassen.

Tritt trotz aller Vorsorge dennoch eine Krankheit oder ein Gesundheitsproblem auf, kommt *die Sekundärprävention* ins Spiel. Ihr Ziel ist es, Krankheiten in einem möglichst frühen Stadium zu erkennen und zu behandeln, um ihr Fortschreiten zu verlangsamen oder zu stoppen und schwerwiegende Folgen zu verhindern. Der Gärtner würde hier wachsam seine Pflanzen beobachten, erste Anzeichen von Schädlingsbefall oder Nährstoffmangel frühzeitig erkennen und gezielte Maßnahmen ergreifen, um größeren Schaden abzuwenden. Im Gesundheitswesen sind Vorsorgeuntersuchungen und Screening-Programme typische Beispiele für Sekundärprävention. Mammografien zur Früherkennung von Brustkrebs, Darmspiegelungen zur Entdeckung von Darmkrebsvorstufen, regelmäßige Blutdruckmessungen oder die Überprüfung der Blutzuckerwerte bei Risikopersonen dienen dazu, Erkrankungen dann zu identifizieren, wenn sie oft noch gut behandelbar sind und die Heilungschancen am größten sind. Auch die frühe Intervention bei Entwicklungsverzögerungen im Kindesalter oder die schnelle Behandlung von Infektionen gehören in diesen Bereich.

Hat eine Krankheit bereits manifeste und möglicherweise chronische Folgen hinterlassen, setzt die *Tertiärprävention* ein. Ihr Anliegen ist es, die negativen Auswirkungen einer bestehenden Erkrankung zu mildern, Komplikationen zu vermeiden, die Lebensqualität der Betroffenen zu verbessern und ihre Funktionsfähigkeit so weit wie möglich wiederherzustellen oder zu erhalten. Der Gärtner würde hier eine Pflanze, die von einem Sturm beschädigt wurde oder unter einer Krankheit leidet, besonders intensiv pflegen, sie stützen, zurückschneiden und ihr helfen, wieder zu Kräften zu kommen und weiter zu gedeihen. Beispiele für Tertiärprävention sind Rehabilitationsmaßnahmen nach einem Herzinfarkt oder Schlaganfall, Patientenschulungen für Menschen mit Diabetes zur besseren Selbstmanagement ihrer Erkrankung, Physiotherapie bei chronischen Schmerzzuständen oder Selbsthilfegruppen, die Menschen mit ähnlichen Gesundheitsproblemen unterstützen. Es geht darum, trotz bestehender Einschränkungen ein möglichst aktives und selbstbestimmtes Leben zu ermöglichen.

Manchmal wird noch eine vierte Stufe, die *Quartärprävention*, erwähnt. Sie zielt darauf ab, Menschen vor unnötiger oder schädlicher medizinischer Überversorgung (Overmedicalization) zu schützen. Hier geht es darum, Patientinnen und Patienten vor Interventionen zu bewahren, die wahrscheinlich mehr Schaden als Nutzen anrichten, und ethisch vertretbare, patientenzentrierte Behandlungsalternativen aufzuzeigen. Dieser Aspekt gewinnt in modernen Gesundheitssystemen mit ihren vielfältigen diagnostischen und therapeutischen Möglichkeiten zunehmend an Bedeutung.

5.2 Lebensstilfaktoren: Die täglichen Weichenstellungen für Gesundheit

Während die Stufen der Prävention den Rahmen für medizinische und gesundheitspolitische Interventionen abstecken, liegt ein erheblicher Teil der Verantwortung für die Pflege unseres „Gesundheitsgartens" in unseren eigenen Händen – in den täglichen Entscheidungen und Gewohnheiten, die unseren Lebensstil prägen. Diese Lebensstilfaktoren sind wie die täglichen Weichenstellungen auf einer langen Zugfahrt: Kleine Kurskorrekturen können langfristig darüber entscheiden, ob wir auf dem Gleis der Gesundheit oder dem der Krankheit landen. Sie sind die Werkzeuge, mit denen wir aktiv den Boden unseres Wohlbefindens kultivieren können.

Eine der fundamentalsten Weichenstellungen ist unsere *Ernährung*. So wie eine Pflanze die richtigen Nährstoffe braucht, um zu wachsen und zu gedeihen, so benötigt auch unser Körper eine ausgewogene und vollwertige Ernährung, um optimal zu funktionieren und Krankheiten vorzubeugen. Eine Ernährung, die reich an frischem Obst und Gemüse, Vollkornprodukten, magerem Eiweiß und gesunden Fetten ist und gleichzeitig den Konsum von stark verarbeiteten Lebensmitteln, zugesetztem Zucker, übermäßigem Salz und ungesunden Fetten begrenzt, legt den Grundstein für ein gesundes Herz-Kreislauf-System, ein stabiles Körpergewicht und ein starkes Immunsystem. Ausreichende Flüssigkeitszufuhr, vorzugsweise in Form von Wasser oder ungesüßten Tees, ist ebenso unerlässlich.

Eng verbunden mit der Ernährung ist die *körperliche Aktivität*. Unser Körper ist für Bewegung geschaffen, nicht für dauerhaftes Sitzen. Regelmäßige Bewegung – sei es Ausdauertraining wie Laufen, Schwimmen oder Radfahren, Krafttraining zum Aufbau von Muskelmasse oder flexible Übungen wie Yoga oder Stretching – hat unzählige positive Auswirkungen auf unsere Gesundheit. Sie stärkt das Herz-Kreislauf-System, hilft bei der Gewichtskontrolle, verbessert die Stimmung, reduziert Stress, erhöht die Knochendichte und kann das Risiko für viele chronische Krankheiten wie Diabetes Typ 2, bestimmte Krebsarten oder Depressionen senken. Jede Form von Bewegung ist besser als keine, und schon kleine Änderungen im Alltag, wie Treppensteigen statt Aufzugfahren oder kurze Spaziergänge in der Mittagspause, können einen Unterschied machen.

Ein oft unterschätzter, aber ebenso wichtiger Lebensstilfaktor ist der *Schlaf*. Ausreichender und qualitativ hochwertiger Schlaf ist kein Luxus, sondern eine biologische Notwendigkeit für die körperliche und geistige Regeneration. Während wir schlafen, laufen wichtige Reparatur- und Erholungsprozesse ab, das Immunsystem wird gestärkt, Erinnerungen werden konsolidiert und emotionale Eindrücke verarbeitet. Chronischer Schlafmangel hingegen kann zu Konzentrationsstörungen, Stimmungsschwankungen, einer erhöhten Anfälligkeit für Infekte und langfristig zu einem erhöhten Risiko für Herz-Kreislauf-Erkrankungen, Diabetes und psychische Probleme führen.

Schließlich spielt auch der Umgang mit *Genuss- und Suchtmitteln* eine entscheidende Rolle. Der Verzicht auf das Rauchen ist eine der wirksamsten Einzelmaßnahmen zur Prävention von Lungenkrebs, Herz-Kreislauf-Erkrankungen und vielen anderen Gesundheitsproblemen. Ein maßvoller Umgang mit Alkohol und der Verzicht auf illegale Drogen schützen Leber, Gehirn und andere Organe und beugen der Entwicklung von Abhängigkeitserkrankungen vor. Auch eine gute ***persönliche Hygiene***, wie regelmäßiges Händewaschen, und eine sorgfältige Lebensmittelhygiene tragen wesentlich zur Prävention von Infektionskrankheiten bei. Diese täglichen Weichenstellungen erfordern Bewusstsein, Disziplin und oft auch die Bereitschaft, liebgewonnene, aber ungesunde Gewohnheiten zu verändern. Doch die Belohnung ist ein blühenderer und widerstandsfähigerer Gesundheitsgarten.

5.3 Stressmanagement und psychische Gesundheit: Die Stärke von innen nähren

In unserer modernen, oft hektischen und anforderungsreichen Welt ist Stress für viele Menschen zu einem ständigen Begleiter geworden. Während kurzfristiger Stress (Eustress) uns durchaus zu Höchstleistungen anspornen kann, ist chronischer negativer Stress (Distress) ein erheblicher Risikofaktor für eine Vielzahl von körperlichen und psychischen Erkrankungen. Die Pflege unserer psychischen Gesundheit und die Entwicklung wirksamer Strategien zum Umgang mit Stress sind daher ebenso wichtige Aspekte der Prävention wie gesunde Ernährung oder Bewegung. Es geht darum, die Stärke von innen zu nähren, unsere seelische Widerstandskraft – unsere Resilienz – zu kultivieren.

Chronischer Stress versetzt unseren Körper in einen permanenten Alarmzustand. Die Ausschüttung von Stresshormonen wie Cortisol kann langfristig zu Bluthochdruck, einer Schwächung des Immunsystems, Schlafstörungen, Verdauungsproblemen, Muskelverspannungen und einer erhöhten Entzündungsneigung führen. Auf psychischer Ebene kann Dauerstress zu Erschöpfung (Burnout), Reizbarkeit, Konzentrationsschwierigkeiten, Angstzuständen und Depressionen beitragen. Psychische Gesundheit ist jedoch mehr als nur die Abwesenheit solcher Störungen. Sie umfasst ein positives Lebensgefühl, emotionale Ausgeglichenheit, die Fähigkeit, befriedigende Beziehungen zu führen, mit den Herausforderungen des Lebens konstruktiv umzugehen und das eigene Potenzial zu entfalten.

Die Prävention von stressbedingten Erkrankungen und die Förderung psychischer Gesundheit setzen auf mehreren Ebenen an. Ein wichtiger Baustein ist die Entwicklung effektiver Stressmanagement-Techniken. Achtsamkeitsbasierte Methoden und Meditation können helfen, den Geist zu beruhigen, den Fokus auf den gegenwärtigen Moment zu lenken und eine gelassenere Haltung gegenüber Stressoren zu entwickeln. Entspannungstechniken wie progressive Muskelentspannung, autogenes Training oder tiefe Atemübungen können körperliche und seelische Anspannung reduzieren. Wie bereits erwähnt, ist auch regelmäßige körperliche Aktivität ein hervorragendes Ventil für Stress und ein Stimmungsaufheller. Ausreichend Schlaf spielt eine entscheidende Rolle bei der Stressverarbeitung und der Regeneration der psychischen Energien.

Ein starkes soziales Netz, also gute Beziehungen zu Familie, Freunden und Kollegen, bietet emotionalen Rückhalt und kann als Puffer gegen Stress wirken. Das Pflegen von Hobbys und Interessen, die Freude bereiten und einen Ausgleich zum Alltag schaffen, trägt ebenfalls zur psychischen Balance bei. Effektives Zeitmanagement, die Fähigkeit, Prioritäten zu setzen und auch einmal „Nein" zu sagen, um Überforderung vorzubeugen, sind weitere wichtige Kompetenzen. Nicht zuletzt ist es entscheidend, psychische Probleme zu entstigmatisieren und Menschen zu ermutigen, bei Bedarf professionelle Hilfe in Anspruch zu nehmen, sei es durch Psychotherapie, Beratung oder psychiatrische Behandlung. So wie wir unseren Körper pflegen, so müssen wir auch unsere Seele nähren und ihr die Aufmerksamkeit und Fürsorge schenken, die sie braucht, um stark und widerstandsfähig zu bleiben.

5.4 Impfungen und Vorsorgeuntersuchungen: Der Schutzschild und der frühe Blick

Neben den Lebensstilfaktoren und dem Stressmanagement, die stark auf Eigenverantwortung und Verhaltensänderung setzen, bietet die moderne Medizin auch äußerst wirksame Werkzeuge der Prävention in Form von Impfungen und Vorsorgeuntersuchungen. Man kann sie als den Schutzschild und den frühen Blick bezeichnen, die uns helfen, bestimmten Krankheiten von vornherein zu entgehen oder sie in einem Stadium zu entdecken, in dem sie noch gut beherrschbar sind.

Impfungen sind eine der größten Errungenschaften der Medizingeschichte im Bereich der Primärprävention. Sie funktionieren, indem sie unserem Immunsystem abgeschwächte oder abgetötete Krankheitserreger oder Teile davon präsentieren, sodass der Körper lernt, spezifische Antikörper und Abwehrzellen zu bilden, ohne die eigentliche Krankheit durchmachen zu müssen. Kommt es später zu einem Kontakt mit dem echten Erreger, ist das Immunsystem vorbereitet und kann die Infektion schnell und effektiv bekämpfen, bevor sie ausbricht oder zumindest bevor sie einen schweren Verlauf nimmt. Impfungen schützen nicht nur das geimpfte Individuum, sondern tragen auch zum Schutz der gesamten Gemeinschaft bei (Herdenimmunität), indem sie die Ausbreitung von Infektionskrankheiten eindämmen und so auch Personen schützen, die selbst nicht geimpft werden können (z. B. Säuglinge oder Menschen mit bestimmten Immunschwächen). Erfolgsgeschichten wie die Ausrottung der Pocken oder die drastische Reduktion von Krankheiten wie Polio, Masern oder Diphtherie belegen eindrücklich die immense präventive Kraft von Impfungen. Es ist wichtig zu betonen, dass Impfschutz oft nicht ein Leben lang anhält und Auffrischimpfungen notwendig sind und dass Impfempfehlungen sich an unterschiedliche Altersgruppen (von Säuglingen über Kinder und Jugendliche bis hin zu Erwachsenen und Senioren) sowie an spezifische Risikogruppen oder Reisesituationen richten. Eine umfassende Impfaufklärung, die wissenschaftlich fundierte Informationen vermittelt und unbegründete Ängste oder Impfskepsis adressiert, ist entscheidend für hohe Impfquoten und einen effektiven Gemeinschaftsschutz.

Vorsorgeuntersuchungen, auch Screening-Untersuchungen genannt, sind das Kernstück der Sekundärprävention. Ihr Ziel ist es, Krankheiten oder deren Vorstufen in einem möglichst frühen, oft noch symptomfreien Stadium zu entdecken, wenn die Behandlungschancen am besten sind und ein Fortschreiten der Erkrankung oder die Entwicklung von Komplikationen verhindert werden kann. Es ist wie ein früher, scharfer Blick in den Gesundheitsgarten, der es erlaubt, kleine, unscheinbare „Unkräuter" zu entdecken und zu entfernen, bevor sie sich ausbreiten und größeren Schaden anrichten. Beispiele für etablierte Vorsorgeuntersuchungen sind Krebsfrüherkennungsmaßnahmen wie die Mammografie zur Brustkrebsfrüherkennung, die Darmspiegelung (Koloskopie) zur Entdeckung von Darmkrebs und dessen Vorstufen, der Pap-Abstrich zur Früherkennung von Gebärmutterhalskrebs oder der PSA-Test zur Diskussion der Prostatakrebsfrüherkennung. Auch regelmäßige Blutdruckmessungen, die Überprüfung der Blutfett- und Blutzuckerwerte, zahnärztliche Kontrolluntersuchungen oder augenärztliche Checks gehören zum Spektrum der Vorsorge. Die Teilnahme an diesen Untersuchungen sollte alters- und risikoadaptiert erfolgen und idealerweise in Absprache mit dem Hausarzt oder Facharzt im Rahmen einer informierten, gemeinsamen Entscheidungsfindung geschehen. Sie sind ein wichtiger Beitrag, um die „Ernte" eines langen und gesunden Lebens zu sichern.

5.5 Gesundheitsförderung im Lebensverlauf: Ein Marathon, kein Sprint

Die Pflege unseres Gesundheitsgartens ist keine Aufgabe, die mit einigen wenigen Maßnahmen erledigt wäre; sie ist vielmehr ein lebenslanger Prozess, ein Marathon, kein Sprint, der in jeder Lebensphase spezifische Herausforderungen und Chancen bereithält. Gesundheitsförderung und Prävention müssen daher den gesamten Lebensverlauf in den Blick nehmen und ihre Strategien an die jeweiligen Bedürfnisse und Entwicklungskontexte anpassen.

Bereits in der pränatalen Phase und im Säuglingsalter werden wichtige Weichen für die spätere Gesundheit gestellt. Die Gesundheit und Ernährung der Mutter während der Schwangerschaft, der Verzicht auf Alkohol und Nikotin, eine gute medizinische Betreuung und die Vermeidung von Infektionen sind entscheidend für eine gesunde Entwicklung des ungeborenen Kindes. Nach der Geburt sind Stillen, eine liebevolle und sichere Bindung zu den Bezugspersonen, die Durchführung der empfohlenen Impfungen und die Schaffung einer sicheren und anregenden Umgebung von großer Bedeutung.

In der *Kindheit* geht es darum, gesunde Gewohnheiten zu etablieren, die idealerweise ein Leben lang beibehalten werden. Eine ausgewogene Ernährung, ausreichend Bewegung und Spiel, genügend Schlaf und die Vermittlung von Hygieneregeln sind ebenso wichtig wie Unfallprävention (z. B. im Straßenverkehr, im Haushalt) und die Förderung der sozial-emotionalen Entwicklung. Schule und Kindergarten spielen hier als wichtige Lebenswelten eine zentrale Rolle.

Die *Adoleszenz* ist eine Phase großer Umbrüche und neuer Herausforderungen. Jugendliche experimentieren, testen Grenzen aus und entwickeln ihre eigene Identität. Prävention in dieser Lebensphase muss Themen wie Suchtmittelkonsum (Alkohol, Nikotin, Drogen), ungeschützten Geschlechtsverkehr, psychische Gesundheit (Umgang mit Stress, Körperbild, Essstörungen) und Medienkompetenz adressieren. Es geht darum, junge Menschen zu stärken, Risikokompetenz zu vermitteln und sie zu befähigen, verantwortungsvolle Entscheidungen für ihre Gesundheit zu treffen.

Im *Erwachsenenalter* stehen oft die Bewältigung von Anforderungen in Beruf und Familie, der Umgang mit chronischem Stress und die Prävention von Zivilisationskrankheiten im Vordergrund. Die Aufrechterhaltung eines gesunden Lebensstils, die Teilnahme an empfohlenen Vorsorgeuntersuchungen und die Pflege der psychischen Gesundheit sind hier zentrale Aspekte. Für Frauen spielen auch Themen wie Schwangerschaftsvorsorge und Menopause eine Rolle.

Im *höheren Erwachsenenalter* verschiebt sich der Fokus oft auf den Erhalt der körperlichen und kognitiven Funktionsfähigkeit, die Prävention von Stürzen, den Umgang mit chronischen Erkrankungen und die Erhaltung sozialer Teilhabe. Impfungen gegen Grippe, Pneumokokken oder Gürtelrose gewinnen an Bedeutung. Ziel ist es, eine hohe Lebensqualität und Selbstständigkeit bis ins hohe Alter zu ermöglichen.

Gesundheit ist somit ein kumulativer Prozess: Positive Erfahrungen und gesunde Gewohnheiten in früheren Lebensphasen legen das Fundament für Gesundheit im Alter, während Belastungen und Risiken sich oft über die Zeit aufsummieren. Gesundheitsförderung und Prävention müssen diesen lebenslangen Bogen spannen und in jeder Phase die passenden „Gartenwerkzeuge" bereitstellen.

5.6 Fazit: Ein gemeinsames Bemühen für einen blühenden Gesundheitsgarten

Die Pflege des lebendigen Gartens unseres Wohlbefindens ist eine ebenso lohnende wie anspruchsvolle Aufgabe. Sie erfordert ein vielschichtiges und kontinuierliches Bemühen auf allen Ebenen – von den individuellen Entscheidungen unseres täglichen Lebens über die unterstützenden Strukturen unserer Gemeinschaften bis hin zu den schützenden Maßnahmen unseres Gesundheitssystems. Die verschiedenen Stufen der Prävention, von der primären Verhinderung von Krankheiten über die sekundäre Früherkennung bis hin zur tertiären Schadensbegrenzung, greifen dabei wie Zahnräder ineinander.

Unser Lebensstil mit seinen täglichen Weichenstellungen für Ernährung, Bewegung und den Umgang mit Genussmitteln bildet das Erdreich, in dem Gesundheit wurzeln und wachsen kann. Die Pflege unserer psychischen Gesundheit und ein bewusster Umgang mit Stress nähren unsere innere Stärke und Widerstandsfähigkeit. Impfungen und Vorsorgeuntersuchungen fungieren als wichtige Schutzschilde und als scharfe Augen, die Gefahren frühzeitig erkennen und abwehren. Und die Erkenntnis, dass Gesundheitsförderung ein Marathon ist, der uns durch alle Lebensphasen begleitet, gibt uns die Ausdauer für dieses langfristige Projekt.

Doch dieser Gesundheitsgarten ist kein rein privates Refugium. Seine Blüte hängt entscheidend davon ab, dass wir ihn gemeinsam pflegen. Es ist ein gemeinsames Bemühen, das die Verantwortung des Einzelnen ebenso einschließt wie die der Familie, der Bildungseinrichtungen, der Arbeitswelt, der Medien, der Politik und des gesamten Gesundheitswesens. Nur wenn alle Akteure an einem Strang ziehen und ein Umfeld schaffen, das gesunde Entscheidungen erleichtert und unterstützt, kann dieser Garten für alle Mitglieder der Gesellschaft seine volle Pracht entfalten. Die Wissenschaft liefert uns dabei den Kompass und das Wissen, die Politik muss die förderlichen Rahmenbedingungen schaffen, und jeder Einzelne ist eingeladen, mit Achtsamkeit und Freude seinen Teil zur Kultivierung dieses kostbaren Gutes beizutragen. Ein blühender Gesundheitsgarten ist das schönste Geschenk, das wir uns selbst und zukünftigen Generationen machen können.

Kommentierte Literaturhinweise

Für Abschnitt 1: Die Stufen der Prävention im Gesundheitswesen: Einblick in den Prozess

1. **Leavell, H. R., & Clark, E. G. –** ***Preventive Medicine for the Doctor in his Community: An Epidemiologic Approach*** (1965, McGraw-Hill).
   Dieses Werk gilt als die klassische und ursprüngliche Quelle für die systematische Formulierung und Unterscheidung der Präventionsstufen (primär, sekundär, tertiär) im Kontext der öffentlichen Gesundheit und der ärztlichen Praxis. Obwohl historisch, legte es das begriffliche Fundament, auf dem moderne Präventionskonzepte bis heute aufbauen und weiterentwickelt werden.

   Bietet das grundlegende Verständnis der etablierten Klassifikation von Präventionsmaßnahmen und deren Zielen.
2. **Bundeszentrale für gesundheitliche Aufklärung (BZgA) (Hrsg.) –** ***Leitbegriffe der Gesundheitsförderung und Prävention – Glossar zu Konzepten, Strategien und Methoden*** (Neueste Auflage, online verfügbar auf der Webseite der BZgA). Dieses Glossar der BZgA, einer zentralen deutschen Institution für Gesundheitsförderung, definiert und erläutert prägnant und verständlich die verschiedenen Stufen und zentralen Begriffe der Prävention und Gesundheitsförderung im aktuellen deutschen Kontext. Es

bietet einen schnellen, verlässlichen und praxisorientierten Einblick in das etablierte Verständnis des Präventionsprozesses.

Eine wichtige Referenz für die Definition und das Verständnis der Präventionsstufen im deutschsprachigen Raum und im Kontext aktueller Public-Health-Strategien.

3. **James F. Fries & Lawrence M. Crapo** – ***Vitality and Aging: Implications of the Rectangular Curve*** (1981, W.H. Freeman).
Fries' einflussreiche These der „Kompression der Morbidität" argumentiert, dass erfolgreiche Prävention (insbesondere Primärprävention und die Verschiebung des Beginns chronischer Krankheiten auf ein höheres Lebensalter) dazu führen kann, dass die Phase schwerer Krankheit und Behinderung am Lebensende zeitlich verkürzt wird. Dieses Konzept hat die Diskussion um die Ziele und Potenziale der Prävention nachhaltig beeinflusst und die Bedeutung aller Präventionsstufen für die Lebensqualität im Alter unterstrichen.
Stellt eine wichtige theoretische Perspektive auf die langfristigen Auswirkungen und Ziele von Prävention dar, insbesondere im Hinblick auf gesundes Altern und die Reduktion von Krankheitslast.

Für Abschnitt 2: Lebensstilfaktoren: Die täglichen Weichenstellungen für Gesundheit

1. **WHO (Weltgesundheitsorganisation)** – ***Global action plan on physical activity 2018–2030: more active people for a healthier world*** (und vergleichbare globale Strategieberichte der WHO zu Ernährung, Tabakprävention oder Alkoholreduktion).
Solche globalen Aktionspläne und Strategieberichte der WHO fassen die wissenschaftliche Evidenz zur überragenden Bedeutung spezifischer Lebensstilfaktoren (wie Bewegung, Ernährung etc.) für die globale Gesundheit zusammen. Sie definieren Ziele für die Bevölkerungsgesundheit und empfehlen evidenzbasierte Interventionsmaßnahmen und politische Rahmenbedingungen zur Förderung gesunder Lebensstile.
Liefert eine globale, evidenzbasierte Perspektive auf die Wichtigkeit von Lebensstilfaktoren und strategische Ansätze zu deren positiver Beeinflussung.
2. **Deutsche Gesellschaft für Ernährung (DGE) e. V.** – ***Die 10 Regeln der DGE für eine vollwertige Ernährung (regelmäßig aktualisiert und wissenschaftlich begründet in den DGE-Beratungsstandards und Leitlinien).***
Die DGE als führende wissenschaftliche Fachgesellschaft in Deutschland formuliert auf Basis aktueller wissenschaftlicher Erkenntnisse praxisnahe und evidenzbasierte Empfehlungen für eine gesundheitsfördernde Ernährung. Diese „täglichen Weichenstellungen" im Bereich Ernährung sind ein Kernstück der Lebensstilprävention und werden hier konkret, verständlich und für den deutschen Kontext relevant aufbereitet.
Eine autoritative Quelle für evidenzbasierte Ernährungsempfehlungen im deutschsprachigen Raum, die direkt auf präventives Verhalten abzielt.

3. **Matthew Walker – *Das große Buch vom Schlaf: Die enorme Bedeutung des Schlafs – Beste Vorbeugung gegen Alzheimer, Krebs, Herzinfarkt und vieles* mehr (Original: *Why We Sleep: Unlocking the Power of Sleep and Dreams*, 2017; Deutsche Ausgabe z. B. bei Goldmann).**
   Walker, ein renommierter Neurowissenschaftler und Schlafforscher, erklärt auf faszinierende, wissenschaftlich fundierte und zugleich gut verständliche Weise die immense Bedeutung des Schlafs für nahezu alle Aspekte der körperlichen und geistigen Gesundheit. Er zeigt eindrücklich die oft unterschätzten präventiven Effekte einer guten Schlafhygiene und die Risiken von Schlafmangel auf.
   Ein vielbeachtetes Werk, das die Wichtigkeit des Lebensstilfaktors Schlaf für die Prävention umfassend beleuchtet und wissenschaftlich untermauert.

Für Abschnitt 3: Stressmanagement und psychische Gesundheit: Die Stärke von innen nähren

1. **Jon Kabat-Zinn – *Gesund durch Meditation: Das große Buch der Achtsamkeit. Stressbewältigung durch die Praxis der Achtsamkeit (MBSR)* (Original: *Full Catastrophe Living: Using the Wisdom of Your Body and Mind to Face Stress, Pain, and Illness*, überarbeitete Neuauflage 2013; Deutsche Ausgabe z. B. bei Knaur MensSana).**
   Kabat-Zinn ist der Begründer des weltweit anerkannten und vielfach evaluierten Mindfulness-Based Stress Reduction (MBSR)-Programms. Dieses Buch ist ein Standardwerk, das die Prinzipien und Praktiken der Achtsamkeit detailliert erklärt und zeigt, wie sie zur Stressbewältigung, Schmerzreduktion und Förderung der psychischen und körperlichen Gesundheit eingesetzt werden können – eine wichtige Methode, um „Stärke von innen zu nähren".
   Ein grundlegendes und praxisorientiertes Werk zur Achtsamkeit als wissenschaftlich fundierte Methode der Stressprävention und Gesundheitsförderung.
2. **Gert Kaluza – *Gelassen und sicher im Stress: Das Stresskompetenz-Buch – Stress erkennen, verstehen, bewältigen*** (Neueste Auflage, z. B. 7. Auflage 2018, Springer).
   Kaluzas Buch ist ein im deutschsprachigen Raum weit verbreitetes und anerkanntes Praxishandbuch zum multimodalen Stressmanagement. Es vermittelt auf Basis wissenschaftlicher Erkenntnisse und sehr praxisnah konkrete Kompetenzen zur instrumentellen (Problembewältigung), mentalen (Einstellungsänderung) und regenerativen (Erholung) Stressbewältigung und ist somit ein wichtiger Beitrag zur Prävention stressbedingter Gesundheitsstörungen. Ein etabliertes deutsches Standardwerk, das ein umfassendes und praktisch anwendbares Konzept zur Förderung von Stressbewältigungskompetenzen vorstellt.

3. **WHO (Weltgesundheitsorganisation) –** ***Mental Health Action Plan 2013–2030*** (oder aktuellere globale Berichte und Strategien der WHO zur psychischen Gesundheit und deren Förderung).
Die WHO betont in ihren globalen Aktionsplänen und Berichten die immense Bedeutung der psychischen Gesundheit als integraler Bestandteil von Gesundheit insgesamt. Diese Dokumente definieren strategische Ziele und Handlungsfelder für eine umfassende Public Mental Health, einschließlich der Prävention psychischer Störungen und der Förderung des psychischen Wohlbefindens auf Bevölkerungsebene.
Liefert den globalen politischen und strategischen Rahmen für Maßnahmen zur Prävention psychischer Erkrankungen und zur Förderung der psychischen Gesundheit.

Für Abschnitt 4: Impfungen und Vorsorgeuntersuchungen: Der Schutzschild und der frühe Blick

1. **Robert Koch-Institut (RKI) – Empfehlungen der Ständigen Impfkommission (STIKO)*** (jährlich aktualisiert und veröffentlicht im Epidemiologischen Bulletin des RKI).
Die STIKO-Empfehlungen sind die wissenschaftlich fundierte und unabhängige Grundlage für die Durchführung von Schutzimpfungen in Deutschland. Sie bewerten kontinuierlich Nutzen und Risiken von Impfungen für verschiedene Alters- und Risikogruppen und geben klare, evidenzbasierte Leitlinien für Ärzte und die Bevölkerung – der „Schutzschild" in seiner konkreten und aktuellen Anwendungsempfehlung.
Die maßgebliche nationale Quelle für Impfempfehlungen in Deutschland, zentral für die primäre Prävention von Infektionskrankheiten.
2. **Gemeinsamer Bundesausschuss (G-BA) – Richtlinien über die Früherkennung von Krebserkrankungen / Richtlinien zur Gesundheitsuntersuchung (Check-up) und andere Früherkennungsrichtlinien** (verfügbar auf der Webseite des G-BA).
Der G-BA ist das höchste Beschlussgremium der gemeinsamen Selbstverwaltung im deutschen Gesundheitswesen und legt den Leistungskatalog der gesetzlichen Krankenversicherung fest. Seine Richtlinien definieren detailliert, welche Früherkennungs- und Vorsorgeuntersuchungen für welche Zielgruppen als Kassenleistung angeboten werden und bilden somit die verbindliche Basis für den „frühen Blick" im Rahmen der Sekundärprävention in Deutschland.
Bestimmt den Rahmen und die Inhalte der gesetzlich verankerten Vorsorgeuntersuchungen in Deutschland.
3. **Paul A. Offit –** ***Deadly Choices: How the Anti-Vaccine Movement Threatens Us All*** (2011, Basic Books) oder andere fundierte Werke zur Geschichte und Wissenschaft von Impfungen und zur Impfaufklärung.
Offit, ein renommierter US-amerikanischer Impfexperte und Kinderarzt, setzt sich in diesem (oder ähnlichen Büchern) faktenbasiert und engagiert mit der Geschichte der Impfgegnerschaft und den wissenschaftlichen Grundlagen von Impfungen auseinander.

Solche Werke sind wichtig für die fundierte Aufklärung über den immensen Public-Health-Nutzen von Impfungen und zur Prävention von Impfmüdigkeit und wissenschaftsfeindlicher Desinformation.

Ein Beispiel für eine wissenschaftlich fundierte Auseinandersetzung mit Impfskepsis, relevant für die Kommunikation und Stärkung des Vertrauens in Impfungen als Präventionsmaßnahme.

Für Abschnitt 5: Gesundheitsförderung im Lebensverlauf: Ein Marathon, kein Sprint

1. **WHO (Weltgesundheitsorganisation) – *Life course approach to health*** (Diverse Berichte, Rahmenkonzepte und Resolutionen der WHO zu diesem Thema, z. B. im Kontext von „Healthy Ageing" oder Mutter-Kind-Gesundheit).
   Die WHO propagiert seit langem einen Lebensverlaufansatz („life course approach") in der Gesundheitsförderung und Prävention. Ihre Dokumente und Rahmenkonzepte betonen, wie Gesundheit und Krankheit durch kumulative Prozesse über das gesamte Leben hinweg – von der pränatalen Phase bis ins hohe Alter – beeinflusst werden und wie präventive Interventionen in verschiedenen Lebensphasen spezifisch ansetzen müssen, um maximale und nachhaltige Wirkung zu erzielen.
   Stellt den international anerkannten konzeptionellen Rahmen für eine lebensphasenorientierte Gesundheitsförderung und Prävention dar.
2. **Laura E. Berk – *Entwicklungspsychologie*** (Original: *Development Through the Lifespan*; neueste deutsche Auflage, z. B. 7. Auflage 2018, Pearson Studium). Dieses international anerkannte und umfassende Standardlehrbuch der Entwicklungspsychologie beschreibt detailliert die körperliche, kognitive und sozial-emotionale Entwicklung des Menschen über die gesamte Lebensspanne. Es liefert die wissenschaftlichen Grundlagen, um die spezifischen Bedürfnisse, Entwicklungsaufgaben, Risiken und präventiven Ansatzpunkte in den einzelnen Lebensphasen (von der Empfängnis bis zum Tod) zu verstehen.
   Ein grundlegendes Werk, das das notwendige Wissen über die menschliche Entwicklung bereitstellt, um Präventionsmaßnahmen lebensphasengerecht zu gestalten.
3. **Bundeszentrale für gesundheitliche Aufklärung (BZgA) (Hrsg.) – Materialien, Kampagnen und Informationsportale für spezifische Lebensphasen und Zielgruppen** (z. B. zu Kindergesundheit auf kindergesundheit-info.de, Jugendsexualität auf loveline.de, Prävention im Alter, Suchtprävention).
   Die BZgA entwickelt und verbreitet als zentrale deutsche Institution eine Vielzahl an evidenzbasierten und zielgruppenspezifischen Materialien, Kampagnen und Online-Angeboten zur Gesundheitsförderung, die den unterschiedlichen Bedürfnissen, Lebenswelten und Herausforderungen im gesamten Lebensverlauf Rechnung tragen. Sie sind ein hervorragendes Beispiel für die praktische Umsetzung des lebensphasenorientierten Präventionsansatzes in Deutschland. Illustriert die praktische Anwendung einer lebenslauforientierten Präventionsstrategie durch eine maßgebliche nationale Institution.

Für Abschnitt 6: Fazit: Ein gemeinsames Bemühen für einen blühenden Gesundheitsgarten

1. **WHO (Weltgesundheitsorganisation) –** ***Ottawa Charta zur Gesundheitsförderung*** (1986, verabschiedet auf der Ersten Internationalen Konferenz zur Gesundheitsförderung).
   Ein Meilensteindokument und bis heute gültiger Referenzrahmen der modernen Gesundheitsförderung. Die Charta postuliert einen umfassenden, partizipativen und settingbasierten Ansatz, der über die reine Verhaltensprävention hinausgeht. Sie betont die Notwendigkeit, gesundheitsförderliche Lebenswelten zu schaffen, Gemeinschaften zu stärken und Menschen zu befähigen, mehr Kontrolle über ihre Gesundheit auszuüben – ein „gemeinsames Bemühen" par excellence.
   Das grundlegende internationale Dokument, das die Prinzipien und Handlungsfelder für eine umfassende, partizipative und auf mehreren Ebenen ansetzende Gesundheitsförderung und Prävention definiert.
2. **Ilona Kickbusch –** ***Die Gesundheitsgesellschaft. Gesundheit und Krankheit in der modernen Welt*** (2006, Verlag Hans Huber) oder aktuellere programmatische Veröffentlichungen der Autorin zur Gesundheitskompetenz und Gesundheitsförderung.
   Ilona Kickbusch ist eine der international profiliertesten und einflussreichsten Expertinnen für Gesundheitsförderung. In ihren Arbeiten entwickelt sie Konzepte einer „Gesundheitsgesellschaft", in der Gesundheit als gesamtgesellschaftliche Aufgabe und als Ressource für ein gutes Leben verstanden wird und in allen Politikbereichen („Health in All Policies") Berücksichtigung findet. Ihre Werke plädieren nachdrücklich für ein „gemeinsames Bemühen" und eine Stärkung der Gesundheitskompetenz aller Bürger.
   Bietet eine visionäre und zugleich politisch-strategische Perspektive auf Gesundheitsförderung als gesamtgesellschaftliches Projekt.
3. **Michael P. Kelly & Mary Barker –** ***Why is changing health-related behaviour so difficult?*** (Artikel in *Public Health*, 2016, 136, S. 109–116) oder andere wissenschaftliche Arbeiten, die die Komplexität von Gesundheitsverhalten und die Notwendigkeit von Mehrebenenansätzen in der Prävention betonen.
   Solche wissenschaftlichen Fachartikel oder Übersichts-Reviews analysieren auf Basis von Verhaltenstheorien und empirischer Evidenz, warum individuelle Verhaltensänderungen oft schwer zu erreichen und aufrechtzuerhalten sind und warum Ansätze, die nur auf individuelle Aufklärung setzen, häufig scheitern. Sie unterstreichen die Notwendigkeit, auch soziale, ökonomische und umweltbedingte Einflussfaktoren auf Gesundheit systematisch zu berücksichtigen und somit Prävention als „gemeinsames Bemühen" auf multiplen Ebenen zu verstehen. Begründet wissenschaftlich die Notwendigkeit umfassender, auf mehreren Ebenen ansetzender Präventionsstrategien, die über individuelle Verhaltensappelle hinausgehen und die Bedeutung des Kontextes für einen „blühenden Gesundheitsgarten" hervorheben.

Die Rolle von Forschung und Wissenschaft für die Prävention – Der Kompass im komplexen Gelände

6

In der vielschichtigen und oft unübersichtlichen Landschaft der Gesundheitsförderung und Krankheitsverhütung stellt die wissenschaftliche Forschung den unverzichtbaren Kompass dar. Sie ist es, die uns Orientierung gibt, uns hilft, Risiken zu verstehen, wirksame Strategien zu entwickeln und sicherzustellen, dass unsere Bemühungen nicht im Nebel der Vermutungen und gut gemeinten, aber ineffektiven Maßnahmen verloren gehen. Prävention, die diesen Namen verdient, ist untrennbar mit dem unermüdlichen Streben nach Erkenntnis, nach Evidenz und nach kontinuierlicher Verbesserung verbunden. Ohne die methodische Strenge und die kritische Prüfung durch die Wissenschaft wäre präventives Handeln oft ein Stochern im Dunkeln, ein gut gemeintes Experiment mit ungewissem Ausgang. Dieses Kapitel beleuchtet die zentralen Beiträge, die Forschung und Wissenschaft für eine erfolgreiche und verantwortungsvolle Prävention leisten – von der akribischen Spurensuche nach den Ursachen von Krankheit über die sorgfältige Entwicklung und Überprüfung von Interventionsprogrammen bis hin zum Transfer neuer Erkenntnisse in die alltägliche Praxis und der Nutzung technologischer Innovationen für alte und neue Ziele. Es ist die Wissenschaft, die uns die Karten und Navigationsinstrumente an die Hand gibt, um uns im komplexen Gelände der Prävention sicher zu bewegen und unsere Ziele zu erreichen.

6.1 Epidemiologie und Risikoforschung: Dem Problem auf der Spur

Am Anfang jeder erfolgreichen Präventionsstrategie steht das genaue Verständnis des Problems, dem man begegnen möchte. Hier betreten zwei eng miteinander verknüpfte wissenschaftliche Disziplinen die Bühne: die Epidemiologie und die Risikoforschung. Man

U. Karrenberg, *Prävention*, https://doi.org/10.1007/978-3-662-72161-2_6

könnte sie als die Detektive und Spurensucher im Dienste der öffentlichen Gesundheit bezeichnen, deren akribische Arbeit das Fundament für jede gezielte Intervention legt.

Die Epidemiologie, wörtlich die „Lehre von dem, was über das Volk kommt", ist die Wissenschaft von der Verteilung und den Determinanten gesundheitsbezogener Zustände oder Ereignisse in definierten Bevölkerungsgruppen. Ihre Methoden sind vielfältig und reichen von der rein beschreibenden Erfassung – wer erkrankt wann, wo und woran? – bis hin zur analytischen Untersuchung von Ursache-Wirkungs-Beziehungen. Durch deskriptive Studien zeichnen Epidemiologen Landkarten der Gesundheit und Krankheit, identifizieren Häufungen von Erkrankungen in bestimmten Regionen oder Bevölkerungsgruppen und verfolgen die zeitliche Entwicklung von Gesundheitsproblemen. Sie machen uns aufmerksam auf Ausbrüche von Infektionskrankheiten, auf schleichende Zunahmen chronischer Leiden oder auf gesundheitliche Ungleichheiten zwischen verschiedenen sozialen Schichten. Diese „Bestandsaufnahme" ist der erste unverzichtbare Schritt, um Handlungsbedarf zu erkennen und Prioritäten für Präventionsmaßnahmen zu setzen.

Darauf aufbauend versucht die analytische Epidemiologie, den Ursachen von Krankheiten und den Faktoren, die unsere Gesundheit beeinflussen, auf den Grund zu gehen. In Kohortenstudien werden beispielsweise große Gruppen von Menschen über lange Zeiträume beobachtet, um herauszufinden, welche Lebensstilfaktoren, Umwelteinflüsse oder genetischen Prädispositionen mit einem erhöhten oder erniedrigten Krankheitsrisiko einhergehen. Ein klassisches Beispiel ist die Aufdeckung des Zusammenhangs zwischen Rauchen und Lungenkrebs durch jahrzehntelange Beobachtungsstudien. Fall-Kontroll-Studien wiederum vergleichen rückblickend Erkrankte mit Gesunden, um mögliche Unterschiede in ihrer Vorgeschichte zu identifizieren, die als Risikofaktoren in Betracht kommen. Durch diese und andere komplexe methodische Ansätze gelingt es der Epidemiologie, ein immer detaillierteres Bild der komplexen Wirkungsgefüge zu zeichnen, die unserer Gesundheit zugrunde liegen, und jene modifizierbaren Risikofaktoren zu identifizieren, an denen Prävention ansetzen kann.

Eng verwoben mit der epidemiologischen Forschung ist die Risikoforschung im engeren Sinne, die sich mit der Identifizierung von Gefahrenquellen (Hazards), der Charakterisierung der damit verbundenen Risiken (also der Wahrscheinlichkeit und des potenziellen Ausmaßes eines Schadens) und der Bewertung der Akzeptanz dieser Risiken befasst. Epidemiologische Erkenntnisse über die Häufigkeit und Verteilung von Krankheiten sowie über assoziierte Risikofaktoren fließen unmittelbar in solche Risikobewertungen ein. Ob es um die potenziellen Gesundheitsgefahren durch Umweltgifte, die Risiken am Arbeitsplatz, die Sicherheit von Lebensmitteln oder die langfristigen Folgen bestimmter Lebensgewohnheiten geht – die Risikoforschung liefert die wissenschaftliche Grundlage für Entscheidungen darüber, wo und wie präventiv interveniert werden muss. Sie hilft, zwischen realen Bedrohungen und bloßen Vermutungen zu unterscheiden, Ressourcen gezielt einzusetzen und oft auch, komplexe Risikoinformationen verständlich an die Öffentlichkeit und politische Entscheidungsträger zu kommunizieren. Ohne die unermüdliche Spurensuche der Epidemiologie und die sorgfältige Analyse der Risikoforschung blieben viele Gesundheitsprobleme im Verborgenen oder ihre Ursachen im Dunkeln, und Prävention wäre ein Schlag ins Blaue.

6.2 Entwicklung und Evaluation von Präventionsprogrammen: Vom Konzept zum Beweis der Wirksamkeit

Hat die epidemiologische und risikobezogene Forschung ein Problem identifiziert und Ansatzpunkte für Interventionen aufgezeigt, beginnt die nächste entscheidende Phase wissenschaftlicher Arbeit im Dienste der Prävention: die systematische Entwicklung und rigorose Evaluation von Präventionsprogrammen. Dieser Prozess gleicht oft dem Weg eines Architekten, der nicht nur ein ansprechendes Gebäude entwirft, sondern dessen Stabilität, Funktionalität und Nutzen auch unter Beweis stellen muss, bevor es als bewohnbar und sicher gilt. Es ist der Weg vom vielversprechenden Konzept zum belastbaren Beweis der Wirksamkeit.

Die Entwicklung eines erfolgversprechenden Präventionsprogramms beginnt selten auf der grünen Wiese. Vielmehr stützt sie sich idealerweise auf etablierte Theorien aus den Verhaltens- und Sozialwissenschaften, wie etwa das Health Belief Model, die Theorie des geplanten Verhaltens oder die sozial-kognitive Theorie. Diese Theorien liefern Erklärungsmodelle dafür, wie Menschen Gesundheitsentscheidungen treffen, wie Verhalten erlernt und verändert werden kann und welche Faktoren die Akzeptanz und Umsetzung präventiver Maßnahmen beeinflussen. Auf dieser theoretischen Basis und einer sorgfältigen Bedarfsanalyse, die die spezifischen Bedürfnisse, Ressourcen und kulturellen Kontexte der Zielpopulation berücksichtigt, werden dann die konkreten Ziele des Programms, die anzusprechenden Zielgruppen, die inhaltlichen Komponenten der Intervention und die Art ihrer Vermittlung (z. B. Schulungen, Medienkampagnen, Beratungsangebote) festgelegt. Logische Modelle helfen dabei, die Wirkungskette von den eingesetzten Ressourcen über die durchgeführten Aktivitäten bis hin zu den erwarteten kurz-, mittel- und langfristigen Ergebnissen transparent darzustellen. Bevor ein Programm in großem Stil ausgerollt wird, erfolgt oft eine Pilotphase, in der es im Kleinen erprobt, auf seine Praktikabilität hin überprüft und gegebenenfalls optimiert wird.

Ist das Präventionsprogramm implementiert, schlägt die Stunde der Evaluation. Ohne eine systematische wissenschaftliche Überprüfung seiner Effekte bliebe unklar, ob die investierten Ressourcen tatsächlich den gewünschten Nutzen stiften oder ob das Programm möglicherweise sogar unbeabsichtigte negative Folgen hat. Die Evaluation dient dazu, die Wirksamkeit (efficacy unter idealen Bedingungen, effectiveness unter Alltagsbedingungen) und die Effizienz (Kosten-Nutzen-Verhältnis) einer Maßnahme zu beurteilen, ihre Stärken und Schwächen aufzudecken und Ansatzpunkte für Verbesserungen zu identifizieren. Die Prozess- oder Durchführungsevaluation untersucht dabei, ob das Programm wie geplant umgesetzt wurde, ob es die intendierte Zielgruppe erreicht hat und mit welcher Qualität (Fidelity) die Interventionen durchgeführt wurden. Die Ergebnis- oder Wirkungsevaluation hingegen misst, ob das Programm seine inhaltlichen Ziele erreicht hat, also ob es beispielsweise zu einer Veränderung des Wissens, der Einstellungen, des Verhaltens oder letztlich der Gesundheitsoutcomes (z. B. Reduktion von Krankheitsfällen) geführt hat.

Für die Wirkungsevaluation gelten randomisierte kontrollierte Studien (RCTs) oft als Goldstandard, da sie durch die zufällige Zuteilung von Teilnehmenden zu einer Interventions- und einer Kontrollgruppe eine hohe Aussagekraft hinsichtlich kausaler Effekte ermöglichen. Wo RCTs aus ethischen oder praktischen Gründen nicht durchführbar sind, kommen quasi-experimentelle Designs oder anspruchsvolle statistische Verfahren zum Einsatz, um die Effekte möglichst valide zu schätzen. Ergänzend liefern qualitative Methoden, wie Interviews oder Fokusgruppen, oft tiefer gehende Einblicke in die Erfahrungen der Teilnehmenden und die Mechanismen, über die ein Programm wirkt oder auch nicht. Schließlich spielt auch die ökonomische Evaluation eine wichtige Rolle, indem sie untersucht, ob der erzielte Nutzen die eingesetzten Kosten rechtfertigt (Kosten-Effektivitäts- oder Kosten-Nutzwert-Analysen). Nur durch diesen umfassenden, wissenschaftlich fundierten Prozess der Entwicklung und Evaluation kann sichergestellt werden, dass Präventionsprogramme nicht nur gut gemeint sind, sondern auch tatsächlich gut machen.

6.3 Transfer wissenschaftlicher Erkenntnisse in die Praxis: Die Brücke bauen

Die Generierung neuen Wissens durch epidemiologische Forschung und die Entwicklung evidenzbasierter Präventionsprogramme sind entscheidende, aber noch nicht hinreichende Schritte. Denn was nützt die beste wissenschaftliche Erkenntnis, wenn sie nicht den Weg in die alltägliche Praxis, in politische Entscheidungen und in das Bewusstsein der Bevölkerung findet? Hier liegt eine der größten Herausforderungen für eine wirksame Prävention: der erfolgreiche Transfer wissenschaftlicher Erkenntnisse in die Anwendung – der Bau einer stabilen und begehbaren Brücke zwischen der „Insel der Forschung" und dem „Festland der Praxis". Diese Kluft, oft als „Knowledge-to-Action Gap" oder „Implementation Gap" bezeichnet, zu überwinden, ist eine komplexe Aufgabe, der sich die noch junge Disziplin der Implementationswissenschaft widmet.

Die Gründe für diese Kluft sind vielfältig. Forscher und Praktiker leben und arbeiten oft in unterschiedlichen Welten, mit unterschiedlichen Prioritäten, Anreizsystemen und Fachsprachen. Forschungsergebnisse sind häufig in einer komplexen, schwer verständlichen Form publiziert und für Praktiker nicht unmittelbar zugänglich oder als relevant für ihre spezifischen Arbeitskontexte erkennbar. Auf der Praxisseite mangelt es nicht selten an Zeit, Ressourcen oder der notwendigen Expertise, um neue wissenschaftliche Erkenntnisse aufzugreifen und in bestehende Routinen zu integrieren. Hinzu kommen können politische Widerstände, organisatorische Trägheit oder schlicht ein Mangel an Bewusstsein für die Notwendigkeit von Veränderungen.

Um diese Brücke dennoch erfolgreich zu bauen, bedarf es gezielter Strategien des Wissenstransfers und der Implementierung. Dazu gehört zunächst eine adressatengerechte Aufbereitung und Kommunikation von Forschungsergebnissen: Statt langer Fachartikel bedarf es verständlicher Zusammenfassungen, ansprechender Materialien und der Nutzung vielfältiger Kommunikationskanäle, um Praktiker, politische Entscheidungsträger und die Öffentlichkeit zu erreichen. Eine enge Zusammenarbeit und der Aufbau von Partnerschaften zwischen Forschern, Praktikern, politischen Akteuren und Vertretern der

Zielgruppen von Beginn an sind entscheidend. Partizipative Forschungsansätze, bei denen die späteren Anwender bereits in die Entwicklung und Erprobung von Interventionen einbezogen werden, erhöhen deren Akzeptanz und Praxistauglichkeit erheblich.

Darüber hinaus sind Maßnahmen zur Kapazitätsbildung notwendig, beispielsweise durch Schulungen und Fortbildungen, die Praktiker befähigen, evidenzbasierte Methoden anzuwenden und neue Erkenntnisse kritisch zu bewerten. Die Entwicklung von evidenzbasierten Leitlinien, praxisnahen Handreichungen oder Entscheidungshilfen kann den Transfer ebenfalls erleichtern. Eine wichtige Rolle spielen auch sogenannte Wissensbroker oder Intermediär-Organisationen, die als Vermittler zwischen Wissenschaft und Praxis fungieren, Forschungsergebnisse „übersetzen" und Implementierungsprozesse aktiv unterstützen. Nicht zuletzt bedarf es auch auf politischer Ebene einer stärkeren Verankerung von Evidenzbasierung als Leitprinzip für gesundheits- und sozialpolitische Entscheidungen. Dies kann durch die Erstellung von Policy Briefs, die gezielte Beratung von Politikern oder durch Public-Health-Advocacy geschehen. Der Brückenbau zwischen Wissenschaft und Praxis ist somit keine Einbahnstraße, sondern ein kontinuierlicher, interaktiver Prozess des Austauschs, des Lernens und der gemeinsamen Verantwortung, der entscheidend dafür ist, dass wissenschaftlicher Fortschritt tatsächlich zu einer Verbesserung der Gesundheit und des Wohlbefindens in der Bevölkerung führt.

6.4 Technologische Innovationen in der Prävention: Neue Werkzeuge für alte Ziele

Neben der methodischen Weiterentwicklung in Epidemiologie, Evaluationsforschung und Wissenstransfer ist es vor allem der rasant fortschreitende technologische Wandel, der der Prävention in den letzten Jahren und Jahrzehnten völlig neue Werkzeuge und Möglichkeiten an die Hand gegeben hat. Diese Innovationen verändern nicht nur die Art und Weise, wie wir Gesundheitsprobleme verstehen und angehen, sondern eröffnen auch neue Horizonte für individualisierte, partizipative und weitreichende Präventionsansätze – stets mit dem Ziel, die altbekannten Herausforderungen von Krankheit und Leid effektiver zu bewältigen.

Ein zentraler Bereich ist die digitale Gesundheit, oft unter den Begriffen eHealth oder mHealth (mobile Health) zusammengefasst. Gesundheits-Apps auf Smartphones, tragbare Sensoren (Wearables), die Vitaldaten oder körperliche Aktivität erfassen, und eine Fülle an Online-Plattformen bieten heute niedrigschwelligen Zugang zu Gesundheitsinformationen, ermöglichen personalisierte Gesundheitsprogramme und unterstützen Verhaltensänderungen. Telemedizinische Angebote erleichtern den Zugang zu ärztlicher Beratung und Betreuung, insbesondere in ländlichen oder unterversorgten Regionen, und können auch für präventive Check-ups oder die Nachsorge genutzt werden. Soziale Medien wiederum werden zunehmend als Kanäle für Gesundheitskampagnen und zur Mobilisierung von Gemeinschaften für Präventionsthemen eingesetzt.

Die Analyse großer Datenmengen (Big Data) mithilfe künstlicher Intelligenz (KI) und maschinellen Lernens birgt ebenfalls ein enormes Potenzial für die Prävention. Durch die Auswertung von Routinedaten aus dem Gesundheitssystem, von Umweltdaten oder sogar von anonymisierten Daten aus sozialen Netzwerken können Muster erkannt, Krankheitsausbrüche frühzeitig vorhergesagt, individuelle Risikoprofile erstellt und Präventionsstrategien personalisiert werden. KI-gestützte Systeme können beispielsweise helfen, epidemiologische Überwachungssysteme zu verbessern oder medizinische Bilder präziser auszuwerten.

Auch die Fortschritte in der Genomik eröffnen neue Perspektiven für eine personalisierte Prävention. Die Kenntnis individueller genetischer Prädispositionen kann dazu beitragen, Krankheitsrisiken genauer einzuschätzen und präventive Maßnahmen (z. B. intensivierte Früherkennung, spezifische Ernährungsempfehlungen oder medikamentöse Prophylaxe) gezielter auf Personen mit erhöhtem Risiko zuzuschneiden. Bereiche wie die Pharmakogenomik, die die individuelle Reaktion auf Medikamente basierend auf dem Genprofil vorhersagt, oder die Nutrigenomik, die Wechselwirkungen zwischen Ernährung und Genen untersucht, stehen zwar teilweise noch am Anfang, versprechen aber eine Zukunft, in der Prävention noch stärker auf die einzelne Person zugeschnitten werden kann.

Weitere technologische Innovationen, wie Virtual Reality (VR) oder Augmented Reality (AR), finden Anwendung in der Gesundheitsbildung, indem sie komplexe Sachverhalte anschaulich visualisieren, oder im Training von medizinischem Personal und Rettungskräften. Fortschrittliche Diagnoseverfahren ermöglichen schnellere, genauere und leichter zugängliche Screening-Untersuchungen. Und Konzepte von „Smart Homes" oder „Smart Cities" integrieren Technologien in unsere Lebensumwelten, die Sicherheit, Barrierefreiheit und gesundheitsförderliche Verhaltensweisen unterstützen können.

Diese Fülle an neuen Werkzeugen bietet faszinierende Chancen, die Reichweite, Wirksamkeit und Akzeptanz von Präventionsmaßnahmen zu erhöhen. Gleichzeitig werfen technologische Innovationen aber auch neue Fragen und Herausforderungen auf: Wie kann der gleichberechtigte Zugang zu diesen Technologien sichergestellt werden, um eine digitale Spaltung zu vermeiden? Wie können Datenschutz und Datensicherheit gewährleistet werden? Welche ethischen Implikationen ergeben sich aus der Nutzung sensibler Gesundheitsdaten oder genetischer Informationen? Und wie können neue Technologien so validiert und reguliert werden, dass ihr Nutzen die potenziellen Risiken überwiegt? Die verantwortungsvolle Integration technologischer Innovationen in die Präventionspraxis erfordert daher nicht nur technisches Know-how, sondern auch eine kontinuierliche wissenschaftliche Begleitung und eine breite gesellschaftliche Debatte über ihre Chancen und Grenzen.

6.5 Fazit: Die Wissenschaft als Rückgrat der Prävention

Die Betrachtung der vielfältigen Beiträge von Forschung und Wissenschaft zur Prävention macht eines unmissverständlich deutlich: Ohne eine solide wissenschaftliche Grundlage wäre Prävention ein Schiff ohne Kompass und ohne Ruder, den Stürmen von Vermutungen, Moden und Partikularinteressen ausgeliefert. Die Wissenschaft ist das unverzichtbare Rückgrat, das der Prävention Stabilität, Richtung und Wirksamkeit verleiht.

Von der epidemiologischen Detektivarbeit, die den Ursachen von Krankheit und den Verteilungsmustern von Risiken auf der Spur ist, über die methodisch ausgefeilte Entwicklung und Evaluation von Interventionsprogrammen, die sicherstellen, dass unsere Bemühungen nicht nur gut gemeint, sondern auch tatsächlich wirksam sind, bis hin zum anspruchsvollen Brückenbau des Wissenstransfers, der dafür sorgt, dass neue Erkenntnisse auch in der Praxis ankommen und Nutzen stiften – in all diesen Phasen spielt die wissenschaftliche Forschung eine tragende Rolle. Sie liefert die Evidenz, auf der rationale Entscheidungen getroffen werden können, sie deckt Irrtümer auf, sie ermöglicht es uns, aus Erfolgen und Misserfolgen zu lernen, und sie treibt die kontinuierliche Verbesserung präventiver Strategien voran.

Darüber hinaus ist es die Wissenschaft, die uns durch technologische Innovationen immer wieder neue und oft ungeahnte Werkzeuge an die Hand gibt, um die alten und neuen Herausforderungen für Gesundheit und Wohlbefinden zu meistern. Sie erweitert unseren Horizont und unsere Handlungsmöglichkeiten, konfrontiert uns aber auch mit neuen ethischen Fragen, die wiederum einer wissenschaftlich informierten und gesellschaftlich geführten Reflexion bedürfen.

Der Weg zu einer effektiven, effizienten und gerechten Prävention ist ein komplexer und niemals abgeschlossener Prozess. Er erfordert Neugier, kritisches Denken, methodische Sorgfalt und die Bereitschaft, bestehende Annahmen immer wieder zu hinterfragen. Er erfordert die interdisziplinäre Zusammenarbeit verschiedenster wissenschaftlicher Disziplinen – von der Medizin über die Psychologie und Soziologie bis hin zu den Ingenieur- und Kommunikationswissenschaften. Und er erfordert vor allem eine enge Verschränkung von Forschung, Praxis und Politik, um sicherzustellen, dass wissenschaftliche Erkenntnisse nicht im Elfenbeinturm verbleiben, sondern zu konkreten Verbesserungen für die Gesundheit der Bevölkerung führen. Die Wissenschaft als Kompass und Rückgrat der Prävention ist somit nicht nur ein Garant für Fortschritt, sondern auch ein Ausdruck unserer Verantwortung, die bestmöglichen Wege zu finden, um ein gesundes und langes Leben für alle zu ermöglichen.

Kommentierte Literaturhinweise

Für Abschnitt 1: Epidemiologie und Risikoforschung: Dem Problem auf der Spur

1. **Leon Gordis – *Epidemiology*** (Neueste Auflage, z. B. 6. Auflage 2019, Elsevier). Ein international anerkanntes Standardlehrbuch, das die Grundlagen und Methoden der Epidemiologie klar, prägnant und anhand zahlreicher Beispiele verständlich darstellt. Es ist exzellent geeignet, um zu verstehen, wie Epidemiologen Krankheitsursachen und Verteilungsmuster „auf der Spur" sind und Risikofaktoren für Präventionsansätze identifizieren.
   Fundamentale Einführung in die Denkweise und Methodik der Epidemiologie als Basiswissenschaft der Prävention.
2. **Kenneth J. Rothman, Sander Greenland, Timothy L. Lash – *Modern Epidemiology*** (Neueste Auflage, z. B. 4. Auflage 2021, Lippincott Williams & Wilkins).
   Ein umfassendes und methodisch tiefgehendes Referenzwerk der Epidemiologie, das sich an fortgeschrittene Studierende und Forschende richtet. Es diskutiert detailliert komplexe Studiendesigns, Analyseverfahren und kausale Inferenz, die für die präzise Identifizierung und Quantifizierung von Risiken unerlässlich sind. Bietet eine vertiefte Auseinandersetzung mit den anspruchsvollen Methoden der epidemiologischen Risikoforschung.
3. **Bundesinstitut für Risikobewertung (BfR) (Hrsg.) – Diverse Publikationen, Jahresberichte und Leitfäden zur Risikobewertung und -kommunikation** (verfügbar auf der Webseite des BfR).
   Das BfR ist die zentrale deutsche Institution für die wissenschaftliche Bewertung von gesundheitlichen Risiken in den Bereichen Lebensmittel, Chemikalien und Produkte. Seine Veröffentlichungen bieten Einblicke in die praktische Anwendung von Prinzipien der Risikoforschung, die Methodik der Risikobewertung und die Herausforderungen der Risikokommunikation an die Öffentlichkeit und politische Entscheidungsträger in Deutschland.
   Illustriert die Anwendung und institutionelle Verankerung der Risikoforschung und -bewertung im deutschen Kontext.

Für Abschnitt 2: Entwicklung und Evaluation von Präventionsprogrammen: Vom Konzept zum Beweis der Wirksamkeit

1. **Lawrence W. Green & Marshall W. Kreuter – *Health Program Planning: An Educational and Ecological Approach*** (Neueste Auflage, z. B. 4. Auflage 2005, McGraw-Hill; bekannt für das PRECEDE-PROCEED Modell).
   Ein Klassiker und Standardwerk der Gesundheitsförderung und -planung. Das PRECEDE-PROCEED Modell bietet einen umfassenden, systematischen Rahmen für die partizipative Entwicklung, Implementierung und Evaluation von Gesundheitsförder-

ungsprogrammen. Es betont die Notwendigkeit einer sorgfältigen Diagnosephase (epidemiologisch, sozial, verhaltens- und umweltbezogen) als Grundlage für zielgerichtete Interventionen.

Stellt ein etabliertes und weit verbreitetes Planungsmodell für die strukturierte Entwicklung evidenzbasierter Präventionsprogramme vor.

2. **Peter H. Rossi, Mark W. Lipsey, Gary T. Henry** – ***Evaluation: A Systematic Approach*** (Neueste Auflage, z. B. 8. Auflage 2019, SAGE Publications).
   Ein führendes und umfassendes Lehrbuch zur Evaluationsforschung, das eine breite Palette von Evaluationsdesigns (von experimentell bis qualitativ) und -methoden detailliert darstellt. Es ist unerlässlich, um die Prinzipien und die Praxis der Wirksamkeits- und Effizienzprüfung von Präventionsprogrammen zu verstehen und die methodische Strenge hinter dem „Beweis der Wirksamkeit" nachzuvollziehen.

   Umfassende Einführung in die Methodik der Evaluationsforschung, die für die wissenschaftliche Überprüfung von Präventionsprogrammen zentral ist.
3. **Medical Research Council (MRC)** – ***A framework for development and evaluation of RCTs for complex interventions to improve health*** (2000, aktualisiert durch *Developing and evaluating complex interventions: new guidance*, 2008, und spätere Ergänzungen wie *Process evaluation of complex interventions*, 2015).
   Diese (und nachfolgende) Leitlinien des britischen MRC sind international sehr einflussreich für die Entwicklung und Evaluation komplexer Interventionen im Gesundheitsbereich, zu denen viele Präventionsprogramme zählen. Sie betonen die Notwendigkeit eines phasenweisen, theoriebasierten Vorgehens, die Berücksichtigung von Kontextfaktoren und die Integration verschiedener Forschungsmethoden (einschließlich Prozess-Evaluation).

   Bietet einen international anerkannten und praxisorientierten Rahmen für die anspruchsvolle Aufgabe der Entwicklung und Evaluation komplexer Präventionsinterventionen.

Für Abschnitt 3: Transfer wissenschaftlicher Erkenntnisse in die Praxis: Die Brücke bauen

1. **Everett M. Rogers** – ***Diffusion of Innovations*** (Neueste Auflage, z. B. 5. Auflage 2003, Free Press).
   Rogers' Theorie der Diffusion von Innovationen ist ein grundlegendes und klassisches Werk zum Verständnis, wie sich neue Ideen, Praktiken oder Technologien (einschließlich evidenzbasierter Präventionsansätze) in sozialen Systemen ausbreiten und von verschiedenen Akteursgruppen angenommen (oder abgelehnt) werden. Es erklärt, warum der Transfer oft ein langwieriger Prozess ist und welche Faktoren ihn begünstigen oder hemmen.

   Fundamentales Werk zum Verständnis der Prozesse, die der Verbreitung und Übernahme von (präventiven) Innovationen in die Praxis zugrunde liegen.

2. **Per Nilsen** – ***Making sense of implementation theories, models and frameworks*** (Artikel im Journal *Implementation Science*, 2015, 10:53) oder sein Buch **Per Nilsen & Sarah A. Birken (Eds.)** – ***Handbook on Implementation Science*** (2020, Edward Elgar Publishing).
   Nilsen (und Kollegen) bieten exzellente Überblicke und Systematisierungen der vielfältigen und oft unübersichtlichen Landschaft der Theorien, Modelle und Rahmenwerke der Implementationswissenschaft. Seine Arbeiten helfen, die Komplexität des „Brückenbaus" zwischen Forschung und Praxis zu verstehen und geeignete theoretische Fundierungen für Implementierungsstrategien auszuwählen. Bietet Orientierung und Struktur im Feld der Implementationswissenschaft und hilft, die theoretischen Grundlagen für erfolgreichen Wissenstransfer zu verstehen.
3. **Ross C. Brownson, Graham A. Colditz, Enola K. Proctor (Eds.)** – ***Dissemination and Implementation Research in Health: Translating Science to Practice*** (Neueste Auflage, z. B. 2. Auflage 2018, Oxford University Press).
   Ein umfassendes Handbuch, das die wissenschaftlichen Grundlagen, Methoden und Strategien der Disseminations- und Implementationsforschung im Gesundheitsbereich detailliert darstellt. Es bietet praktische Anleitungen, Fallbeispiele und diskutiert Herausforderungen und Lösungsansätze, wie die Kluft zwischen wissenschaftlicher Evidenz und Routinepraxis in der Prävention überwunden werden kann.
   Ein Standardwerk, das sowohl die wissenschaftlichen als auch die praktischen Aspekte des Transfers von Forschungsergebnissen in die Präventionspraxis beleuchtet.

Für Abschnitt 4: Technologische Innovationen in der Prävention: Neue Werkzeuge für alte Ziele

1. **Eric Topol** – ***Deep Medicine: How Artificial Intelligence Can Make Healthcare Human Again*** (2019, Basic Books; Deutsche Ausgabe: *Deep Medicine. Wie Künstliche Intelligenz die Medizin menschlicher macht*, 2019, edition Körber). Topol, ein renommierter Kardiologe, Forscher und Digital-Health-Vordenker, beschreibt anschaulich und kritisch, wie Künstliche Intelligenz (KI) die Medizin und Prävention revolutionieren kann – von der Diagnostik über personalisierte Therapie bis hin zur Gesundheitsförderung. Er diskutiert sowohl die enormen Chancen als auch die ethischen und gesellschaftlichen Herausforderungen.
   Bietet eine fundierte und zugleich visionäre Perspektive auf das Potenzial von KI und anderen digitalen Technologien für die Prävention.
2. **Shoshana Zuboff** – ***Das Zeitalter des Überwachungskapitalismus*** (Original: *The Age of Surveillance Capitalism: The Fight for a Human Future at the New Frontier of Power*, 2019; Deutsche Ausgabe 2019, Campus Verlag).
   Obwohl kein spezifisches Gesundheitsbuch, ist Zuboffs tiefgreifende Analyse des Geschäftsmodells großer Technologiekonzerne, das auf der umfassenden Sammlung und Verwertung persönlicher Daten beruht, hochrelevant für die ethische Bewertung

technologischer Innovationen in der Prävention (z. B. Gesundheits-Apps, Wearables, KI-basierte Risikoprofile). Es schärft den Blick für Risiken bezüglich Privatsphäre, Autonomie und Manipulation.

Eine kritische Auseinandersetzung mit den gesellschaftlichen und ethischen Implikationen der Datennutzung durch neue Technologien, die auch für die Prävention von großer Bedeutung ist.

3. **Robert Wachter – *The Digital Doctor: Hope, Hype, and Harm at the Dawn of Medicine's Computer Age*** (2015, McGraw-Hill).
   Wachter untersucht die Einführung und die Auswirkungen der Digitalisierung im Gesundheitswesen mit einem sehr ausgewogenen und praxisnahen Blick auf die enormen Potenziale („Hope"), die oft überzogenen Erwartungen („Hype") und die realen Risiken und unbeabsichtigten schädlichen Folgen („Harm"). Wichtig für eine realistische und kritische Einschätzung neuer digitaler Werkzeuge in der Prävention.

   Bietet eine differenzierte und praxisorientierte Analyse der Chancen und Fallstricke bei der Implementierung digitaler Technologien im Gesundheitsbereich, einschließlich Prävention.

Für Abschnitt 5: Fazit: Die Wissenschaft als Rückgrat der Prävention

1. **Sandro Galea – *Well: What We Need to Talk About When We Talk About Health*** (2019, Oxford University Press).
   Galea, ein führender Public-Health-Forscher und Dekan, argumentiert eloquent für ein breiteres, sozial-ökologisches Verständnis von Gesundheit, das über die reine Abwesenheit von Krankheit hinausgeht und die fundamentalen sozialen, ökonomischen und politischen Determinanten von Gesundheit in den Blick nimmt. Er betont die entscheidende Rolle der Wissenschaft bei der Aufdeckung dieser komplexen Zusammenhänge und als Grundlage für eine gerechtere und wirksamere Präventionspolitik.

   Ein Plädoyer für eine wissenschaftlich fundierte, umfassende und sozial verantwortliche Sichtweise auf Gesundheit und Prävention.
2. **Bundesministerium für Bildung und Forschung (BMBF) / Deutsche Forschungsgemeinschaft (DFG) (Hrsg.) – Aktuelle Strategiepapiere, Förderprogramme und Denkschriften zur Gesundheits- und Präventionsforschung in Deutschland.**
   Solche politischen und wissenschaftsstrategischen Dokumente von nationalen Forschungsförderern und Ministerien zeigen auf, welche Bedeutung die Politik und die Wissenschaftsgemeinschaft der Gesundheits- und Präventionsforschung beimessen, welche thematischen Prioritäten gesetzt werden und wie die Rahmenbedingungen für eine innovative und gesellschaftlich relevante Forschung gestaltet werden sollen. Sie unterstreichen die Rolle der Wissenschaft als „Rückgrat" und Motor der Prävention.

   Spiegelt die politische und wissenschaftsstrategische Verankerung und Priorisierung der Präventionsforschung im nationalen Kontext (hier Deutschland) wider.

3. **Atul Gawande – *Better: A Surgeon's Notes on Performance*** (2007, Metropolitan Books; Deutsche Ausgabe: *Besser. Machen Sie aus Ihrem Alltag eine Erfolgsgeschichte*, 2007, S. Fischer Verlag).
   Gawande, Chirurg und Autor, reflektiert anhand von eindringlichen Beispielen aus der Medizin (aber übertragbar auf alle Bereiche der Prävention) über die Bedeutung von Sorgfalt, Disziplin, kontinuierlichem Lernen aus Daten, dem Eingeständnis von Fehlern und der systematischen Verbesserung von Prozessen als Kern wissenschaftlich fundierten Handelns. Er zeigt inspirierend, wie ein wissenschaftlicher Geist und die konsequente Anwendung von Evidenz die Praxis stetig verbessern können.

   Illustriert auf anschauliche Weise die Denkweise und Haltung, die wissenschaftlich fundierte Praxis (auch in der Prävention) auszeichnet und zur kontinuierlichen Verbesserung führt.

7 Prävention im Kontext von Natur und Umwelt – Die Gesundheit unseres gemeinsamen Hauses schützen

Die menschliche Zivilisation, in ihrer beeindruckenden Entwicklung und ihrem unaufhaltsamen Streben nach Fortschritt, steht auf einem Fundament, das so selbstverständlich erscheint, dass seine Fragilität oft übersehen wird: die Natur und die Umwelt, die uns umgeben. Dieses gemeinsame Haus, die Erde, ist nicht nur Kulisse unseres Daseins, sondern ein komplexes, lebendiges System, dessen Gesundheit untrennbar mit unserer eigenen verwoben ist. Jeder Atemzug reiner Luft, jeder Schluck sauberen Wassers, jede Mahlzeit, die von fruchtbarem Boden stammt, ist ein Geschenk dieses Systems. Doch dieses Geschenk ist bedroht, und die Notwendigkeit, präventiv zu handeln, um es zu schützen, war nie drängender. Es geht dabei nicht nur um den Erhalt malerischer Landschaften oder seltener Tierarten, sondern um die Sicherung der Lebensgrundlagen für gegenwärtige und zukünftige Generationen. Die Prävention im Kontext von Natur und Umwelt ist somit eine der fundamentalsten Formen der Gesundheitsvorsorge, eine Investition in das Wohlbefinden der Menschheit selbst. Wir müssen erkennen, dass wir nicht losgelöst von diesem Planeten existieren, sondern ein integraler Bestandteil seines Ökosystems sind. Die folgenden Abschnitte beleuchten zentrale Aspekte dieser Herausforderung und zeigen Wege auf, wie wir die Gesundheit unseres gemeinsamen Hauses aktiv schützen und bewahren können.

7.1 Umweltverschmutzung und ihre gesundheitlichen Auswirkungen: Der unsichtbare Angreifer

Die Luft, die wir atmen, das Wasser, das wir trinken, der Boden, auf dem unsere Nahrung wächst – diese elementaren Ressourcen sind zunehmend einer unsichtbaren Bedrohung ausgesetzt: der Umweltverschmutzung. Wie ein stiller, heimtückischer Angreifer schleicht sie sich in unseren Alltag und hinterlässt Spuren in unserer Gesundheit, oft erst nach Jahren oder gar Jahrzehnten erkennbar. Die Industrialisierung, der globale Handel, die

U. Karrenberg, *Prävention*, https://doi.org/10.1007/978-3-662-72161-2_7

Intensivlandwirtschaft und unser moderner Lebensstil haben eine Fülle von Schadstoffen in die Umwelt freigesetzt, deren Auswirkungen auf den menschlichen Organismus vielfältig und besorgniserregend sind.

Betrachten wir zunächst die Luftverschmutzung. Feinstaubpartikel, Stickoxide aus dem Verkehr, Schwefeldioxid aus Industrieanlagen oder flüchtige organische Verbindungen aus Farben und Lösungsmitteln bilden einen gefährlichen Cocktail, der tief in unsere Lungen eindringen kann. Die Folgen reichen von chronischen Atemwegserkrankungen wie Asthma und Bronchitis über Herz-Kreislauf-Probleme bis hin zu einem erhöhten Krebsrisiko. Besonders Kinder, deren Organe sich noch in der Entwicklung befinden, und ältere Menschen mit vorbestehenden Gesundheitsproblemen sind anfällig für diese unsichtbaren Gefahren. Doch nicht nur die Außenluft ist betroffen; auch in Innenräumen können sich Schadstoffe aus Baumaterialien, Möbeln oder Reinigungsmitteln ansammeln und zu dem führen, was als „Sick-Building-Syndrom" bekannt ist, mit Symptomen wie Kopfschmerzen, Müdigkeit und Konzentrationsstörungen.

Die Verschmutzung unserer Gewässer stellt eine ebenso gravierende Bedrohung dar. Industrieabwässer, oft unzureichend geklärt, leiten Schwermetalle und chemische Substanzen in Flüsse und Seen. Aus der Landwirtschaft gelangen Pestizide, Herbizide und überschüssige Düngemittel ins Grundwasser und bedrohen so unsere Trinkwasserreservoirs. Mikroplastik, winzige Kunststoffpartikel, die aus dem Zerfall größerer Plastikteile oder aus Kosmetika und Kleidung stammen, finden sich mittlerweile in nahezu allen Gewässern und gelangen über die Nahrungskette auch in den menschlichen Körper, mit noch nicht vollständig absehbaren Langzeitfolgen. Der Konsum von kontaminiertem Wasser oder belasteten Meerestieren kann zu Vergiftungen, hormonellen Störungen und neurologischen Schäden führen.

Auch der Boden, die Grundlage unserer Ernährung, bleibt nicht verschont. Schwermetalle, langlebige organische Schadstoffe und die bereits erwähnten Pestizide und Düngemittel können sich im Erdreich anreichern und über die angebauten Pflanzen in unsere Nahrung gelangen. Diese Kontamination kann nicht nur die Bodenfruchtbarkeit langfristig schädigen, sondern auch direkte gesundheitliche Risiken für den Menschen bergen. Die Prävention von Umweltverschmutzung erfordert daher ein Umdenken auf vielen Ebenen: strengere Umweltauflagen für die Industrie, eine Förderung nachhaltiger Landwirtschaftspraktiken, innovative Technologien zur Abfallvermeidung und -behandlung sowie ein bewussteres Konsumverhalten jedes Einzelnen. Nur so können wir diesen unsichtbaren Angreifer zurückdrängen und die Reinheit unserer Lebensgrundlagen für die Zukunft sichern.

7.2 Prävention des Klimawandels und seiner Folgen: Die globale Herausforderung

Der Klimawandel ist wohl die umfassendste und potenziell verheerendste Herausforderung, vor der die Menschheit im 21. Jahrhundert steht. Er ist kein fernes Zukunftsszenario mehr, sondern eine bereits spürbare Realität, die sich in Form von häufigeren und intensiveren Extremwetterereignissen, steigenden globalen Durchschnittstemperaturen und dem Anstieg des Meeresspiegels manifestiert. Die Ursachen sind wissenschaftlich gut belegt: die massive Freisetzung von Treibhausgasen wie Kohlendioxid und Methan durch die Verbrennung fossiler Brennstoffe, industrielle Prozesse, Entwaldung und bestimmte landwirtschaftliche Praktiken. Diese Gase legen sich wie eine unsichtbare Decke um die Erde und verhindern, dass Wärme ins All entweicht, was zu einer schleichenden Erwärmung des Planeten führt.

Die gesundheitlichen Folgen des Klimawandels sind komplex und weitreichend. Hitzewellen, die immer häufiger und intensiver auftreten, stellen eine direkte Bedrohung dar, insbesondere für ältere Menschen, chronisch Kranke und Kleinkinder. Sie können zu Hitzschlag, Dehydration und einer Verschlimmerung bestehender Herz-Kreislauf- und Atemwegserkrankungen führen. Gleichzeitig verändern sich durch den Klimawandel die Verbreitungsgebiete von Krankheitsüberträgern wie Mücken und Zecken. Tropische Krankheiten wie Dengue-Fieber, Zika oder Malaria könnten somit auch in Regionen vordringen, in denen sie bisher unbekannt waren.

Veränderte Niederschlagsmuster, mit längeren Dürreperioden in einigen Gebieten und sintflutartigen Regenfällen in anderen, haben ebenfalls gravierende Auswirkungen. Dürren bedrohen die Ernährungssicherheit, führen zu Wasserknappheit und können soziale Konflikte verschärfen. Überschwemmungen hingegen kontaminieren Trinkwasserquellen, zerstören Infrastruktur und erhöhen das Risiko für den Ausbruch von Krankheiten wie Cholera. Der Anstieg des Meeresspiegels bedroht Küstengemeinden weltweit, führt zu Landverlust und kann ganze Bevölkerungsgruppen zur Migration zwingen, mit allen damit verbundenen gesundheitlichen und sozialen Belastungen.

Die Prävention des Klimawandels erfordert daher ein entschlossenes und koordiniertes Handeln auf globaler, nationaler und individueller Ebene. Der Kern der Prävention liegt in der drastischen Reduktion der Treibhausgasemissionen. Dies bedeutet einen grundlegenden Wandel unserer Energiesysteme weg von fossilen Brennstoffen hin zu erneuerbaren Energien wie Sonne, Wind und Wasserkraft. Es erfordert eine Steigerung der Energieeffizienz in allen Sektoren – von der Industrie über den Verkehr bis hin zu unseren Haushalten. Auch eine nachhaltige Land- und Forstwirtschaft, die Kohlenstoff im Boden und in der Biomasse bindet, spielt eine entscheidende Rolle. Darüber hinaus müssen wir uns an die bereits unvermeidbaren Folgen des Klimawandels anpassen, beispielsweise durch den Bau von Hochwasserschutzanlagen, die Entwicklung hitzeresistenter Pflanzensorten oder die Stärkung der Gesundheitssysteme. Der Klimawandel ist eine globale Herausforderung, die nur durch gemeinsame Anstrengungen und ein tiefgreifendes Umdenken in unserem Umgang mit den natürlichen Ressourcen unseres Planeten bewältigt werden kann. Es ist ein Wettlauf gegen die Zeit, aber einer, den wir im Interesse unserer eigenen Gesundheit und der Gesundheit zukünftiger Generationen gewinnen müssen.

7.3 Schutz der Biodiversität und Ökosysteme: Die Stabilität des Lebensnetzes bewahren

Die Erde ist Heimat einer atemberaubenden Vielfalt an Leben, von mikroskopisch kleinen Organismen bis hin zu den größten Walen, von den tiefsten Ozeangräben bis zu den höchsten Berggipfeln. Diese biologische Vielfalt, oder Biodiversität, ist nicht nur eine Quelle des Staunens und der Inspiration, sondern das Fundament stabiler und resilienter Ökosysteme. Ein Ökosystem ist ein komplexes Netzwerk aus lebenden Organismen und ihrer unbelebten Umwelt, die in ständiger Wechselwirkung zueinanderstehen. Gesunde Ökosysteme erbringen für uns Menschen unverzichtbare Dienstleistungen: Sie reinigen Luft und Wasser, bestäuben unsere Nutzpflanzen, regulieren das Klima, bilden fruchtbare Böden und schützen uns vor Naturkatastrophen. Die Bewahrung der Biodiversität und der Schutz intakter Ökosysteme sind daher keine sentimentalen Anliegen von Naturliebhabern, sondern eine existenzielle Notwendigkeit für das menschliche Wohlergehen.

Doch dieses kostbare Lebensnetz ist akut bedroht. Die Zerstörung von Lebensräumen durch die Ausdehnung von Siedlungen und landwirtschaftlichen Flächen, die Verschmutzung von Luft, Wasser und Boden, die Übernutzung natürlicher Ressourcen wie Fischbestände oder Wälder, die Einschleppung invasiver Arten und nicht zuletzt der Klimawandel führen zu einem dramatischen Verlust an Artenvielfalt. Wissenschaftler sprechen bereits vom sechsten großen Massenaussterben in der Geschichte der Erde, diesmal jedoch verursacht durch den Menschen. Jede Art, die verschwindet, ist nicht nur ein unwiederbringlicher Verlust an sich, sondern kann auch unvorhersehbare Folgen für das gesamte Ökosystem haben. Wenn Schlüsselarten, wie etwa bestimmte Bestäuberinsekten oder Raubtiere, die Populationen anderer Arten regulieren, wegfallen, kann das gesamte System ins Wanken geraten und seine Fähigkeit, lebenswichtige Dienstleistungen zu erbringen, verlieren.

Die gesundheitlichen Auswirkungen des Biodiversitätsverlustes sind vielfältig. Der Verlust von Heilpflanzen, die traditionell oder auch in der modernen Medizin genutzt werden, ist ein offensichtliches Beispiel. Aber auch die Pufferfunktion, die intakte Ökosysteme gegenüber der Ausbreitung von Krankheiten haben, ist von großer Bedeutung. Studien zeigen, dass eine hohe Artenvielfalt die Übertragung von Krankheitserregern vom Tier auf den Menschen (Zoonosen) erschweren kann. Werden Ökosysteme gestört und Lebensräume fragmentiert, können bestimmte Wirtstierarten, die Krankheitserreger in sich tragen, häufiger werden und näher an menschliche Siedlungen heranrücken, was das Risiko von Epidemien erhöht. Die aktuelle COVID-19-Pandemie hat auf dramatische Weise gezeigt, wie eng die Gesundheit von Mensch, Tier und Umwelt miteinander verknüpft ist.

Prävention im Sinne des Biodiversitätsschutzes bedeutet daher, die Ursachen des Artensterbens aktiv zu bekämpfen. Dies beinhaltet die Ausweisung und effektive Verwaltung von Schutzgebieten, die Wiederherstellung geschädigter Ökosysteme wie Moore oder Feuchtgebiete, eine nachhaltige Land- und Forstwirtschaft, die Lebensräume für wildlebende Arten erhält, und die Bekämpfung von Wilderei und illegalem Handel mit bedrohten Arten. Es bedeutet auch, unseren Konsum so zu gestalten, dass er nicht zur Zerstörung von Lebensräumen in anderen Teilen der Welt beiträgt. Indem wir die Stabilität des Lebensnetzes bewahren, sichern wir nicht nur die Schönheit und Vielfalt unseres Planeten, sondern auch unsere eigene Gesundheit und unser Überleben.

7.4 Nachhaltige Ressourcennutzung und Konsum: Verantwortungsvoll mit der Erde umgehen

Unser Planet verfügt über eine Fülle natürlicher Ressourcen – Wasser, Boden, Wälder, Mineralien, fossile Brennstoffe –, die das Fundament unserer Zivilisation und unseres Wohlstands bilden. Doch diese Ressourcen sind nicht unendlich. Die Art und Weise, wie wir sie nutzen und konsumieren, hat tiefgreifende Auswirkungen auf die Umwelt und letztlich auf unsere eigene Gesundheit und Lebensqualität. Ein nachhaltiger Umgang mit den Schätzen der Erde bedeutet, die Bedürfnisse der Gegenwart zu befriedigen, ohne die Fähigkeit zukünftiger Generationen zu gefährden, ihre eigenen Bedürfnisse zu befriedigen. Es geht um ein verantwortungsvolles Haushalten, das die Regenerationsfähigkeit der Ökosysteme respektiert und die Grenzen unseres Planeten anerkennt.

Jahrhundertelang schien es, als stünden uns die Ressourcen der Erde unbegrenzt zur Verfügung. Doch mit dem rapiden Bevölkerungswachstum und dem steigenden Pro-Kopf-Verbrauch in vielen Teilen der Welt stoßen wir zunehmend an diese Grenzen. Die Überfischung der Meere führt zum Kollaps von Fischbeständen, die Entwaldung vernichtet wertvolle Ökosysteme und beschleunigt den Klimawandel, der Abbau von Rohstoffen hinterlässt oft verwüstete Landschaften und kontaminierte Gewässer, und der exzessive Verbrauch fossiler Brennstoffe heizt nicht nur das Klima an, sondern führt auch zu Luftverschmutzung. Dieses Modell des linearen Wirtschaftens – Ressourcen entnehmen, Produkte herstellen, nutzen und dann wegwerfen – ist auf einem endlichen Planeten nicht zukunftsfähig.

Die Folgen einer nicht nachhaltigen Ressourcennutzung sind direkt mit unserer Gesundheit verknüpft. Wasserknappheit, verschärft durch Übernutzung und Verschmutzung, bedroht die Trinkwasserversorgung und Hygiene von Millionen Menschen. Bodendegradation durch nicht nachhaltige Landwirtschaftspraktiken mindert die Ernteerträge und gefährdet die Ernährungssicherheit. Der Kontakt mit Schadstoffen aus dem Bergbau oder der industriellen Produktion kann zu schweren gesundheitlichen Schäden führen. Selbst unser Konsumverhalten hat Auswirkungen: Die Produktion von kurzlebigen Gütern, die schnell zu Abfall werden, belastet die Umwelt durch Ressourcenverbrauch und Müllaufkommen.

Prävention im Kontext der Ressourcennutzung bedeutet einen Paradigmenwechsel hin zu einer Kreislaufwirtschaft. In einer solchen Wirtschaft werden Produkte so gestaltet, dass sie langlebig, reparierbar und am Ende ihrer Lebensdauer recycelbar sind. Abfälle werden nicht als Müll betrachtet, sondern als wertvolle Rohstoffe für neue Produkte. Dies erfordert Innovationen in Design und Produktion, aber auch ein Umdenken bei uns Konsumenten. Bewusster Konsum spielt eine Schlüsselrolle: Brauchen wir wirklich jedes neue Produkt? Können wir Dinge reparieren statt wegzuwerfen? Können wir Produkte aus nachhaltigen Quellen bevorzugen oder auf Sharing-Modelle zurückgreifen?

Eine nachhaltige Ressourcennutzung umfasst auch den verantwortungsvollen Umgang mit Energie. Die Steigerung der Energieeffizienz und der Umstieg auf erneuerbare Energiequellen sind nicht nur für den Klimaschutz, sondern auch für die Schonung von Ressourcen unerlässlich. Ebenso wichtig ist ein nachhaltiger Umgang mit Wasser, beispielsweise durch wassersparende Technologien in der Landwirtschaft und Industrie sowie durch einen bewussten Wasserverbrauch in den Haushalten. Der Übergang zu einer nachhaltigen Ressourcennutzung und einem verantwortungsvollen Konsum ist eine komplexe Aufgabe, die politische Rahmenbedingungen, technologische Innovationen und eine Veränderung gesellschaftlicher Normen und individueller Verhaltensweisen erfordert. Doch es ist ein notwendiger Schritt, um sicherzustellen, dass die Erde auch für kommende Generationen ein lebenswerter Ort bleibt, der uns mit allem versorgt, was wir zum Leben brauchen.

7.5 Umweltbildung und Bewusstseinsbildung: Wissen als Schlüssel zum Handeln

Die Bewältigung der komplexen Umweltprobleme unserer Zeit – von der Verschmutzung über den Klimawandel und den Biodiversitätsverlust bis hin zur nicht nachhaltigen Ressourcennutzung – erfordert nicht nur technologische Lösungen und politische Weichenstellungen, sondern vor allem ein tiefgreifendes Verständnis und ein verändertes Bewusstsein in der gesamten Gesellschaft. Wissen ist der Schlüssel zum Handeln. Nur wer die Zusammenhänge versteht, die Auswirkungen des eigenen Handelns erkennt und die Dringlichkeit der Lage begreift, wird bereit sein, Veränderungen im eigenen Leben vorzunehmen und sich für einen umfassenden Schutz unserer natürlichen Umwelt einzusetzen. Umweltbildung und Bewusstseinsbildung sind daher zentrale Säulen der Prävention im Kontext von Natur und Umwelt.

Umweltbildung beginnt idealerweise schon im Kindesalter. Kinder haben eine natürliche Neugier und eine enge Verbindung zur Natur. Durch spielerisches Entdecken und Erleben in der Natur können grundlegende ökologische Kenntnisse vermittelt und ein Gefühl der Wertschätzung für die Umwelt geweckt werden. Schulen spielen hier eine entscheidende Rolle, indem sie Umweltthemen fächerübergreifend in den Lehrplan integrieren und den Schülern ermöglichen, Natur direkt zu erfahren, sei es im Schulgarten, bei Exkursionen oder in Projekten. Doch Umweltbildung ist ein lebenslanger Prozess, der weit über die Schule hinausgeht. Auch in der Erwachsenenbildung, an Universitäten, in Betrieben und durch öffentliche Informationskampagnen muss das Wissen über Umweltprobleme und nachhaltige Lösungsansätze kontinuierlich erweitert und vertieft werden.

Bewusstseinsbildung zielt darauf ab, nicht nur Wissen zu vermitteln, sondern auch Haltungen und Werte zu beeinflussen. Es geht darum, ein Verständnis dafür zu schaffen, dass wir Menschen Teil der Natur sind und nicht über ihr stehen. Es geht darum, die ethische Verantwortung zu erkennen, die wir für den Erhalt der Schöpfung und für zukünftige Generationen tragen. Medien spielen hierbei eine wichtige Rolle, indem sie komplexe Umweltthemen verständlich aufbereiten, über positive Beispiele für nachhaltiges Handeln berichten und zu einem kritischen Diskurs anregen. Auch Kunst und Kultur können kraftvolle Instrumente sein, um Emotionen zu wecken und Menschen für die Schönheit und Verletzlichkeit unserer Umwelt zu sensibilisieren.

Ein zentrales Ziel von Umweltbildung und Bewusstseinsbildung ist es, Menschen zu befähigen, informierte Entscheidungen zu treffen und aktiv zu werden. Dies kann auf vielfältige Weise geschehen: durch umweltfreundliches Verhalten im Alltag, wie Mülltrennung, Energiesparen oder den Kauf regionaler und saisonaler Produkte; durch bürgerschaftliches Engagement in Umweltorganisationen oder lokalen Initiativen; durch die Teilnahme an politischen Entscheidungsprozessen oder durch die Wahl von Berufen, die zu einer nachhaltigen Entwicklung beitragen. Es ist wichtig, das Gefühl der Ohnmacht angesichts der globalen Umweltprobleme zu überwinden und zu erkennen, dass jeder Einzelne einen Beitrag leisten kann und dass gemeinsames Handeln eine enorme Wirkung entfalten kann.

Die Förderung von Umweltbildung und Bewusstseinsbildung ist eine Investition in die Zukunft. Sie legt den Grundstein für eine Gesellschaft, die die natürlichen Lebensgrundlagen respektiert, schützt und nachhaltig nutzt. Indem wir das Wissen über die komplexen Zusammenhänge in unserer Umwelt erweitern und ein tiefes Bewusstsein für deren Wert entwickeln, schaffen wir die Voraussetzung dafür, die Gesundheit unseres gemeinsamen Hauses langfristig zu sichern und damit auch unsere eigene Gesundheit und Lebensqualität zu bewahren. Denn das Verständnis der Welt um uns herum ist der erste Schritt, um sie zum Besseren zu verändern.

Der Schutz unseres Planeten ist keine Bürde, sondern eine Chance – die Chance, eine gesündere, gerechtere und nachhaltigere Zukunft für alle zu gestalten. Indem wir präventiv handeln, um unsere Umwelt zu schützen, investieren wir in das kostbarste Gut, das wir besitzen: das Leben selbst, in all seiner Vielfalt und Schönheit, auf diesem einzigartigen Planeten, unserem gemeinsamen Haus.

Kommentierte Literaturhinweise

Für Abschnitt 1. Umweltverschmutzung und ihre gesundheitlichen Auswirkungen: Der unsichtbare Angreifer

1. **World Health Organization (WHO). (2021).** ***WHO global air quality guidelines: Particulate matter (PM2.5 and PM10), ozone, nitrogen dioxide, sulfur dioxide and carbon monoxide*. Geneva: World Health Organization.** Dieses Dokument ist eine maßgebliche globale Referenz. Es liefert wissenschaftlich fundierte Grenzwerte für die wichtigsten Luftschadstoffe und detailliert deren gesundheitliche Auswirkungen. Unverzichtbar, um die Tragweite der Luftverschmutzung als Gesundheitsrisiko zu verstehen und präventive Maßnahmen abzuleiten. Frei zugänglich.
2. **Landrigan, P. J., Fuller, R., Acosta, N. J. R., et al. (2018). The Lancet Commission on pollution and health. *The Lancet, 391*(10119), 462–512.**
Ein umfassender und wegweisender Bericht, der die globalen Auswirkungen verschiedener Arten von Umweltverschmutzung (Luft, Wasser, Boden, Chemikalien) auf die menschliche Gesundheit analysiert. Er quantifiziert die Krankheitslast und die ökonomischen Kosten und fordert dringende politische Maßnahmen. Eine Schlüssellektüre, um die Komplexität und Dringlichkeit des Themas zu erfassen.
3. **Umweltbundesamt (UBA). (Regelmäßige Publikationen und Berichte).** ***Daten zur Umwelt: Umwelt und Gesundheit*. (z. B. spezifische Berichte zu Lärm, Chemikalien, Wasserqualität). Dessau-Roßlau: Umweltbundesamt.**
Das UBA als deutsche Fachbehörde veröffentlicht regelmäßig detaillierte Berichte und Datensammlungen zur Umweltsituation in Deutschland, einschließlich der spezifischen gesundheitlichen Auswirkungen verschiedener Schadstoffe und Umweltbelastungen. Diese sind besonders relevant für den nationalen Kontext und bieten konkrete Daten und Bewertungen. Viele Publikationen sind online frei verfügbar und oft auch in verständlicher Sprache aufbereitet (z. B. „Umwelt und Gesundheit: Ein Thema für alle“).

Für Abschnitt 2. Prävention des Klimawandels und seiner Folgen: Die globale Herausforderung

1. **Intergovernmental Panel on Climate Change (IPCC). (2022).** ***Climate Change 2022: Impacts, Adaptation and Vulnerability. Contribution of Working Group II to the Sixth Assessment Report of the Intergovernmental Panel on Climate Change*. Cambridge University Press.**
Der IPCC-Bericht ist der weltweit umfassendste und wissenschaftlich fundierteste Sachstandsbericht zu den Auswirkungen des Klimawandels und den Anpassungsmöglichkeiten. Er beschreibt detailliert die bereits beobachteten und prognostizierten gesundheitlichen Folgen und betont die Notwendigkeit präventiver Anpassungs- und

Minderungsstrategien. Eine zentrale Quelle für jede fundierte Auseinandersetzung mit dem Thema. Die Zusammenfassungen für politische Entscheidungsträger (SPM) sind gut verständlich.

2. **World Health Organization (WHO). (2023).** ***Climate change and health.*** **(Fact sheet and related publications). Geneva: World Health Organization.**
   Die WHO bietet eine Reihe von Publikationen und Faktenblättern, die spezifisch die komplexen Zusammenhänge zwischen Klimawandel und menschlicher Gesundheit beleuchten. Sie erklären die direkten (z. B. Hitzewellen, Extremwetter) und indirekten (z. B. Ausbreitung von Infektionskrankheiten, Ernährungsunsicherheit) Gesundheitsrisiken und skizzieren präventive Ansätze im Gesundheitssektor. Sehr zugänglich und auf den Punkt gebracht.
3. **Rahmstorf, S., & Schellnhuber, H. J. (2018).** ***Der Klimawandel.*** **C.H. Beck Wissen (8. Auflage oder aktueller).**
   Ein kompaktes und wissenschaftlich sehr fundiertes Buch von zwei führenden deutschen Klimaforschern. Es erklärt die Ursachen und Folgen des Klimawandels auf verständliche Weise und diskutiert Lösungsansätze. Eignet sich hervorragend als Einstieg und zur Vertiefung des Verständnisses der globalen Herausforderung aus einer wissenschaftlichen Perspektive, auch im Hinblick auf Präventionsnotwendigkeiten.

Für Abschnitt 3. Schutz der Biodiversität und Ökosysteme: Die Stabilität des Lebensnetzes bewahren

1. **Intergovernmental Science-Policy Platform on Biodiversity and Ecosystem Services (IPBES). (2019).** ***Global assessment report on biodiversity and ecosystem services.*** **IPBES secretariat, Bonn, Germany.**
   Analog zum IPCC für Klimafragen ist der IPBES-Global-Assessment-Report die umfassendste globale wissenschaftliche Bewertung des Zustands der Biodiversität und der Ökosystemleistungen. Er zeigt dramatisch den Verlust an Artenvielfalt auf, analysiert die Treiber und die Folgen für das menschliche Wohlbefinden, einschließlich gesundheitlicher Aspekte (z. B. „One Health"-Ansatz), und skizziert notwendige transformative Veränderungen. Die Zusammenfassung ist auch hier sehr empfehlenswert.
2. **Secretariat of the Convention on Biological Diversity (SCBD). (2020).** ***Global Biodiversity Outlook 5.*** **Montreal.**
   Dieser Bericht bewertet die Fortschritte bei der Erreichung der globalen Biodiversitätsziele (Aichi-Ziele) und identifiziert die Herausforderungen. Er unterstreicht die Bedeutung der Biodiversität für menschliche Gesundheit, Ernährungssicherheit und Klimaresilienz und betont die Notwendigkeit integrierter Ansätze zum Schutz und zur nachhaltigen Nutzung. Ein wichtiges Dokument für das Verständnis der politischen Dimension des Biodiversitätsschutzes.

3. **Bundesamt für Naturschutz (BfN). (Hrsg.). (Regelmäßige Berichte und Studien, z. B. *Naturbewusstsein Studie*, Berichte zur Lage der Natur). Bonn: BfN.**
Das BfN ist die zentrale deutsche Behörde für den wissenschaftlichen Naturschutz. Die Veröffentlichungen bieten fundierte Analysen zum Zustand der Biodiversität in Deutschland, zu den Ursachen des Artenrückgangs und zu Schutzstrategien. Die *Naturbewusstsein Studie* gibt zudem Einblicke in die gesellschaftliche Wahrnehmung und Wertschätzung von Natur und Biodiversität, was für präventive Kommunikationsstrategien relevant ist.

Für Abschnitt 4. Nachhaltige Ressourcennutzung und Konsum: Verantwortungsvoll mit der Erde umgehen

1. **United Nations Environment Programme (UNEP). (2019). *Global Resources Outlook 2019: Natural Resources for the Future We Want.* International Resource Panel. Nairobi, Kenya.** (Oder aktuellere Ausgaben, falls verfügbar). Dieser Bericht des International Resource Panel analysiert globale Trends im Ressourcenverbrauch und dessen Auswirkungen auf Umwelt und Wirtschaft. Er zeigt auf, wie eine Entkopplung von Wirtschaftswachstum und Ressourcenverbrauch sowie Umweltbelastungen gelingen kann und welche politischen Maßnahmen dafür notwendig sind. Fundamental für das Verständnis der Dringlichkeit und der Lösungsansätze für nachhaltige Ressourcennutzung.
2. **Umweltbundesamt (UBA). (2021 oder aktueller). *Ressourcenschonung – Das Maßnahmenprogramm des Umweltbundesamtes.* Dessau-Roßlau: Umweltbundesamt.**
Das UBA legt hier konkrete Vorschläge und Strategien vor, wie Ressourcenschonung in Deutschland umgesetzt werden kann. Es adressiert verschiedene Sektoren und Konsumbereiche und ist somit eine praxisnahe Quelle für präventive Maßnahmen und politische Instrumente im nationalen Kontext.
3. **Paech, N. (2012). *Befreiung vom Überfluss: Auf dem Weg in die Postwachstumsökonomie.* oekom verlag.**
Dieses viel diskutierte Buch stellt das vorherrschende Wachstumsdogma kritisch in Frage und plädiert für eine grundlegende Neuausrichtung hin zu einer suffizienzorientierten Wirtschaft und einem nachhaltigeren Konsumverhalten. Es bietet eine radikale, aber wichtige Perspektive auf die Notwendigkeit, unseren Umgang mit Ressourcen und Konsum grundlegend zu überdenken, um präventiv planetare Grenzen zu wahren. Inspirierend für ein tiefer gehendes Umdenken.

Für Abschnitt 5. Umweltbildung und Bewusstseinsbildung: Wissen als Schlüssel zum Handeln

1. **UNESCO. (2017). *Education for Sustainable Development Goals: Learning Objectives.* Paris: UNESCO.** (Und neuere Rahmenwerke wie „ESD for 2030"). Die UNESCO ist die federführende UN-Organisation für Bildung für nachhaltige Entwick-

lung (BNE). Dieses Dokument (und verwandte Publikationen) definiert Lernziele und Kompetenzen, die notwendig sind, um Menschen zu befähigen, zu einer nachhaltigen Entwicklung beizutragen. Es bietet einen exzellenten Rahmen für die Konzeption von Bildungsangeboten, die Wissen und Handlungskompetenz im Umweltbereich fördern.

2. **De Haan, G. (2010). The development of ESD-related competencies in supportive institutional frameworks.** ***International Review of Education*****,** ***56*****(2–3), 315–328.** (Oder aktuellere zusammenfassende Werke von de Haan oder anderen führenden BNE-Forschern).
   Gerhard de Haan ist einer der führenden deutschen Forscher im Bereich Bildung für nachhaltige Entwicklung. Seine Arbeiten analysieren, welche Kompetenzen (Gestaltungskompetenz) für BNE zentral sind und wie Bildungsprozesse gestaltet werden müssen, um diese zu fördern. Dieser Artikel (oder ähnliche) gibt einen guten Einblick in die theoretischen Grundlagen und empirischen Befunde der BNE-Forschung.
3. **Bundesministerium für Bildung und Forschung (BMBF) & Deutsche UNESCO-Kommission (DUK). (Hrsg.).** ***Nationaler Aktionsplan Bildung für nachhaltige Entwicklung*****. (Aktuelle Fassung).**
   Dieser Aktionsplan legt die Strategie und die Maßnahmen zur Verankerung von Bildung für nachhaltige Entwicklung in allen Bildungsbereichen in Deutschland fest. Er ist ein wichtiges Dokument, um die politischen Rahmenbedingungen und die Zielsetzungen von Umweltbildung und BNE im deutschen Kontext zu verstehen und aufzuzeigen, welche Strukturen und Initiativen existieren.

Wie Pflanzen und Insekten Überlebensstrategien meistern

8

Einleitung: Prävention als universelles Naturprinzip
Wir Menschen neigen dazu, Prävention als eine Errungenschaft unserer zivilisatorischen Entwicklung zu betrachten. Wir verbinden sie mit vorausschauender Finanzplanung, regelmäßigen Gesundheitschecks beim Arzt, dem Anlegen von Sicherheitsgurten oder den komplexen Risikobewertungen, die ganzen Volkswirtschaften zugrunde liegen. Es ist das rationale Kalkül, das uns vor drohendem Unheil bewahren soll. Doch dieser Blick ist verkürzt, beinahe narzisstisch, denn er übersieht, dass das Prinzip der Vorsorge keine menschliche Erfindung ist. Es ist ein universelles Gesetz des Lebens, ein tief in der Architektur der Natur verankertes Drehbuch, das seit Jahrmillionen das Überleben von unzähligen Arten sichert. Lange bevor der erste Mensch einen Gedanken an die Zukunft verschwendete, hatten Pflanzen und Insekten bereits Strategien der Prävention zu einer wahren Meisterschaft entwickelt, die von molekularen Schutzschilden bis zu erstaunlich komplexen sozialen Systemen reichen. Ihre stillen, aber unermüdlichen Vorsorgemaßnahmen sind nicht nur eine Lektion in evolutionärer Genialität, sondern auch das Fundament, auf dem die Stabilität unserer Ökosysteme ruht. Ein genaueres Hinsehen offenbart eine Welt, in der Prävention nicht die Ausnahme, sondern die alles bestimmende Regel ist – entscheidend für die Fruchtbarkeit unserer Böden, die Vielfalt des Lebens und letztlich auch für unser eigenes Wohlergehen.

8.1 Die grüne Festung: Präventive Strategien der Pflanzen

Um dieses Prinzip in seiner ganzen Tiefe zu ergründen, wenden wir unseren Blick zunächst dem stillen, aber keineswegs wehrlosen Reich der Pflanzen zu. Eine Pflanze ist an den Ort ihrer Geburt gefesselt. Diese Sesshaftigkeit, diese Unfähigkeit zur Flucht, stellt sie vor eine permanente existenzielle Herausforderung. Sie kann einem gefräßigen Reh nicht

U. Karrenberg, *Prävention*, https://doi.org/10.1007/978-3-662-72161-2_8

davonlaufen, sich nicht vor einem herannahenden Pilzsporensturm in Sicherheit bringen oder bei Dürre an einen See umziehen. Ihre Existenz ist ein fortwährendes Ausharren, ein Standhalten gegen eine Myriade von Bedrohungen. Aus dieser scheinbaren Schwäche erwuchs im Laufe der Evolution jedoch eine beeindruckende Stärke: die Entwicklung einer grünen Festung, deren Verteidigungsanlagen so subtil wie wirkungsvoll sind. Die Prävention ist hier keine bewusste Entscheidung, sondern in die Biochemie und Morphologie jedes Blattes, jedes Stängels und jeder Wurzel eingeschrieben.

Das Fundament dieser Verteidigung liegt auf der unsichtbaren, molekularen Ebene. Man könnte von einem pflanzlichen Immunsystem sprechen, das jedoch fundamental anders operiert als das unsere. Anstatt auf mobile Abwehrzellen zu setzen, kommandiert die Pflanze ein gewaltiges chemisches Arsenal. Sie ist eine Meisterin der organischen Synthese und produziert eine schier unendliche Vielfalt an sogenannten sekundären Pflanzenstoffen. Diese Moleküle sind nicht direkt am Wachstum oder an der Photosynthese beteiligt, sondern dienen fast ausschließlich der Prävention und Abwehr. Es sind Alkaloide wie das Nikotin im Tabak, das Nervengift für die meisten Insekten ist, oder das Koffein in der Kaffeebohne, das nicht nur uns wach macht, sondern auch Schädlinge am Fressen hindert. Es sind Terpene, die für den Duft von Minze oder Zitrusfrüchten verantwortlich sind – für uns angenehm, für viele Insekten ein klares Stoppsignal. Phenolische Verbindungen wie die Tannine in der Rinde von Eichen machen das Gewebe für Angreifer schwer verdaulich und wirken wie ein präventiver Gerbstoff, der Pilzen und Bakterien den Nährboden entzieht. Diese chemische Rüstung wird nicht erst im Angriffsfall hochgefahren; sie ist permanent vorhanden, ein stiller, allgegenwärtiger Schutzschild, der potenzielle Feinde abschreckt, bevor sie überhaupt nennenswerten Schaden anrichten können.

Doch die pflanzliche Vorsorge beschränkt sich nicht auf die Biochemie. Sie ist auch handfest und sichtbar in die Struktur der Pflanze eingewoben. Die dornenbewehrten Zweige einer Rose oder die spitzen Stacheln einer Distel sind keine Laune der Natur, sondern eine klare, physische Botschaft an jedes größere Tier: „Friss mich nicht!" Diese Barrieren sind die erste und oft effektivste Verteidigungslinie. Eine dicke, wachsartige Schicht auf den Blättern, die Kutikula, schützt nicht nur vor Wasserverlust, sondern bildet auch eine undurchdringliche Oberfläche, an der Pilzsporen kaum Halt finden und die für kleine Insektenmäuler schwer zu knacken ist. Eine dichte Behaarung, die sogenannten Trichome, kann ein Mikroklima schaffen, das für Pilze ungünstig ist, oder Insekten den Weg zur Blattoberfläche versperren. Es ist eine Architektur der Abschreckung, die ohne einen einzigen Tropfen Gift auskommt und rein auf mechanischer Prävention beruht.

8.2 Menschliche Prävention im Pflanzenschutz: Von der Natur lernen

Der Mensch, als aufmerksamer Beobachter und Nutzer der Natur, hat diese Prinzipien über Jahrtausende verinnerlicht und eigene präventive Maßnahmen entwickelt, um die pflanzlichen Verbündeten, die ihn ernähren, zu schützen. Die Züchtung resistenter Sorten ist wohl die älteste Form dieser menschengemachten Prävention. Schon frühe Bauern wählten intuitiv jene Pflanzen für die nächste Aussaat aus, die Krankheiten am besten widerstanden oder von Schädlingen gemieden wurden. Heute hat die moderne Biotechnologie diesen Prozess revolutioniert. Wir können nun gezielt Resistenzgene identifizieren und in Nutzpflanzen einbringen. Ein bekanntes Beispiel sind Bt-Pflanzen, etwa Bt-Mais oder -Baumwolle. Ihnen wurde ein Gen des Bakteriums *Bacillus thuringiensis* eingefügt, das die Pflanze befähigt, ein für bestimmte Insektenlarven tödliches Protein zu produzieren. Für den Menschen und andere Tiere ist dieses Protein harmlos, doch für den Maiszünsler oder den Baumwollkapselwurm ist die Pflanze von vornherein eine ungenießbare, tödliche Falle. Der Befall wird so verhindert, bevor er überhaupt beginnt.

Parallel dazu hat sich in der Land- und Forstwirtschaft ein ganzes Bündel an kulturtechnischen Maßnahmen etabliert, die im Kern präventiv wirken. All diese Ansätze münden im Konzept des Integrierten Pflanzenschutzes (IPS), einer Philosophie, die der Prävention klar den Vorrang gibt. Eine durchdachte Fruchtfolge, bei der nicht Jahr für Jahr dieselbe Kultur auf demselben Acker angebaut wird, durchbricht gezielt die Lebenszyklen von Schädlingen und Krankheiten, die auf eine bestimmte Wirtspflanze spezialisiert sind. Ihnen wird präventiv die Lebensgrundlage entzogen. Die sorgfältige Wahl des Standorts und des optimalen Saatzeitpunkts sorgt dafür, dass die Pflanze unter den bestmöglichen Bedingungen wächst und ihre natürlichen Abwehrkräfte voll entfalten kann. Die Pflege der Bodengesundheit, etwa durch die Anreicherung mit organischem Material, fördert ein reiches Bodenleben, zu dem auch nützliche Mikroorganismen wie Mykorrhiza-Pilze gehören. Diese Pilze gehen eine Symbiose mit den Pflanzenwurzeln ein, verbessern deren Nährstoff- und Wasseraufnahme und stärken so präventiv die Widerstandskraft der gesamten Pflanze.

Ergänzt wird dies durch die biologische Schädlingskontrolle, bei der Nützlinge – die natürlichen Feinde von Schadinsekten – gezielt gefördert oder freigesetzt werden. Marienkäfer gegen Blattläuse, Schlupfwespen gegen die Eier von Schmetterlingsraupen; sie bilden eine lebende, präventive Polizei, die Schädlinge in Schach hält. Auf globaler Ebene schließlich sind strenge Quarantänemaßnahmen für den internationalen Handel mit Pflanzen und Saatgut unerlässlich, um die Einschleppung neuer, potenziell verheerender Krankheiten und Schädlinge von vornherein zu unterbinden.

8.3 Kleine Strategen: Präventive Meisterleistungen der Insekten

Doch die Pflanzen sind nicht die einzigen Protagonisten in diesem evolutionären Schauspiel der Vorsorge. Wenden wir uns ihren Gegenspielern, Partnern und Nachbarn zu: den Insekten. Auch ihre Welt, so flüchtig und kurzlebig sie uns erscheinen mag, ist durchdrungen von präventiven Meisterleistungen. Die natürliche Prävention im Reich der Insekten ist ein Kaleidoskop an genialen Anpassungen. Es beginnt bereits bei der Fortpflanzung. Die Wahl des Ortes für die Eiablage ist selten zufällig, sondern eine hoch strategische Entscheidung. Viele Schmetterlinge legen ihre Eier nur auf einer einzigen Pflanzenart ab, der Wirtspflanze, die nicht nur Nahrung für die schlüpfenden Raupen bietet, sondern oft auch giftige Inhaltsstoffe enthält. Die Raupen nehmen diese Gifte auf und lagern sie in ihrem Körper ein, was sie selbst für Fressfeinde ungenießbar macht.

Einmal geschlüpft, greifen unzählige weitere präventive Mechanismen. Ähnlich wie Pflanzen produzieren viele Insekten chemische Abwehrstoffe, die sie bei Gefahr absondern. Tarnung, die sogenannte Krypsis, ist eine weitere allgegenwärtige Form der Prävention. Ein Grashüpfer, der mit dem Grün eines Halmes verschmilzt oder eine Stabheuschrecke, die sich von einem trockenen Ästchen nicht unterscheiden lässt – sie alle vermeiden es, überhaupt erst als potenzielle Beute erkannt zu werden. Einen Schritt weiter geht die Mimikry, die Nachahmung anderer, meist wehrhafter oder giftiger Arten. Harmlose Schwebfliegen etwa tragen das gelb-schwarze Warnkleid von Wespen und täuschen so Fressfeinden eine Gefahr vor, die gar nicht existiert.

Die vielleicht faszinierendste Form der Vorsorge findet sich jedoch bei den sozial lebenden Insekten wie Ameisen, Bienen und Termiten. In ihren dicht bevölkerten Staaten, in denen Tausende von Individuen auf engstem Raum zusammenleben, wäre die Ausbreitung von Krankheiten katastrophal. Deshalb haben diese Gesellschaften erstaunliche kollektive Hygieneverhalten entwickelt, eine Art soziale Prävention. Bei Honigbienen etwa gibt es spezialisierte Arbeiterinnen, deren Aufgabe es ist, den Bienenstock sauber zu halten. Sie entfernen tote Artgenossen, Abfall und befallene Brut unverzüglich aus dem Stock. Ameisen pflegen regelrechte Mülldeponien außerhalb ihres Nestes und nutzen antimikrobielle Substanzen, um ihre Nester quasi zu desinfizieren. Diese soziale Immunität ist ein Paradebeispiel dafür, wie durch koordiniertes, präventives Verhalten das Wohl der gesamten Gemeinschaft gesichert wird.

8.4 Der Mensch und die Insekten: Eine zweigeteilte Prävention

Die menschlichen Eingriffe in die Welt der Insekten sind von einer bemerkenswerten Dualität geprägt. Auf der einen Seite steht die Prävention von Schäden, die Insekten in der Landwirtschaft oder als Krankheitsüberträger verursachen können. Hier kommen hoch entwickelte Monitoring-Systeme zum Einsatz. Pheromonfallen beispielsweise locken mit Sexuallockstoffen spezifische Schadinsekten an und dienen als Frühwarnsystem. Physikalische Barrieren wie engmaschige Insektenschutznetze oder Leimringe sind einfache, aber effektive präventive Methoden. Ein besonders elegantes biotechnisches Verfahren ist die Sterile-Insekten-Technik (SIT). Dabei werden massenhaft sterilisierte Männchen freigelassen, die sich mit wildlebenden Weibchen verpaaren, ohne dass Nachwuchs entsteht. So kann eine Schädlingspopulation zusammenbrechen, ohne dass ein Tropfen Gift eingesetzt werden muss.

Dieser Aspekt leitet direkt über zur Prävention von durch Insekten übertragenen Krankheiten, der sogenannten Vektorkontrolle. Der Kampf gegen die Anopheles-Mücke zur Eindämmung von Malaria, gegen die Aedes-Mücke zur Kontrolle des Dengue-Fiebers oder gegen Zecken zur Prävention von Borreliose und FSME ist im Kern nichts anderes als der Versuch, die Übertragungskette gefährlicher Pathogene zu durchbrechen. Persönliche Schutzmaßnahmen wie Repellents oder imprägnierte Moskitonetze sind hier die wichtigsten Werkzeuge der individuellen Vorsorge.

Auf der anderen Seite dieser Dualität rückt angesichts des dramatischen globalen Insektensterbens der Schutz und die Förderung der unzähligen nützlichen Insektenarten immer stärker in den Fokus. Hier verkehrt sich die menschliche Prävention ins Positive. Präventive Maßnahmen zum Erhalt von Bestäubern wie Wildbienen, Hummeln und Schmetterlingen sind für die Funktionsfähigkeit unserer Ökosysteme von existenzieller Bedeutung. Dazu gehört die bewusste Schaffung und der Erhalt von Lebensräumen: das Anlegen von Blühflächen, das Stehenlassen von Totholz als Nistplätze oder der Schutz von alten Bäumen. Eine entscheidende präventive Maßnahme ist hier die drastische Reduktion des Einsatzes von breit wirksamen Pestiziden. *Die Förderung von Biodiversität wird so zur höchsten Form der Prävention.*

8.5 Synthese: Das verwobene Netz des Lebens und unsere Verantwortung

Wenn wir diese beiden Welten – die der Pflanzen und die der Insekten – zusammen betrachten, erkennen wir, dass ihre präventiven Strategien kein isoliertes Phänomen sind. Sie sind untrennbar miteinander verwoben und bilden ein komplexes, dynamisches Netz des Lebens. Die chemische Abwehr einer Pflanze treibt die Evolution von Resistenzmechanismen bei einem Insekt an. Die Form einer Blüte ist perfekt an den Rüssel ihres Bestäubers angepasst, eine Ko-Evolution, die beiden Arten präventiv das Überleben sichert. Dieses fein austarierte System erbringt für uns Menschen unverzichtbare Ökosystemdienstleistungen, von der Bestäubung unserer Nutzpflanzen über die natürliche Regulierung von Schädlingen bis hin zur Erhaltung der Bodenfruchtbarkeit.

Störungen in diesem präventiven Gefüge, sei es durch den Verlust von Lebensräumen, die Auswirkungen des Klimawandels oder den unbedachten Einsatz von chemischen Substanzen, können daher weitreichende und oft unvorhersehbare Folgen haben. Eine Kaskade von Effekten kann ausgelöst werden, die ganze Nahrungsnetze destabilisiert und die Resilienz von Ökosystemen schwächt. Ein tiefgreifendes Verständnis dieser natürlichen Präventionsmechanismen ist deshalb weit mehr als eine faszinierende akademische Übung. Es ist eine dringende Notwendigkeit für ein nachhaltiges Management unserer natürlichen Ressourcen und eine Grundvoraussetzung für den Erhalt jener Biodiversität, von der letztlich unser eigenes Wohlergehen abhängt. Die Natur, in ihrer stillen und beständigen Weisheit, beugt vor. Wir wären gut beraten, es ihr nachzutun – indem wir ihre genialen Strategien nicht nur bewundern, sondern sie aktiv schützen, nutzen und als Leitbild für unser eigenes Handeln auf diesem Planeten begreifen.

Kommentiertes Literaturverzeichnis

Für Abschnitt Einleitung: Prävention als universelles Naturprinzip

1. **Dawkins, Richard:** ***Das egoistische Gen*** **(Originaltitel:** ***The Selfish Gene*****)** Dieses Werk ist ein Meilenstein der populärwissenschaftlichen Literatur und hat das Verständnis von Evolution revolutioniert. Dawkins stellt die These auf, dass die Evolution aus der Perspektive der Gene betrachtet werden muss, die „Überlebensmaschinen" (also die Lebewesen) bauen, um sich selbst zu replizieren. Dieses Konzept liefert eine kraftvolle theoretische Grundlage für das Verständnis, warum präventive Überlebensstrategien kein Zufall sind, sondern ein fundamentaler Mechanismus, der tief in der Logik des Lebens verankert ist. Es ist brillant geschrieben und ideal, um das „universelle Naturprinzip" der Selbsterhaltung auf seiner grundlegendsten Ebene zu verstehen.
2. **Reichholf, Josef H.:** ***Evolution. Eine kurze Einführung in die Entstehung der Vielfalt*** Für Leser, die eine kompakte und dennoch umfassende deutschsprachige Einführung in die Evolutionstheorie suchen, ist dieses Buch von Josef H. Reichholf, einem der renommiertesten deutschen Evolutionsbiologen, ideal. Es erklärt die grundlegenden Mechanismen wie Selektion, Anpassung und Artbildung auf sehr anschauliche Weise. Das Buch eignet sich hervorragend, um die im Kapitel angerissene Gegenüberstellung von menschlicher und natürlicher Prävention mit einem soliden evolutionsbiologischen Fundament zu untermauern.

Für Abschnitt 1. Die grüne Festung: Präventive Strategien der Pflanzen

1. **Dawkins, Richard:** ***Das egoistische Gen*** **(Originaltitel:** ***The Selfish Gene*****)** Dieses Werk ist ein Meilenstein der populärwissenschaftlichen Literatur und hat das Verständnis von Evolution revolutioniert. Dawkins stellt die These auf, dass die Evolution aus der Perspektive der Gene betrachtet werden muss, die „Überlebensmaschinen" (also die Lebewesen) bauen, um sich selbst zu replizieren. Dieses Konzept liefert eine kraftvolle theoretische Grundlage für das Verständnis, warum präventive Überlebensstrategien kein Zufall sind, sondern ein fundamentaler Mechanismus, der tief in der Logik des Lebens verankert ist. Es ist brillant geschrieben und ideal, um das „universelle Naturprinzip" der Selbsterhaltung auf seiner grundlegendsten Ebene zu verstehen.

2. **Reichholf, Josef H.:** ***Evolution. Eine kurze Einführung in die Entstehung der Vielfalt***
   Für Leser, die eine kompakte und dennoch umfassende deutschsprachige Einführung in die Evolutionstheorie suchen, ist dieses Buch von Josef H. Reichholf, einem der renommiertesten deutschen Evolutionsbiologen, ideal. Es erklärt die grundlegenden Mechanismen wie Selektion, Anpassung und Artbildung auf sehr anschauliche Weise. Das Buch eignet sich hervorragend, um die im Kapitel angerissene Gegenüberstellung von menschlicher und natürlicher Prävention mit einem soliden evolutionsbiologischen Fundament zu untermauern.

Für Abschnitt 2. Menschliche Prävention im Pflanzenschutz: Von der Natur lernen

1. **Schopfer, Peter & Brennicke, Axel:** ***Pflanzenphysiologie***
   Dies ist ein deutsches Standardlehrbuch der Pflanzenphysiologie. Es bietet wissenschaftlich fundierte und detaillierte Kapitel zur Stressphysiologie und zu sekundären Pflanzenstoffen. Wer die molekularen und chemischen Abwehrmechanismen – das „chemische Arsenal" der Pflanzen – exakt und in aller Tiefe nachvollziehen möchte, findet hier die wissenschaftliche Grundlage. Es ist die perfekte Quelle für Studierende und alle, die eine akademische Auseinandersetzung mit dem Thema suchen.
1. **Hartmann, Thomas: „Chemical Ecology of Plant-Herbivore Interactions" in** ***Plant-Insect Interactions*** **(Hrsg. von E. A. Bernays)**
   Dieser wissenschaftliche Aufsatz (und ähnliche in der Fachliteratur zur chemischen Ökologie) geht spezifisch auf die Co-Evolution von Pflanzenabwehr und Insektenanpassung ein. Hartmann war einer der führenden Köpfe auf diesem Gebiet. Seine Arbeiten erklären meisterhaft, wie das „Wettrüsten" zwischen Pflanzen und Herbivoren die enorme Vielfalt an sekundären Pflanzenstoffen hervorgebracht hat. Dies ist eine Lektüre für Fortgeschrittene, die das dynamische und evolutionäre Zusammenspiel hinter der „grünen Festung" verstehen wollen.

Für Abschnitt 3. Kleine Strategen: Präventive Meisterleistungen der Insekten

1. **Hölldobler, Bert & Wilson, Edward O.:** ***Ameisen: Die Entdeckung einer faszinierenden Welt*** **(Originaltitel:** ***Journey to the Ants*****)**
   Dies ist die zugängliche und brillant geschriebene Zusammenfassung des mit dem Pulitzer-Preis ausgezeichneten wissenschaftlichen Werks „The Ants" derselben Autoren. Hölldobler und Wilson sind die weltweit führenden Experten für Ameisen. Das Buch beschreibt auf mitreißende Weise die komplexen sozialen Systeme, die Kommunikation und insbesondere die hoch entwickelten Hygienestrategien („soziale Prävention") von Ameisenkolonien. Ein absolutes Muss für jeden, der soziale Insekten verstehen will.

1. **Wickler, Wolfgang:** ***Mimikry. Nachahmung und Täuschung in der Natur***
   Ein Klassiker der Verhaltensforschung von einem ehemaligen Direktor des Max-Planck-Instituts für Verhaltensphysiologie. Wickler erklärt anhand unzähliger Beispiele die verschiedenen Formen und die evolutionäre Logik von Tarnung und Mimikry. Das Buch ist eine Fundgrube für das Verständnis, wie Insekten (und andere Tiere) durch Täuschung und Nachahmung Fressfeinde präventiv abwehren. Es ist wissenschaftlich fundiert und gleichzeitig faszinierend zu lesen.

Für Abschnitt 4. Der Mensch und die Insekten: Eine zweigeteilte Prävention

1. **Goulson, Dave:** ***Stumme Erde: Warum die Insekten sterben und was wir dagegen tun können*** **(Originaltitel:** ***Silent Earth*****)**
   Goulson ist einer der bedeutendsten Forscher und Kommunikatoren zum Thema Insektensterben. Dieses Buch fasst den aktuellen Wissensstand zu den Ursachen und Folgen des Insektenschwunds meisterhaft zusammen und zeigt konkrete Lösungswege auf. Es ist die perfekte Lektüre, um die im Kapitel beschriebene „Prävention für Nützlinge" zu vertiefen und die Dringlichkeit des Themas zu erfassen. Wissenschaftlich fundiert, aber mit einer klaren und leidenschaftlichen Botschaft.
2. **Mehlhorn, Heinz (Hrsg.):** ***Die Parasiten des Menschen: Erkrankungen, Erkennung, Bekämpfung***
   Dieses Werk repräsentiert die andere Seite der Medaille: die Bekämpfung von Insekten als Krankheitsüberträger. Als Standardwerk der Parasitologie erklärt es detailliert die Lebenszyklen von Parasiten und ihren Vektoren (wie Mücken, Zecken, Flöhen) sowie die Strategien zur Kontrolle dieser Vektoren. Es liefert die medizinische und biologische Grundlage für das Verständnis der „Prävention von Krankheiten (Vektorkontrolle)" und ist eine unverzichtbare Referenz für dieses Thema.

Für Abschnitt 5. Synthese: Das verwobene Netz des Lebens und unsere Verantwortung

1. **Wohlleben, Peter:** ***Das geheime Netzwerk der Natur: Wie die Bäume Wolken machen und Regenwürmer Wildschweine steuern*** Bewertung: Wohlleben hat ein einzigartiges Talent dafür, komplexe ökologische Zusammenhänge in eine verständliche und fesselnde Erzählung zu verwandeln. Dieses Buch ist ein Paradebeispiel dafür. Es illustriert perfekt das im Kapitel beschriebene „verwobene Netz des Lebens", indem es zeigt, wie verschiedene Arten und Elemente eines Ökosystems auf oft überraschende Weise miteinander verbunden sind. Es ist ideal, um ein intuitives Gefühl für die Komplexität und Fragilität ökologischer Systeme zu entwickeln.

2. **Begon, M., Townsend, C. R. & Harper, J. L.:** ***Ökologie***
Bekannt als „der Begon“, ist dies das internationale Standardlehrbuch der Ökologie. Es bietet die umfassende wissenschaftliche Grundlage für alle im Synthese-Teil genannten Konzepte: Ko-Evolution, Nahrungsnetze, Ökosystemdienstleistungen, Populationsdynamik und die Auswirkungen des Menschen (Klimawandel, Habitatverlust). Wer die wissenschaftlichen Prinzipien hinter dem „Netz des Lebens“ und unserer Verantwortung verstehen will, kommt an diesem Werk nicht vorbei. Es ist die ultimative akademische Referenz.

Das Buch des Lebens

9

9.1 Der Funke des Wandels – Was ist eine Mutation?

In der unermesslich großen und alten Bibliothek des Lebens wird seit Anbeginn der Zeit eine einzige, monumentale Geschichte abgeschrieben – die Geschichte des Erbguts. Jede Zelle, von der einfachsten Bakterie bis zum komplexesten menschlichen Organismus, beherbergt eine Kopie dieses gewaltigen Textes, geschrieben in der universellen Sprache der DNA. Dieser Text, das Genom, ist eine präzise Anleitung, die vorschreibt, wie ein Lebewesen aufgebaut ist, wie es funktioniert und wie es auf seine Umwelt reagiert. Generation für Generation wird dieses „Buch des Lebens" mit erstaunlicher Genauigkeit kopiert und weitergegeben, ein Akt der Überlieferung, der die Kontinuität der Arten sichert. Doch dieser Kopiervorgang ist nicht perfekt. Gelegentlich, in der Stille der Zelle, ereignet sich ein winziger Fehler. Ein Buchstabe wird vertauscht, ein Wort ausgelassen, ein Satz versehentlich verdoppelt. Dieser unscheinbare Schreibfehler, diese dauerhafte Veränderung im genetischen Text, ist das, was die Biologie als *Mutation* bezeichnet.

Auf den ersten Blick mag das Wort „Mutation" beunruhigend klingen, oft assoziiert mit Krankheit oder negativen Abweichungen. Doch um die tiefgreifende Rolle der Mutation in der Evolution zu verstehen, müssen wir diesen Begriff von seiner wertenden Last befreien. Eine Mutation ist im Kern weder gut noch schlecht; sie ist zunächst einfach nur eine Veränderung. Stellen Sie sich das Genom als ein riesiges Kochbuch mit Tausenden von Rezepten vor. Eine Mutation könnte ein simpler Tippfehler sein, der die Anweisung „eine Prise Salz" in „eine Prise Malz" ändert – eine kleine Änderung, die den Geschmack des Gerichts vielleicht kaum merklich oder auf unerwartete Weise verändert. Sie könnte aber auch eine ganze Seite herausreißen oder ein neues, ungetestetes Rezept hinzufügen. Entscheidend ist das Merkmal der Dauerhaftigkeit: Einmal geschehen, wird dieser Fehler bei jeder zukünftigen Zellteilung getreu mitkopiert. Er wird zu einem festen Bestandteil des genetischen Manuskripts dieses Individuums. Solange diese Veränderung nur die

U. Karrenberg, *Prävention*, https://doi.org/10.1007/978-3-662-72161-2_9

Körperzellen betrifft, sind ihre Auswirkungen auf das Individuum selbst beschränkt. Doch geschieht sie in den Keimzellen – den Spermien oder Eizellen, die das Erbe an die nächste Generation weitergeben –, dann wird die Mutation vererbbar. Sie verlässt die private Bibliothek eines einzelnen Organismus und wird zu einem neuen potenziellen Kapitel in der großen Geschichte der gesamten Art.

Hier offenbart sich die wahre, fundamentale Bedeutung der Mutation: Sie ist die alleinige und ursprüngliche *Quelle aller genetischen Variation.* Jeder Unterschied, den wir heute zwischen Lebewesen beobachten – von der Flügelzeichnung eines Schmetterlings über die Fellfarbe eines Wolfes bis hin zur menschlichen Augenfarbe oder der Fähigkeit, Laktose zu verdauen – hat seinen Ursprung in einer urzeitlichen Mutation. Ohne sie wäre die Welt des Lebens einheitlich und starr. Die sexuelle Fortpflanzung, so wichtig sie auch ist, kann nur das bereits vorhandene genetische Material neu mischen, wie ein Kartenspieler, der immer wieder dieselben 52 Karten zu neuen Händen kombiniert. Die Mutation jedoch ist der Prozess, der völlig neue Karten ins Spiel bringt – einen Joker, eine unbekannte Farbe, eine neue Zahl. Sie erschafft neue Genvarianten, sogenannte Allele, die vorher nicht existierten.

Dieser stetige Zustrom an Neuheiten ist der Treibstoff für die gesamte Evolution. Eine Population ohne genetische Vielfalt ist wie eine Werkzeugkiste, die nur einen einzigen Hammer enthält. Solange nur Nägel eingeschlagen werden müssen, ist alles in Ordnung. Ändert sich jedoch die Anforderung und es müssen Schrauben gedreht werden, steht die Population vor einem unlösbaren Problem. Eine vielfältige Population hingegen, deren Genpool durch unzählige Mutationen angereichert wurde, gleicht einer gut sortierten Werkstatt. Sie besitzt vielleicht bereits zufällig ein Werkzeug, das einem Schraubendreher ähnelt. Diese Vielfalt ist die Versicherung des Lebens gegen eine ungewisse Zukunft. Sie stellt sicher, dass innerhalb einer Art eine Bandbreite an Merkmalen und Fähigkeiten existiert, die es ihr ermöglicht, auf unvorhersehbare Umweltveränderungen – wie eine neue Krankheit, einen Klimawandel oder das Auftauchen eines neuen Raubtiers – flexibel zu reagieren. Die genetische Variation, geboren aus der Mutation, ist somit nicht nur eine interessante biologische Tatsache, sondern die unabdingbare Voraussetzung für Anpassung und langfristiges Überleben.

Dies führt uns zum innersten Wesen des evolutionären Prozesses, dem berühmten Zusammenspiel von *Zufall und Notwendigkeit.* Die Mutation verkörpert hierbei den reinen, ungerichteten *Zufall.* Es ist von entscheidender Bedeutung zu verstehen, dass Mutationen nicht als Antwort auf einen Bedarf entstehen. Ein Kaktus entwickelt nicht deshalb eine wasserspeichernde Mutation, *weil* er in der Wüste lebt. Ein Bakterium mutiert nicht zu einer antibiotikaresistenten Form, *weil* es mit einem Medikament in Kontakt kommt. Die *Mutationen geschehen spontan, ziellos und ohne Voraussicht*, wie Regentropfen, die wahllos auf eine Landschaft fallen. Sie sind das Ergebnis von zufälligen Fehlern in der zellulären Maschinerie oder von zufälligen Schäden durch äußere Einflüsse. Die allermeisten dieser zufälligen Änderungen sind entweder neutral und bedeutungslos oder sogar schädlich, da sie in ein fein abgestimmtes System eingreifen und bewährte Funktionen stören.

Hier tritt die zweite Kraft auf den Plan: die *Notwendigkeit*, verkörpert durch die natürliche Selektion. Die Selektion ist der unerbittliche Redakteur, der die zufällig entstandenen Manuskriptvarianten prüft. Sie hat keine Absicht und kein Ziel, sondern ist schlicht die Konsequenz aus der Tatsache, dass Lebewesen mit bestimmten Merkmalen in einer bestimmten Umwelt besser überleben und sich erfolgreicher fortpflanzen als andere. Eine Mutation, die zufällig die Tarnung eines Insekts verbessert, wird dessen Träger vor Fressfeinden schützen. Dieser wird mit höherer Wahrscheinlichkeit überleben und seine Gene – einschließlich der vorteilhaften neuen Mutation – an seine Nachkommen weitergeben. Eine Mutation, die die Funktion eines lebenswichtigen Enzyms zerstört, wird ihren Träger benachteiligen oder gar töten, sodass die Veränderung mit ihm aus dem Genpool verschwindet.

Die Mutation ist also das *Rohmaterial der Evolution*. Sie liefert unaufhörlich und unvoreingenommen eine Fülle von neuen Ideen und Entwürfen. Sie ist die kreative, aber blinde Künstlerin, die unablässig neue Skulpturen aus Ton formt, ohne Rücksicht auf deren Schönheit oder Nützlichkeit. Die natürliche Selektion ist dann die Umwelt, die als gnadenloser Kritiker fungiert, der entscheidet, welche dieser Skulpturen es wert sind, in der Galerie des Lebens ausgestellt zu werden. Ohne den ständigen Nachschub an zufälligen Entwürfen durch die Mutation hätte die Selektion nichts zu formen, nichts auszuwählen. Der Motor der Evolution würde stottern und schließlich zum Stillstand kommen. Die Mutation ist somit nicht bloß ein Fehler im Code, sondern der fundamentale Funke des Wandels, der zufällige Impuls, der die unendliche Vielfalt und die erstaunliche Anpassungsfähigkeit des Lebens erst möglich macht. Nachdem wir nun das „Was“ und das „Warum“ der Mutation beleuchtet haben, stellt sich unweigerlich die Frage nach dem „Wie“: Welche konkreten Prozesse in und außerhalb der Zelle lassen diese entscheidenden Veränderungen im Buch des Lebens überhaupt entstehen?

9.2 Der Ursprung des Fehlers – Spontane und Induzierte Mutagenese

Wir haben die Mutation als den ungerichteten Funken des Wandels etabliert, als die zufällige Veränderung im großen Buch des Lebens, die als Rohmaterial für die Evolution dient. Doch diese Erkenntnis wirft eine neue, grundlegende Frage auf: Woher kommen diese Fehler? Sind sie eine unvermeidliche Folge des Lebens selbst, ein leises Knistern in der zellulären Maschinerie? Oder werden sie durch aggressive Kräfte von außen verursacht, durch unsichtbare Saboteure, die den heiligen Text des Genoms angreifen? Die Antwort ist, dass beide Szenarien zutreffen. Die Entstehung von Mutationen, ein Prozess, der als *Mutagenese* bekannt ist, folgt zwei großen Wegen: dem stillen, inneren Pfad der *spontanen Mutation* und dem lauten, äußeren Pfad der *induzierten Mutation*.

Tauchen wir zunächst in die Welt der Zelle ein, in eine Umgebung, die man sich als perfekt geschützt vorstellen könnte. Selbst hier, fernab von schädlichen Umwelteinflüssen, ist das Erbgut nicht vollkommen sicher. *Spontane Mutationen* sind jene Veränderungen, die aus der inneren Dynamik der Zelle selbst heraus entstehen. Sie sind eine Art Grundrauschen der Evolution, ein unvermeidlicher Nebeneffekt der komplexen Biochemie des Lebens. Eine ihrer Hauptursachen liegt im Akt der Lebensweitergabe selbst: dem Kopiervorgang der DNA. Jedes Mal, wenn sich eine Zelle teilt, muss ihr gesamtes Genom – beim Menschen über drei Milliarden Basenpaare – vollständig und exakt dupliziert werden. Diese monumentale Aufgabe wird von einem Enzymkomplex namens *DNA-Polymerase* übernommen, einer Art molekularem Hochgeschwindigkeits-Kopierer. Man kann sich die Polymerase als einen unglaublich schnellen und gewissenhaften Schreiber vorstellen, der den genetischen Text mit einer atemberaubenden Rate von vielen hundert Buchstaben pro Sekunde abschreibt.

Ihre Genauigkeit ist phänomenal, sie macht im Durchschnitt nur etwa einen Fehler pro hunderttausend kopierter Basen. Mehr noch, sie besitzt eine eingebaute Korrekturlesefunktion, mit der sie zurückgehen und die meisten ihrer eigenen Tippfehler sofort ausbessern kann. Dies steigert ihre Genauigkeit auf einen Fehler pro zehn bis hundert Millionen Basen. Doch selbst diese erstaunliche Präzision ist nicht absolut. Angesichts der schieren Menge an zu kopierendem Text bei jeder Zellteilung schlüpft unweigerlich hin und wieder ein Fehler durch. Ein falscher Buchstabe, eine falsche Base, wird eingebaut und vom Korrektursystem übersehen. Dieser eine winzige, spontane Fehler während der *DNA-Replikation* ist eine der fundamentalsten Quellen für neue Mutationen. Es ist kein aktiver Prozess des Versagens, sondern die statistische Gewissheit, dass in einem System von solcher Komplexität und Geschwindigkeit absolute Perfektion unerreichbar ist.

Die zweite Quelle spontaner Mutationen liegt nicht im Kopiervorgang, sondern im Material selbst. Die DNA ist kein unveränderliches, in Stein gemeißeltes Monument, sondern ein großes, komplexes Molekül, das den Gesetzen der Chemie unterworfen ist. Seine Bausteine, die Basen, besitzen eine natürliche chemische Instabilität. Selbst in der schützenden Umgebung des Zellkerns können sie sich spontan verändern. Ein häufiges Ereignis ist die sogenannte Desaminierung, bei der eine Base, meist Cytosin (C), eine chemische Gruppe verliert und sich dadurch in Uracil (U) umwandelt – eine Base, die normalerweise nur in der RNA vorkommt. Für die zelluläre Maschinerie sieht dieses veränderte Cytosin nun wie ein Thymin (T) aus. Wird dieser DNA-Strang nun bei der nächsten Replikation als Vorlage genutzt, wird die Polymerase dem vermeintlichen Thymin gegenüber fälschlicherweise ein Adenin (A) einbauen. In der darauffolgenden Generation wird dieser Fehler zementiert: Aus einem ursprünglichen C-G-Basenpaar ist ein T-A-Paar geworden. Das genetische Wort hat sich für immer geändert, nicht durch einen Kopierfehler, sondern durch den langsamen, chemischen „Zerfall" des Textes selbst. Diese spontanen Veränderungen sind der Preis, den das Leben für seine auf Kohlenstoff basierende Chemie zahlt; sie sind das Ticken der molekularen Uhr im Inneren jeder Zelle.

Doch die Zelle ist keine isolierte Festung. Sie existiert in einer Welt, die voller potenzieller Gefahren für die Integrität ihres Erbguts ist. Dies führt uns zum zweiten großen Weg der Mutagenese: den *induzierten Mutationen*. Diese werden durch äußere Einflüsse, sogenannte *Mutagene*, aktiv hervorgerufen, die die Mutationsrate weit über das spontane

Grundrauschen hinaus erhöhen. Diese Angreifer lassen sich grob in zwei Armeen unterteilen: physikalische und chemische.

Die *physikalischen Mutagene* sind vor allem energiereiche Strahlungen, die wie mikroskopisch kleine Geschosse auf die DNA einprasseln. Ein alltägliches Beispiel ist die ultraviolette (UV) Strahlung im Sonnenlicht. Wenn UV-Strahlen auf unsere Haut treffen, haben sie genug Energie, um in die Zellen einzudringen und direkt von der DNA absorbiert zu werden. Dort können sie benachbarte Thymin-Basen dazu veranlassen, eine unheilige Allianz einzugehen und sich kovalent zu verbinden. Diese Struktur, ein Thymin-Dimer, erzeugt eine merkliche Beule in der DNA-Doppelhelix. Man kann es sich vorstellen, als wären zwei Seiten des Rezeptbuchs aneinandergeklebt. Wenn die Replikationsmaschinerie an dieser verformten Stelle ankommt, gerät sie ins Stocken und macht bei dem Versuch, den Schaden zu überlesen, häufig Fehler, was zu einer permanenten Mutation führt. Noch zerstörerischer ist ionisierende Strahlung, wie *Röntgenstrahlung* oder *Gammastrahlung*. Diese wirkt wie eine molekulare Abrissbirne. Ihre hohe Energie kann die Elektronen aus den Atomen der DNA herausschlagen und das chemische Rückgrat des Moleküls an einer oder sogar an beiden Stellen durchtrennen. Ein solcher Doppelstrangbruch ist eine der gefährlichsten Läsionen für eine Zelle. Zwar verfügt die Zelle über Notfallreparatursysteme, doch diese arbeiten oft ungenau und können beim Versuch, die zerrissenen Enden wieder zusammenzufügen, ganze Abschnitte der DNA verlieren oder falsch verbinden.

Die zweite Armee der Angreifer sind die *chemischen Mutagene*, eine vielfältige Gruppe von Substanzen, die auf heimtückische Weise mit der DNA interagieren. Einige dieser Chemikalien sind „molekulare Hochstapler". Sie ähneln in ihrer Struktur den normalen DNA-Basen so sehr, dass die Zelle sie bei der Replikation versehentlich in den neuen DNA-Strang einbaut. Einmal integriert, offenbaren diese sogenannten Basenanaloga jedoch ihre wahre Natur: Sie sind instabil und können ihre Paarungseigenschaften ändern, was in nachfolgenden Replikationsrunden zu falschen Basenpaarungen und somit zu einer Mutation führt. Andere Chemikalien agieren als direkte Saboteure. Sie verändern die Basen chemisch, sodass diese nicht mehr korrekt gepaart werden können. Wieder andere, die sogenannten interkalierenden Substanzen, die man beispielsweise in Tabakrauch findet, sind flache Moleküle, die sich wie Keile direkt zwischen die Sprossen der DNA-Leiter schieben. Dies verzieht die ansonsten regelmäßige Struktur der Doppelhelix und bringt die Polymerase beim Ablesen aus dem Takt. Die Folge sind oft sogenannte Rastermutationen, bei denen eine oder mehrere Basen versehentlich ausgelassen oder zusätzlich eingefügt werden. Dies ist besonders verheerend, da es das gesamte Leseraster des genetischen Codes verschiebt und ab diesem Punkt meist nur noch genetischen Unsinn produziert.

Die Ursachen der Mutation sind also so vielfältig wie das Leben selbst. Sie reichen vom unvermeidlichen, leisen Ticken der chemischen Uhr im Inneren der Zelle bis zum lauten Bombardement durch Strahlung und Chemikalien aus der Umwelt. Jeder dieser Wege, ob spontan oder induziert, trägt dazu bei, den großen Genpool der Populationen mit neuen Varianten zu speisen. Sie sind die Quellen, aus denen der Fluss der Evolution unaufhörlich gespeist wird. Nachdem wir nun wissen, wie diese Veränderungen entstehen, müssen wir uns einer entscheidenden Frage zuwenden: Welche Konsequenzen hat es, *wo* im

Organismus eine solche Mutation auftritt? Macht es einen Unterschied, ob eine Hautzelle von der Sonne getroffen wird oder ob der Fehler im kostbaren Erbgut einer Eizelle geschieht, die bereit ist, ein neues Leben zu beginnen?

9.3 Ein Schicksal für einen oder ein Erbe für alle – Somatische vs. Keimbahnmutation

Wir haben die verborgenen Quellen der Mutation aufgespürt, von den leisen, inneren Fehlern der zellulären Maschinerie bis zu den lauten Angriffen aus der Umwelt. Wir wissen nun, *wie* der genetische Text verändert werden kann. Doch diese Erkenntnis führt uns zu einer folgenschweren Weiche im Schicksal einer jeden Mutation, einer Gabelung, die darüber entscheidet, ob eine Veränderung eine rein persönliche Anekdote bleibt oder ob sie das Potenzial hat, den Lauf der Evolutionsgeschichte neu zu schreiben. Die entscheidende Frage lautet: *Wo* im Organismus findet die Mutation statt? Die Antwort auf diese Frage teilt die Welt der Mutationen in zwei grundverschiedene Reiche mit dramatisch unterschiedlichen Konsequenzen: das Reich der *somatischen Mutationen* und das der *Keimbahnmutationen.*

Stellen wir uns einen vielzelligen Organismus, sei es ein Baum oder ein Mensch, für einen Moment nicht als Einheit vor, sondern als eine riesige, hochorganisierte Gesellschaft von Milliarden von Zellen. In dieser Gesellschaft gibt es eine fundamentale Arbeitsteilung. Die überwältigende Mehrheit der Zellen sind die *Körperzellen*, die zusammen das *Soma* bilden. Das sind die Haut-, Leber-, Muskel- und Nervenzellen – die unermüdlichen Arbeiter, Ingenieure und Soldaten, die den Organismus am Leben erhalten, ihn aufbauen und verteidigen. Eine *somatische Mutation* ist eine genetische Veränderung, die in einer dieser normalen Körperzellen auftritt. Sie ist ein lokales Ereignis, ein Arbeitsunfall in einer einzelnen Fabrik innerhalb des riesigen städtischen Konglomerats des Körpers.

Die Konsequenzen einer solchen Mutation sind ausschließlich auf den betroffenen Organismus beschränkt. Man kann es sich so vorstellen: In der riesigen Nationalbibliothek, die unzählige identische Kopien des „Buchs des Lebens" besitzt, nimmt ein Leser in einem einzigen Buch eine handschriftliche Korrektur vor. Alle anderen Bände bleiben unberührt, und vor allem bleibt das Originalmanuskript, von dem alle zukünftigen Exemplare gedruckt werden, unverändert. Oftmals hat eine solche vereinzelte Veränderung keine spürbaren Folgen. Die betroffene Zelle stirbt vielleicht ab oder die Veränderung betrifft einen unwichtigen Teil des genetischen Codes. Doch manchmal trifft die Mutation einen wunden Punkt. Wenn beispielsweise eine Hautzelle durch UV-Strahlung eine somatische Mutation in einem Gen erleidet, das für die Pigmentproduktion zuständig ist, kann an dieser Stelle ein Leberfleck oder ein pigmentloser Fleck entstehen – ein sichtbares Mosaik, eine kleine genetische Insel, die sich vom Rest des Körpers unterscheidet.

Weitaus dramatischere Folgen hat eine somatische Mutation, wenn sie jene Gene trifft, die das Zellwachstum und die Zellteilung kontrollieren. Diese Gene fungieren als Bremsen und Gaspedale des zellulären Lebenszyklus. Eine Mutation kann dazu führen, dass eine Bremse versagt oder das Gaspedal stecken bleibt. Die betroffene Zelle beginnt dann, sich unkontrolliert zu teilen, sie ignoriert die Stoppsignale ihrer Nachbarn und vermehrt sich rücksichtslos. Dies ist der Ursprung von *Krebs*: eine Krankheit, die aus einer einzigen somatischen Zelle entsteht, die durch eine oder mehrere Mutationen zu einer rebellischen, unkontrollierbaren Linie geworden ist. So tragisch und lebensverändernd die Auswirkungen einer solchen somatischen Mutation für das Individuum auch sein mögen, aus der Perspektive der Evolution ist sie eine Sackgasse. Die genetische Veränderung, die den Krebs verursacht hat, ist im Körper des Betroffenen gefangen. Sie kann nicht an die nächste Generation weitergegeben werden. Mit dem Tod des Individuums verschwindet auch seine einzigartige Sammlung an somatischen Mutationen für immer. Für die langfristige Entwicklung der Art sind sie *evolutionär irrelevant*.

Ganz anders verhält es sich im zweiten Reich der Mutationen. Tief im Inneren des Organismus, sorgfältig abgeschirmt und für eine einzige, heilige Aufgabe bestimmt, liegt eine kleine, aber unendlich wichtige Zelllinie: die *Keimbahn*. Sie besteht aus den *Keimzellen* – den Eizellen bei weiblichen und den Spermien bei männlichen Individuen. Diese Zellen sind nicht die Arbeiter der Gesellschaft, sie sind die Botschafter der Unsterblichkeit, die Träger des genetischen Erbes. Eine Keimbahnmutation ist eine Veränderung, die in einer dieser Keimzellen stattfindet. Um bei unserem Bibliotheksvergleich zu bleiben: Dies ist keine Notiz in einem x-beliebigen Exemplar. Dies ist eine Änderung, die direkt im Originalmanuskript des Autors vorgenommen wird, bevor es zur Druckerei geht.

Die Folge ist unausweichlich und tiefgreifend: Jedes einzelne Buch, das von nun an von dieser Vorlage gedruckt wird, wird diese Änderung enthalten. Wenn eine Keimzelle, die eine solche Mutation in sich trägt, an der Befruchtung beteiligt ist, wird die neue genetische Information an den Nachkommen vererbt. Die Mutation ist nun nicht mehr auf eine einzelne Zelle oder ein Gewebe beschränkt; sie ist in der allerersten Zelle des neuen Organismus, der Zygote, präsent und wird durch unzählige Zellteilungen an jede einzelne Zelle des heranwachsenden Individuums weitergegeben – einschließlich seiner Haut, seiner Leber, seiner Muskeln und, was am wichtigsten ist, seiner eigenen, neu gebildeten Keimbahn.

Damit ist der entscheidende Schritt vollzogen. Ein privater, zufälliger Fehler in einer einzigen Zelle hat die Grenze zwischen den Generationen überschritten und ist zu einem öffentlichen Gut geworden. Die Mutation ist nun offiziell in den *Genpool* der Population eingetreten – den riesigen, gemeinsamen Vorrat an genetischen Varianten, der einer Art zur Verfügung steht. Von diesem Moment an unterliegt sie den großen Kräften der Evolution. Sie ist zu einer neuen Karte im genetischen Deck geworden, die durch Fortpflanzung gemischt und an zukünftige Generationen verteilt wird. Ob sich diese neue Karte als vorteilhaft, nachteilig oder neutral erweist, wird der unerbittliche Prozess der natürlichen Selektion entscheiden. Doch die Möglichkeit zur Veränderung wurde geschaffen. Dies ist der exakte Mechanismus, durch den die Evolution ihr Rohmaterial erhält. Jede einzelne Anpassung, die wir in der Natur bewundern – vom langen Hals der Giraffe bis zur antibiotischen Resistenz eines Bakteriums – begann einst als eine bescheidene Keimbahnmutation im Körper eines längst vergessenen Individuums.

Die Unterscheidung ist also von fundamentaler Bedeutung. Somatische Mutationen schreiben das persönliche Schicksal eines einzelnen Organismus; sie können zu individuellen Eigenheiten, zu Krankheiten und zum Tod führen, doch ihre Geschichte endet mit dem Individuum. Keimbahnmutationen hingegen sind der Stoff, aus dem die Zukunft von Arten gemacht ist. Sie sind das leise Flüstern einer Veränderung, das über Generationen hinweg zu einem lauten Ruf der Anpassung und zur Entstehung neuer Lebensformen anschwellen kann. Nachdem wir nun wissen, dass nur die vererbbaren Keimbahnmutationen die Evolution antreiben, müssen wir uns der vielleicht spannendsten Frage von allen zuwenden: Welcher Natur sind diese Veränderungen? Führt eine Änderung im Rezept des Lebens meist zur Katastrophe, oder kann sie auch zu einem unerwarteten Meisterwerk führen?

9.4 Katastrophe, Kuriosität oder Geniestreich – Die drei Schicksale einer Mutation

Nachdem wir nun wissen, wie und wo im Organismus die entscheidenden Veränderungen im Buch des Lebens entstehen, und verstanden haben, dass nur die vererbbaren Keimbahnmutationen den Weg für die Evolution ebnen, stehen wir vor der wohl faszinierendsten Frage von allen: Was geschieht danach? Wenn eine neue, zufällige Veränderung im Genpool einer Population auftaucht, welche Auswirkungen hat sie auf das Lebewesen? Führt die Änderung des genetischen Rezepts zwangsläufig zu einer kulinarischen Katastrophe, oder kann sie, vielleicht nur ein einziges Mal unter Millionen von Versuchen, ein unerwartetes Meisterwerk hervorbringen? Die Antwort ist, dass das Schicksal einer Mutation in drei große Kategorien fällt. Sie kann unbemerkt bleiben, sie kann Zerstörung anrichten, oder sie kann, in seltenen Fällen, zum Schlüssel für einen evolutionären Durchbruch werden.

Entgegen der landläufigen Meinung, dass jede Mutation eine dramatische Konsequenz haben muss, ist die große Mehrheit der genetischen Veränderungen, die im Laufe der Zeit auftreten, tatsächlich neutral. Eine *neutrale Mutation* ist wie das stille Flüstern einer Veränderung, das im Lärm des Lebens untergeht. Sie hat keine oder nur eine verschwindend geringe Auswirkung auf das äußere Erscheinungsbild (den Phänotyp) und die Überlebens- und Fortpflanzungsfähigkeit (die Fitness) eines Organismus. Man kann es sich vorstellen wie die Änderung eines einzelnen Wortes in einem dicken Roman zu einem Synonym – etwa von „groß“ zu „riesig“. Der Sinn des Satzes und die Handlung der Geschichte bleiben im Wesentlichen dieselben. Der Leser bemerkt den Unterschied kaum.

Wie kann eine Veränderung im so wichtigen Code des Lebens folgenlos bleiben? Dafür gibt es mehrere Gründe. Zum einen besteht ein großer Teil des Genoms vieler Organismen aus nicht-kodierenden Abschnitten. Eine Mutation in diesen weiten Strecken der DNA ist oft so bedeutungslos wie ein Tippfehler auf den leeren Seiten am Anfang oder Ende eines Buches. Zum anderen ist der genetische Code selbst redundant. Oftmals können mehrere unterschiedliche Drei-Buchstaben-Kombinationen, die Codons, den Einbau der exakt gleichen Aminosäure in ein Protein bewirken. Eine Mutation, die ein Codon in ein anderes, aber gleichbedeutendes umwandelt, ist vollkommen stumm. Das Wort im Rezept wurde geändert, aber die Zutat bleibt identisch. Selbst wenn eine Aminosäure ausgetauscht wird, kann es sein, dass die neue der alten chemisch so ähnlich ist oder sich an einer so unwichtigen Stelle des Proteins befindet, dass dessen Funktion kaum beeinträchtigt wird. Diese neutralen Mutationen sind für das Individuum unbedeutend, aber für die Wissenschaft von unschätzbarem Wert: Da sie sich mit einer relativ konstanten Rate ansammeln, dienen sie Evolutionsbiologen als eine Art „molekulare Uhr", mit der sie die Verwandtschaftsverhältnisse zwischen Arten und die Zeitpunkte ihrer Trennung in der Vergangenheit rekonstruieren können.

Weitaus häufiger als vorteilhafte Veränderungen sind jedoch jene, die eine negative Auswirkung haben. Ein Lebewesen ist ein unglaublich komplexes, über Jahrmillionen feinjustiertes System. Ein zufälliger Eingriff in eine solche Hochleistungsmaschine wird statistisch gesehen weitaus wahrscheinlicher etwas beschädigen, als es zu verbessern. Dies ist das Reich der *schädlichen oder nachteiligen Mutationen*, der Preis, den das Leben für seine ständige, zufällige Neuerfindung zahlt. Eine schädliche Mutation ist ein kritischer Fehler im Bauplan. Sie ist wie die Anweisung „füge eine Tasse Salz hinzu" in einem Kuchenrezept oder ein Fehler im Bauplan eines Flugzeugs, der die Tragfähigkeit eines Flügels schwächt.

Solche Mutationen stören wichtige biologische Funktionen. Sie können die dreidimensionale Struktur eines lebenswichtigen Proteins so verändern, dass es seine Aufgabe nicht mehr erfüllen kann, etwa beim Sauerstofftransport oder bei der Abwehr von Krankheitserregern. Sie können ein Enzym lahmlegen, das für den Stoffwechsel unerlässlich ist, oder die empfindlichen Signalketten stören, die das Wachstum und die Entwicklung steuern. Die Folgen sind oft gravierend und führen zu *Erbkrankheiten*, einer reduzierten Lebensfähigkeit oder einer verringerten Fruchtbarkeit. Ein Individuum, das Träger einer solchen schädlichen Mutation ist, hat einen klaren Nachteil im Daseinskampf. Hier greift die unerbittliche Logik der *natürlichen Selektion*. Lebewesen, die aufgrund einer genetischen Bürde kränker, schwächer oder weniger fortpflanzungsfähig sind, werden im Durchschnitt weniger Nachkommen haben als ihre gesünderen Artgenossen. Auf diese Weise werden schädliche Mutationen tendenziell aus dem Genpool *eliminiert* oder auf einer sehr niedrigen Frequenz gehalten. Die Selektion agiert hier wie eine erbarmungslose Qualitätskontrolle, die fehlerhafte Produkte aus der Fertigungslinie des Lebens aussortiert.

Und dann, sehr selten, geschieht das Unerwartete. Inmitten von Tausenden von bedeutungslosen oder schädlichen Veränderungen taucht eine einzige Mutation auf, die sich als Geniestreich erweist. Dies sind die *vorteilhaften Mutationen*, die wahren Motoren der Evolution. Obwohl sie statistisch eine extreme Seltenheit sind, ist ihre Wirkung gewaltig, denn sie liefern die positiven Neuerungen, auf die die Selektion aufbauen kann. Eine vorteilhafte Mutation ist jener eine glückliche Zufallstreffer, der das Rezept nicht nur nicht verdirbt, sondern es auf eine unerwartete Weise besser macht.

Eine solche Mutation verschafft ihrem Träger einen Überlebens- oder Fortpflanzungsvorteil in seiner spezifischen Umwelt. Ein klassisches Beispiel ist die Entstehung von

Antibiotikaresistenzen bei Bakterien. Eine zufällige Mutation kann die Struktur eines zellulären Proteins, das von einem Antibiotikum angegriffen wird, leicht verändern. In einer normalen Umgebung wäre diese Veränderung vielleicht neutral oder sogar leicht nachteilig. Doch in dem Moment, in dem die Bakterienpopulation dem Antibiotikum ausgesetzt wird, wird diese Mutation zum Lebensretter. Nur die Bakterien mit der Mutation überleben und können sich vermehren. Ein anderes Beispiel aus der menschlichen Evolution ist die Laktasepersistenz. Eine Mutation ermöglichte es erwachsenen Menschen, Milchzucker zu verdauen, was in Kulturen mit Viehzucht einen enormen Ernährungsvorteil darstellte.

Sobald eine solch vorteilhafte Mutation aufgetreten ist, wird sie von der natürlichen Selektion nicht nur bewahrt, sondern aktiv gefördert. Das Individuum mit dem neuen Vorteil hat im Durchschnitt mehr Nachkommen, die diesen Vorteil ebenfalls erben. Über die Generationen hinweg kann sich die Frequenz dieser Mutation in der Population erhöhen, bis sie schließlich zum neuen Standard wird. Auf diese Weise setzt sich die vorteilhafte Mutation durch und treibt die Anpassung einer Art an ihre Umwelt voran. Jede komplexe Anpassung, die wir in der Natur sehen – das Auge, der Flügel, die Fähigkeit zur Photosynthese –, ist das Ergebnis einer langen Kette solcher seltenen, vorteilhaften Mutationen, die von der Selektion über Äonen hinweg geduldig angesammelt und geformt wurden.

Das Schicksal einer Mutation wird also letztlich durch ihre Auswirkungen auf die Fitness des Organismus in seiner jeweiligen Umwelt bestimmt. Es ist ein ständiges Spiel, in dem die meisten neuen Karten unbrauchbar sind, einige wenige das Spiel ruinieren und nur eine Handvoll seltener Trümpfe den Weg zum Sieg ebnen. Nachdem wir nun die qualitativen Auswirkungen verstanden haben, stellt sich die Frage nach dem Ausmaß der Veränderung. Ist ein einzelner Tippfehler die einzige Art, wie das Buch des Lebens umgeschrieben werden kann, oder kann es auch zu umfassenderen Revisionen kommen, bei denen ganze Sätze, Absätze oder gar Kapitel neu geordnet werden?

9.5 Der Tanz von Zufall und Notwendigkeit – Die große Rolle der Mutation im Evolutionsprozess

Wir sind auf unserer Reise bis zum Kern der evolutionären Dynamik vorgedrungen. Wir wissen, was Mutationen sind, wie sie entstehen, wo sie auftreten müssen, um von Bedeutung zu sein, und welche Bandbreite an Konsequenzen sie für ein Individuum haben können. Nun ist es an der Zeit, die Perspektive zu wechseln. Wir zoomen heraus, weg vom Schicksal einzelner Gene und Organismen, und betrachten das große Ganze: das majestätische Schauspiel der Evolution über geologische Zeiträume. Hier, auf dieser großen Bühne, offenbart die Mutation ihre ultimative Rolle als treibende Kraft in einem tiefgründigen Prozess, den der Nobelpreisträger Jacques Monod treffend als den Tanz von „Zufall und Notwendigkeit" beschrieb. Und wir werden sehen, dass dieser Tanz eine überraschende Wendung beinhaltet: die Entwicklung von Mechanismen, die eben jene Veränderung, von der alles abhängt, zu verhindern suchen.

Das erste Element dieses Tanzes ist der *Zufall*, und er wird vollkommen durch die Mutation verkörpert. Wie wir gesehen haben, ist die Entstehung einer Mutation ein ungerichtetes, nicht-teleologisches Ereignis. Das bedeutet, sie hat kein Ziel, keine Absicht und keine Voraussicht. Eine Mutation entsteht nicht, *weil* ein Organismus sie braucht, um sich an eine neue Umwelt anzupassen. Sie ist vielmehr wie eine Quelle, die unablässig in alle Richtungen sprudelt, ohne zu wissen, ob jemand durstig ist. Sie ist das Ergebnis von zufälligen Fehlern, chemischer Instabilität oder externen Störungen. Diese blinde, aber unaufhörliche Generierung von Neuheiten ist der fundamentale Beitrag des Zufalls. Jede Mutation ist ein neues Los in der genetischen Lotterie des Lebens, eine neue Karte, die dem evolutionären Spiel hinzugefügt wird. Ohne diesen ständigen Nachschub an rohem, unfertigem genetischem Material gäbe es keine neuen Merkmale, keine neuen Möglichkeiten und somit keine Basis für evolutionären Wandel. Der Zufall in Form der Mutation ist der kreative, aber planlose Motor, der dem System pausenlos Energie in Form von Vielfalt zuführt.

Doch ein reiner Zufallsgenerator würde nur Chaos produzieren. Hier tritt die zweite, ebenso wichtige Kraft auf den Plan: die *Notwendigkeit*, verkörpert durch die natürliche Selektion. Die Selektion ist die unerbittliche, deterministische Kraft, die diese zufällig entstandenen Varianten filtert. Sie ist die Notwendigkeit, die durch die realen Bedingungen der Umwelt auferlegt wird. Man kann sie sich als ein strenges Sieb vorstellen, durch das die Mutationen geschüttet werden. Jene, die zu Merkmalen führen, die in der gegebenen Umwelt nachteilig sind, bleiben im Sieb hängen; ihre Träger überleben oder vermehren sich seltener, und die Mutation verschwindet tendenziell wieder. Jene Mutationen jedoch, die zufällig zu einem Vorteil führen – sei es eine bessere Tarnung, eine effizientere Nahrungsaufnahme oder eine höhere Resistenz gegen eine Krankheit –, fallen durch das Sieb. Ihre Träger sind erfolgreicher, haben mehr Nachkommen und geben so die vorteilhafte Mutation weiter. Die Selektion gibt dem zufälligen Prozess eine Richtung. Sie ist der Bildhauer, der den rohen Marmorblock, den der Zufall liefert, bearbeitet und eine Form herausschlägt, die zur Landschaft passt. Dieser ständige Dialog zwischen der ziellosen Entstehung von Vielfalt (Zufall) und ihrer strengen, umweltabhängigen Filterung (Notwendigkeit) ist der Mechanismus, der die erstaunliche Anpassung und die scheinbar zielgerichtete Gestaltung von Lebewesen hervorbringt.

Wenn wir diesen Prozess über Millionen von Jahren skalieren, wird die Mutation zur wahren Grundlage der *Biodiversität*. Die atemberaubende Vielfalt des Lebens auf der Erde ist das direkte Resultat der langsamen, aber stetigen Akkumulation von Mutationen. Stellen Sie sich eine Art vor, die durch eine geografische Barriere, etwa einen neuen Fluss oder eine Gebirgskette, in zwei getrennte Populationen aufgeteilt wird. In beiden Gruppen werden weiterhin zufällige Keimbahnmutationen auftreten. Doch die Notwendigkeit – die Selektionsdrücke – wird auf beiden Seiten der Barriere leicht unterschiedlich sein. In der einen Umgebung mag ein dichteres Fell von Vorteil sein, in der anderen eine hellere Färbung. Über Tausende von Generationen sammeln sich in beiden Populationen unterschiedliche Sets von Mutationen an, die jeweils von der lokalen Selektion begünstigt werden. Die genetischen Unterschiede werden immer größer, wie zwei Dialekte, die sich langsam zu völlig unterschiedlichen Sprachen entwickeln. Irgendwann sind die beiden Populationen genetisch so verschieden, dass sie sich selbst dann nicht mehr erfolgreich paaren könnten, wenn die Barriere verschwände. Eine neue Art ist entstanden. Jeder einzelne Zweig am Baum des Lebens, von den Insekten über die Fische bis zu den Säugetieren, ist auf diese Weise durch die geduldige Anhäufung und Filterung von Mutationen entstanden.

Nun könnte man meinen, ein System, das so fundamental auf Veränderung angewiesen ist, würde diese hemmungslos fördern. Doch hier zeigt sich eine der größten Ironien und zugleich eine der brillantesten Entwicklungen der Evolution: die Entstehung von *Präventionsmechanismen.* Das Leben steht vor einem Paradoxon: Es benötigt Stabilität, um zu funktionieren, aber es benötigt Wandel, um zu überleben. Eine zu hohe Mutationsrate würde das Genom mit schädlichen Veränderungen überfluten und zum Zusammenbruch führen; eine Mutationsrate von null würde jede Anpassungsfähigkeit unterbinden und zum Aussterben in einer sich wandelnden Welt führen. Die Evolution hat dieses Problem durch die Entwicklung hochkomplexer *DNA-Reparaturmechanismen* gelöst – eine Art evolutionäre „Gegenmaßnahme" gegen sich selbst.

Diese Mechanismen sind die Wächter des Genoms. Man kann sie sich als ein Team von spezialisierten Korrekturlesern vorstellen, die unermüdlich den genetischen Text patrouillieren. Schon während des Kopiervorgangs prüft die DNA-Polymerase ihre eigene Arbeit und korrigiert die meisten Tippfehler sofort (Korrekturlese-Funktion). Nachdem die Kopie erstellt ist, scannen weitere Systeme, wie die Mismatch-Reparatur, den Text erneut auf übersehene Fehler. Und sollte die DNA durch äußere Einflüsse wie UV-Strahlung beschädigt werden, treten Exzisionsreparatur-Enzyme in Aktion: Sie erkennen die beschädigte Stelle, schneiden sie präzise heraus und synthetisieren den Abschnitt anhand der unbeschädigten Gegenseite neu! Diese evolutionär entwickelte Prävention sichert die *Genomstabilität.* Sie hält die Mutationsrate auf einem sehr niedrigen, aber nicht bei null liegenden Niveau. Sie stellt sicher, dass das bewährte Erbe einer Art zuverlässig weitergegeben wird, während sie gleichzeitig zulässt, dass gelegentlich ein seltener, zufälliger Funke der Neuheit durchdringt, der als Zündstoff für zukünftige Anpassungen dienen kann. Es ist ein perfekt ausbalancierter Kompromiss zwischen der Bewahrung des Alten und der Möglichkeit des Neuen, der das langfristige Überleben erst sichert.

9.6 Fazit – Das zweischneidige Schwert der Schöpfung

Wir sind am Ende unserer Reise angelangt, einer Reise, die uns von der Betrachtung eines einzelnen „Tippfehlers" im genetischen Code bis hin zur Entstehung ganzer Arten über Äonen von Zeit geführt hat. Wir haben die stillen, inneren Ursachen und die lauten, äußeren Angriffe erkundet, die Mutationen hervorrufen. Wir haben gesehen, wie das Schicksal einer Mutation davon abhängt, ob sie im vergänglichen Körper oder in der unsterblichen Keimbahn stattfindet. Wir haben die Bandbreite ihrer Auswirkungen abgewogen – von bedeutungsloser Neutralität über tragische Krankheit bis hin zum seltenen evolutionären Lottogewinn. Und wir haben beobachtet, wie sie im großen Tanz von Zufall und

Notwendigkeit die treibende Kraft ist, die von ebenso genialen evolutionären Schutzmechanismen in Schach gehalten wird. Nun ist es an der Zeit, all diese Fäden zusammenzuführen und die tiefere Wahrheit über die Mutation zu erkennen: Sie ist das ultimative zweischneidige Schwert des Lebens, zugleich die Quelle größten Leids und die alleinige Urheberin aller biologischen Wunder.

Die vielleicht wichtigste Erkenntnis dieser Reise ist die Neudefinition des Begriffs selbst. Wir müssen die Vorstellung ablegen, eine Mutation sei bloß ein „Fehler“. Ein Fehler impliziert ein Versagen, eine Abweichung von einem perfekten Zustand. Doch in der Biologie gibt es keinen perfekten, statischen Zustand. Das Leben ist ein dynamischer Prozess in einer sich ständig wandelnden Welt. In diesem Kontext ist die Mutation nicht der Systemfehler, sondern die eingebaute Innovationsabteilung. Sie ist die *primäre Quelle für evolutionäre Neuheit und Kreativität.* Ohne diese unaufhörliche Generierung von Varianten wäre das Leben ein einmal geschriebenes Buch, das zur ewigen Wiederholung verdammt ist – unfähig, auf die nächste Eiszeit, die nächste Dürre oder den nächsten Krankheitserreger zu reagieren. Die „Fehler“ sind in Wahrheit das Rohmaterial, aus dem jede einzelne Anpassung geformt ist. Sie sind der Beweis dafür, dass das Leben nicht starr, sondern formbar ist, eine unerschöpfliche Quelle von Potenzial, die es ihm ermöglicht, selbst die unwirtlichsten Nischen des Planeten zu erobern und zu besiedeln.

Damit wird die Mutation zum Herzstück des großen evolutionären Prinzips, dem Zusammenspiel von Zufall und Notwendigkeit. Sie ist das *ständige „Experimentieren“ des Lebens* mit seiner eigenen genetischen Grundlage. Im Spannungsfeld von Monods *Zufall*, der ungerichtet und ohne Absicht für die Entstehung immer neuer genetischer Versuchsanordnungen sorgt, und der *Notwendigkeit*, die durch die unerbittliche Realität der natürlichen Selektion die erfolgreichen von den gescheiterten Experimenten trennt, entfaltet sich der Prozess der Anpassung. Das Leben stellt durch Mutation pausenlos die Frage: „Was wäre, wenn …?“. Was wäre, wenn dieses Protein eine leicht andere Form hätte? Was wäre, wenn dieses Gen früher aktiviert würde? Die Umwelt gibt die Antwort. Sie entscheidet, welche dieser zufälligen Ideen Bestand haben, welche verworfen werden und welche sich als so brillant erweisen, dass sie zum neuen Standard werden. Dieser Prozess ist keine glatte, zielgerichtete Leiter des Fortschritts, sondern ein kreatives, oft chaotisches, aber letztlich ungemein kraftvolles Verfahren von Versuch und Irrtum.

> „Aus dieser Erkenntnis erwächst die letzte und vielleicht wichtigste Schlussfolgerung: Das Verständnis von Mutationen ist essenziell, um die Dynamik des Lebens und die Entstehung der biologischen Vielfalt zu begreifen. Es ist der Schlüssel, der uns die Tür zu den fundamentalsten Fragen der Biologie öffnet. In der Medizin erlaubt es uns, die Ursachen von Erbkrankheiten und Krebs zu verstehen und die rasante Evolution von Viren und Bakterien zu bekämpfen. Im Naturschutz hilft es uns zu begreifen, warum genetische Vielfalt – das Produkt vergangener Mutationen – für das Überleben von Populationen im Klimawandel unerlässlich ist. Und auf einer philosophischen Ebene bietet es uns eine tiefgreifende und elegante Erklärung für unsere eigene Existenz und die unermessliche Vielfalt der Lebewesen, die uns umgeben.“

Die Mutation ist somit weit mehr als ein biologisches Detail. Sie ist die unermüdliche Autorin der Möglichkeiten, die stille Kraft hinter jedem neuen Merkmal, jeder neuen Art. Sie ist der Grund für unsere Anfälligkeit für Krankheiten, aber auch der Grund, warum es uns überhaupt gibt. In dem großen, alten Buch des Lebens, dessen Seiten wir praktisch erst zu entziffern beginnen, ist die Mutation nicht der bedauerliche Schreibfehler, den es zu beklagen gilt. Sie ist die unvorhersehbare Wendung in der Handlung, der kühne sprachliche Neuentwurf, der die Geschichte vorantreibt und sie erst lesenswert macht. Sie ist das zweischneidige Schwert, das zwar verletzen kann, aber letztlich das Werkzeug ist, mit dem das Leben selbst seine prächtige und vielfältige Zukunft schmiedet.

Literaturverzeichnis

Für Abschnitt 1. Der Funke des Wandels – Was ist eine Mutation?

1. **Neil A. Campbell, Lisa A. Urry et al.** – ***Biologie (Deutsche Ausgabe, oft als „Der Campbell“ bezeichnet)***
   Dies ist das international anerkannte Standardlehrbuch der Biologie. Für dieses einleitende Kapitel ist es die perfekte Quelle. Es definiert Mutation klar und präzise im Kontext der Molekular- und Evolutionsbiologie. Die didaktisch hervorragenden Abbildungen und die verständliche Sprache machen es ideal, um die Rolle der Mutation als Ursprung genetischer Variation und als Rohmaterial für die Selektion zu verinnerlichen.
   Grundlagenwerk (Studienanfänger, ambitionierte Laien).
2. **Richard Dawkins** – ***Das egoistische Gen (Original: The Selfish Gene)***
   Ein wegweisender Klassiker der Populärwissenschaft. Dawkins’ Werk ist unübertroffen darin, die „gen-zentrierte“ Sicht der Evolution zu vermitteln. Es argumentiert brillant, warum die zufällige Mutation auf der Ebene der Gene die grundlegende treibende Kraft ist. Für das Verständnis der Rolle des „Zufalls“ und der Mutation als ungerichtetes Ereignis, das nur durch seine Auswirkungen auf die Replikation des Gens bewertet wird, ist dieses Buch von unschätzbarem Wert.
   Populärwissenschaftlich (anspruchsvoll, aber sehr gut lesbar).
3. **Werner Buselmaier** – ***Biologie für Mediziner und Naturwissenschaftler*** Dieses kompakte deutsche Lehrbuch ist bekannt für seine klare und auf das Wesentliche konzentrierte Darstellung. Das Kapitel zur Genetik liefert eine prägnante und dennoch umfassende Definition von Mutationen und deren grundlegender Bedeutung. Es ist eine hervorragende Alternative zum Campbell, wenn eine schnellere, fokussiertere Einarbeitung gewünscht ist.
   Kompaktes Lehrbuch (Studierende der Lebenswissenschaften).

Für Abschnitt 2. Der Ursprung des Fehlers – Spontane und Induzierte Mutagenese

1. **Bruce Alberts et al.** – ***Molekularbiologie der Zelle (Original: Molecular Biology of the Cell)***
   Dies ist die „Bibel" der Molekularbiologie. Für die detaillierten Mechanismen der Mutagenese gibt es keine bessere Quelle. Die Kapitel über DNA-Replikation und -Reparatur beschreiben mit unübertroffener Tiefe und Klarheit, wie spontane Fehler entstehen (z. B. durch die DNA-Polymerase) und wie physikalische und chemische Mutagene die DNA-Struktur auf molekularer Ebene schädigen.
   Fortgeschrittenes Standardwerk (Studierende im Hauptstudium, Forschende).
2. **Anthony J.F. Griffiths et al.** – ***Introduction to Genetic Analysis***
   Ein weltweit führendes Lehrbuch der Genetik. Es enthält exzellente Kapitel, die sich explizit mit der molekularen Basis von Mutationen befassen. Es erklärt sehr anschaulich die verschiedenen Arten von Mutagenen (Basenanaloga, interkalierende Substanzen etc.) und die spontanen chemischen Veränderungen der DNA (wie Depurinierung und Desaminierung). Die Stärke liegt in der Verbindung von molekularem Mechanismus und genetischer Konsequenz.
   Grundlagenwerk der Genetik (Studierende).
3. **Georg Löffler, Petro E. Petrides, Peter C. Heinrich (Hrsg.)** – ***Biochemie & Pathobiochemie***
   Dieses umfassende deutsche Lehrbuch der Biochemie erklärt die chemische Instabilität der DNA-Basen und die biochemischen Pfade, die durch Mutagene gestört werden, sehr detailliert. Es ist besonders wertvoll, um die spontanen Mutationen (Punkt 2.1.2) aus einer rein chemischen Perspektive zu verstehen und die Verbindung zu Stoffwechselkrankheiten herzustellen.
   Fortgeschrittenes Lehrbuch (Medizin- und Chemiestudierende).

Für Abschnitt 3. Ein Schicksal für einen oder ein Erbe für alle – Somatische vs. Keimbahnmutation

1. **Siddhartha Mukherjee** – ***Der König aller Krankheiten: Krebs – eine Biografie (Original: The Emperor of All Maladies: A Biography of Cancer)***
   Dieses mit dem Pulitzer-Preis ausgezeichnete Buch ist die beste nicht-fiktionale Darstellung von Krebs. Es illustriert auf brillante und ergreifende Weise die Konsequenzen von somatischen Mutationen. Mukherjee erklärt, wie die schrittweise Anhäufung von Mutationen in Körperzellen eine Zelle „unsterblich" und bösartig macht. Es ist das perfekte Beispiel, um die Punkte 3.1.1 bis 3.1.3 mit Leben zu füllen.
   Populärwissenschaftlich (herausragend geschrieben, für alle zugänglich).

2. **Lewis Wolpert –** ***Principles of Development***
   Ein führendes Lehrbuch der Entwicklungsbiologie. Es ist ideal, um die fundamentale Trennung zwischen Soma und Keimbahn zu verstehen. Wolpert erklärt, wie sich die Keimzellen früh in der Embryonalentwicklung von den somatischen Zelllinien abspalten. Dieses Verständnis ist die Grundlage, um nachzuvollziehen, warum nur Keimbahnmutationen vererbt werden und evolutionär relevant sind.
   Fortgeschrittenes Lehrbuch (Studierende der Biologie).
3. **Bruce Alberts et al. –** ***Molekularbiologie der Zelle (Original: Molecular Biology of the Cell)***
   Auch für dieses Kapitel ist „Alberts" eine Top-Quelle. Die Kapitel über den Zellzyklus, die Apoptose und die Entstehung von Krebs decken die somatische Seite perfekt ab. Die Abschnitte zur sexuellen Fortpflanzung und Meiose erklären die Biologie der Keimzellen. Das Buch verbindet beide Themen unter einem Dach.
   Fortgeschrittenes Standardwerk.

Für Abschnitt 4. Katastrophe, Kuriosität oder Geniestreich – Die drei Schicksale einer Mutation

1. **Daniel L. Hartl, Andrew G. Clark –** ***Principles of Population Genetics***
   Das Standardwerk der Populationsgenetik. Dieses Buch formalisiert die Konsequenzen von Mutationen. Es erklärt mathematisch und konzeptionell, wie sich neutrale, schädliche und vorteilhafte Mutationen in Populationen verhalten, wie Selektion sie filtert und wie Zufall (Drift) ihre Frequenz beeinflusst. Unverzichtbar für ein tiefes Verständnis Fortgeschritten (erfordert grundlegendes mathematisches Verständnis).
2. **Sean B. Carroll –** ***Die Erfolgsstrategien der Evolution (Original: The Making of the Fittest: DNA and the Ultimate Forensic Record of Evolution)***
   Carroll ist ein Meister darin, anhand von konkreten DNA-Beispielen die Auswirkungen von Mutationen zu zeigen. Er präsentiert faszinierende Fälle von vorteilhaften Mutationen (z. B. bei Eis-Fischen, die Frostschutzproteine entwickelten) und erklärt, warum viele Mutationen neutral sind. Eine exzellente, beispielbasierte Quelle für die Punkte 4.1 und 4.3.
   Populärwissenschaftlich (sehr gut verständlich und spannend).
3. **Tom Strachan, Andrew Read –** ***Human Molecular Genetics***
   Ein führendes Lehrbuch der Humangenetik. Es ist die perfekte Quelle, um die Konsequenzen schädlicher Mutationen (Punkt 4.2) zu verstehen. Das Buch ist ein Katalog von Erbkrankheiten und erklärt detailliert, wie spezifische Mutationen zu Funktionsstörungen und Krankheitsbildern führen.
   Fortgeschrittenes Lehrbuch.

Für Abschnitt 5. Der Tanz von Zufall und Notwendigkeit – Die große Rolle der Mutation im Evolutionsprozess

1. **Jacques Monod** – ***Zufall und Notwendigkeit (Original: Le Hasard et la Nécessité)***
   Die Primärquelle für das zentrale Konzept dieses Kapitels. Monods Essay ist ein philosophisches Meisterwerk der Wissenschaft. Er argumentiert eloquent für die zentrale These, dass die gesamte Biosphäre aus dem Zusammenspiel von zufälliger Mutation und der Notwendigkeit der Selektion entstanden ist. Ein Muss für jeden, der die tiefere Bedeutung von Punkt 5.1 verstehen will.
   Philosophische Wissenschaft (anspruchsvoll, aber grundlegend).
2. **Douglas J. Futuyma** – ***Evolution**g*
   Das umfassendste und angesehenste Lehrbuch der Evolutionsbiologie. Futuyma erklärt meisterhaft die Synthese aus Mutation, Selektion, Gendrift und anderen evolutionären Kräften, die letztendlich zur Entstehung von Biodiversität (Punkt 5.2) führt. Es bietet den wissenschaftlichen Rahmen für Monods philosophische Thesen.
   Fortgeschrittenes Standardwerk der Evolution.
3. **Errol C. Friedberg, Graham C. Walker et al.** – ***DNA Repair and Mutagenesis***
   Dies ist das definitive Fachbuch zum Thema DNA-Reparatur. Es ist die perfekte, vertiefende Quelle für Punkt 5.3 (Evolutionäre „Gegenmaßnahmen"). Es beschreibt detailliert die Vielfalt und die molekularen Mechanismen der Reparatursysteme und diskutiert ihre evolutionäre Entstehung als Balanceakt zwischen Genomstabilität und der Notwendigkeit von Wandel.
   Hochspezialisiert (für Forschende und Masterstudierende).

Für Abschnitt 6. Fazit: Das zweischneidige Schwert der Schöpfung

1. **Richard Dawkins** – ***Der blinde Uhrmacher (Original: The Blind Watchmaker)***
   Dieses Buch ist die perfekte Untermauerung für das Fazit. Dawkins erklärt meisterhaft, wie der „blinde" Prozess der zufälligen Mutation in Kombination mit der kumulativen Selektion komplexe Anpassungen hervorbringen kann, ganz ohne Plan oder Ziel. Es fasst die Kernaussage von Punkt 6.2 – das Spannungsfeld von Zufall und Notwendigkeit – auf unnachahmliche Weise zusammen.
   Populärwissenschaftlich (Klassiker).
2. **Edward O. Wilson** – ***Die Vielfalt des Lebens (Original: The Diversity of Life)***
   Wilsons Werk ist eine poetische und gleichzeitig wissenschaftlich fundierte Hommage an die Biodiversität. Es ist eine ideale Lektüre für das Fazit, da es das Ergebnis des gesamten Prozesses – die atemberaubende Vielfalt des Lebens (Punkt 6.3) – in den Mittelpunkt stellt. Es vermittelt ein tiefes Gefühl der Ehrfurcht vor den evolutionären Prozessen, die auf der Mutation basieren.
   Populärwissenschaftlich (stilistisch brillant).

3. **Nick Lane –** ***Der Funke des Lebens: Energie und die Entstehung des Lebens (Original: The Vital Question)***
   Lane argumentiert, dass spezifische, extrem seltene Mutationen, die den zellulären Energiestoffwechsel revolutionierten, die entscheidenden Engpässe in der Evolution darstellten (z. B. bei der Entstehung der Eukaryoten). Sein Buch unterstreicht auf dramatische Weise das Bild der Mutation als „zweischneidiges Schwert“: meist unbedeutend oder schädlich, aber in extrem seltenen Fällen der Schlüssel zu völlig neuen Ebenen der Komplexität. Es ist ein perfektes, abschließendes Beispiel für die kreative Kraft der Mutation.

   Populärwissenschaftlich (anspruchsvoll, aber revolutionär im Denken).

Prävention auf allen Skalen – Von Molekül bis Globus

10

Die Allgegenwart und Vielschichtigkeit der Prävention
Dieses Kapitel führt auf eine Reise durch die vielschichtigen Dimensionen der Prävention. Es werden die unterschiedlichen Skalen beleuchtet, auf denen Prävention wirksam wird: beginnend bei der molekularen und zellulären Ebene, den fundamentalen Bausteinen des Lebens, über die Mikroebene des Individuums und seiner unmittelbaren Umgebung, die Mesoebene der Organisationen und Gemeinschaften, bis hin zur Makroebene gesamtgesellschaftlicher und globaler Strukturen. Darüber hinaus wird ein Blick auf die Prävention in der weiteren Biosphäre geworfen, insbesondere im Pflanzen- und Insektenreich, da deren Wohlergehen untrennbar mit dem menschlichen verbunden ist. Ziel ist es, ein umfassendes Verständnis für die enorme Komplexität, aber auch für die beeindruckenden synergetischen Potenziale eines solchen mehrdimensionalen Präventionsansatzes zu entwickeln. Denn nur wenn die Mechanismen und Interdependenzen auf allen Ebenen verstanden werden, können effektive und nachhaltige Strategien entworfen werden, um eine gesündere, sicherere und lebenswertere Zukunft für alle zu gestalten.

10.1 Die sub-individuelle Ebene: Prävention von der Zelle bis zum Molekül

Die Reise durch die Dimensionen der Prävention beginnt im Kleinsten, auf der subindividuellen Ebene, dort, wo die grundlegenden Prozesse des Lebens selbst bereits von einer inhärenten Prävention geprägt sind. Jede einzelne Zelle unseres Körpers ist ein Wunderwerk der Selbstregulation und des Schutzes. Die zelluläre Prävention umfasst zunächst den fundamentalen Schutz der Zellintegrität und -funktion. Tagtäglich sind unsere Zellen einer Vielzahl potenzieller Bedrohungen ausgesetzt, sei es durch oxidativen Stress, verursacht durch aggressive Sauerstoffmoleküle, durch Umweltgifte, Strahlung oder ein-

U. Karrenberg, *Prävention*, https://doi.org/10.1007/978-3-662-72161-2_10

dringende Krankheitserreger. Körpereigene Reparatursysteme und antioxidative Netzwerke arbeiten unermüdlich daran, diese Schäden abzuwehren oder zu beheben und so die Zelle funktionsfähig zu halten. Ein weiterer entscheidender Aspekt ist die Verhinderung unkontrollierter Zellteilung, die zur Entstehung von Krebs führen kann. Komplexe Kontrollmechanismen überwachen den Zellzyklus und leiten bei Fehlentwicklungen den programmierten Zelltod ein – eine präventive Maßnahme par excellence auf zellulärer Ebene. Nicht zuletzt spielt der Erhalt der mitochondrialen Gesundheit eine zentrale Rolle. Diese „Kraftwerke der Zelle“ sind essenziell für die Energieversorgung und Signalprozesse; ihre Dysfunktion ist an vielen chronischen Erkrankungen beteiligt, weshalb ihre Gesunderhaltung eine basale Präventionsstrategie darstellt.

Eng damit verwoben ist die genetische und epigenetische Prävention, die unseren ureigenen Bauplan des Lebens betrifft. Unsere Gene, die DNA, tragen die Informationen für unsere Entwicklung und Funktion, doch sie sind kein unabänderliches Schicksal. Die genetische Beratung und Diagnostik kann bei bekannten familiären Vorbelastungen für Erbkrankheiten Risiken aufzeigen und individuelle Präventionsstrategien ermöglichen. Sie kann auch genetische Prädispositionen für häufigere, multifaktorielle Erkrankungen wie bestimmte Krebsarten oder Herz-Kreislauf-Leiden identifizieren, was zu intensivierten Früherkennungsmaßnahmen oder spezifischen Lebensstilempfehlungen führen kann. Noch dynamischer ist die epigenetische Prävention. Epigenetische Marker sind wie kleine Schalter an unserer DNA, die nicht die Gensequenz selbst, sondern deren Aktivität beeinflussen. Unser Lebensstil – Ernährung, Bewegung, Stress, Umwelteinflüsse – kann diese Schalter umlegen und so das Krankheitsrisiko positiv oder negativ beeinflussen, manchmal sogar über Generationen hinweg. Eine gesundheitsförderliche Lebensweise ist somit auch Prävention auf epigenetischer Ebene. In der Ferne leuchten zudem gentherapeutische Ansätze auf, die, wenn auch oft noch experimentell und mit ethischen Fragen behaftet, das Potenzial bergen, Gendefekte präventiv zu korrigieren, bevor sie Krankheiten auslösen.

Auf der untersten Stufe dieser Betrachtung steht die molekulare Prävention, die direkt in biochemische Prozesse eingreift. Viele moderne Medikamente wirken präventiv auf dieser Ebene, indem sie gezielt spezifische Moleküle blockieren oder aktivieren. Statine beispielsweise senken den Cholesterinspiegel durch Hemmung eines Schlüsselenzyms und beugen so Herz-Kreislauf-Erkrankungen vor. Impfstoffe basieren auf der molekularen Erkennung von Antigenen und induzieren eine schützende Immunantwort, lange bevor ein echter Erreger den Körper attackiert. Die Forschung zur Prävention von Proteinfehlfaltung, die bei neurodegenerativen Erkrankungen wie Alzheimer oder Parkinson eine Rolle spielt, sucht nach Substanzen, die Proteinen helfen, ihre korrekte Struktur beizubehalten. Antioxidantien, ob aus der Nahrung oder als Supplemente, wirken als Radikalfänger auf molekularer Ebene und schützen Zellstrukturen. Und die Nanoprävention eröffnet faszinierende neue Wege, etwa durch Nanopartikel, die präventive Wirkstoffe zielsicher an ihren Bestimmungsort im Körper transportieren oder als hochempfindliche Sensoren früheste Krankheitsmarker detektieren können. All diese sub-individuellen Präventionsmechanismen und -strategien sind jedoch nicht vom Rest des Organismus abgekoppelt. Ganz im Gegenteil: Sie stehen in direkter Wechselwirkung mit der nächsthöheren Ebene, denn individuelles Verhalten ist ein entscheidender Modulator dieser subindividuellen Prozesse.

10.2 Die Mikroebene: Prävention beim Individuum und im direkten Umfeld

Diese individuelle Verantwortungsebene ist die Mikroebene der Prävention. Sie fokussiert auf das Individuum selbst, seine unmittelbaren sozialen Beziehungen wie Familie und Freunde sowie sein direktes Lebensumfeld, also die Wohnung oder den Arbeitsplatz. Hier stehen vor allem Verhaltensänderungen, die Stärkung persönlicher Ressourcen und die Schaffung sicherer und gesundheitsförderlicher Nahbedingungen im Vordergrund. Die Verhaltensprävention zielt darauf ab, gesundheitsschädigende Verhaltensweisen wie Rauchen, ungesunde Ernährung oder Bewegungsmangel zu reduzieren oder gänzlich zu vermeiden und im Gegenzug gesundheitsförderliche Verhaltensweisen zu etablieren und zu festigen. Ein zentrales Instrument hierfür ist die Gesundheitserziehung und die Förderung von Gesundheitskompetenz. Aufklärung über Risikofaktoren und das Wissen um Schutzfaktoren, beispielsweise Stressbewältigungstechniken oder Hygienemaßnahmen, versetzen den Einzelnen in die Lage, informierte Entscheidungen für seine Gesundheit zu treffen. Diese Entscheidungen wirken, wie bereits angedeutet, direkt auf die zelluläre und molekulare Gesundheit. Impfungen stellen eine spezifische Form der Verhaltensprävention dar, die auf molekularen Erkennungsmechanismen basiert und durch die aktive Entscheidung zur Impfung das individuelle Immunsystem stärkt. Auch das Erlernen und Anwenden von Sicherheitsverhalten im Straßenverkehr, am Arbeitsplatz oder im Haushalt – das Anlegen des Sicherheitsgurtes, das Tragen von Schutzausrüstung – gehört untrennbar zur individuellen Prävention. Ebenso wichtig ist die Früherkennung durch regelmäßige Vorsorgeuntersuchungen, die oft auf der Detektion kleinster zellulärer oder molekularer Veränderungen basieren und so schwerwiegende Krankheitsverläufe verhindern können.

Neben dem Verhalten spielt auch die Gestaltung der unmittelbaren Verhältnisse eine Rolle, die sogenannte Verhältnisprävention im Kleinen. Auch im direkten Umfeld des Individuums lassen sich präventive Maßnahmen umsetzen, die die Bedingungen positiv beeinflussen. Eine ergonomische Arbeitsplatzgestaltung beispielsweise vermeidet körperliche Fehlbelastungen und Unfälle. Eine kindersichere Wohnung beseitigt Gefahrenquellen für die Kleinsten. Und die Förderung unterstützender sozialer Netzwerke, also stabile familiäre und freundschaftliche Beziehungen, stärkt die psychische Widerstandsfähigkeit, die Resilienz, gegenüber den Wechselfällen des Lebens. Die Wirksamkeit von Prävention auf dieser Mikroebene hängt stark von der individuellen Motivation, dem vorhandenen Wissen und den verfügbaren Ressourcen ab. Doch der Einzelne agiert nicht im luftleeren Raum; oftmals bedarf es unterstützender Strukturen und Angebote von übergeordneten Ebenen, um nachhaltige Verhaltensänderungen zu ermöglichen und zu verstetigen.

10.3 Die Mesoebene: Prävention in Organisationen und Gemeinschaften

Genau hier setzt die Mesoebene an, die sich auf intermediäre soziale Systeme wie Organisationen – beispielsweise Unternehmen, Schulen oder Krankenhäuser – sowie Institutionen und Gemeinschaften wie Stadtteile oder Kommunen bezieht. Auf dieser Ebene geht es darum, präventive Kulturen zu etablieren, förderliche Rahmenbedingungen zu schaffen und zielgruppenspezifische Programme zu implementieren, die dem Einzelnen helfen, präventive Entscheidungen zu treffen und ein gesundes Leben zu führen. Ein weit verbreiteter und erfolgreicher Zugang ist der sogenannte Setting-Ansatz, der spezifische Lebenswelten („Settings") als zentrale Orte der Prävention betrachtet. Stellen wir uns eine „Gesunde Schule" oder einen „Gesunden Kindergarten" vor: Hier werden nicht nur Wissen und Fertigkeiten vermittelt, sondern es werden aktiv Programme zur Förderung von Bewegung, gesunder Ernährung und psychosozialem Wohlbefinden von Kindern und Jugendlichen in den Alltag integriert. Sicherheitserziehung und Gewaltprävention werden zu selbstverständlichen Bestandteilen des Schullebens. In der Arbeitswelt manifestiert sich dies in der Betrieblichen Gesundheitsförderung (BGF) und im systematischen Sicherheitsmanagement. Maßnahmen zur Verbesserung der Gesundheit und des Wohlbefindens der Mitarbeitenden, wie ergonomische Arbeitsplätze, Stressmanagement-Angebote, Bewegungsförderung oder Suchtprävention, sind hier ebenso verankert wie Systeme zur Identifizierung von Gefahren, zur Risikobewertung und zur Umsetzung von Schutzmaßnahmen, um Arbeitsunfälle und Berufskrankheiten zu vermeiden. Auf kommunaler Ebene bilden sich oft Präventionsnetzwerke, in denen verschiedene Akteure – Gesundheitsämter, Jugendämter, Polizei, Schulen, Vereine – zusammenarbeiten, um abgestimmte Präventionsstrategien für spezifische Problemlagen wie Kriminalitätsprävention, Suchtprävention oder Integrationsförderung zu entwickeln und umzusetzen.

Ein weiteres wichtiges Element der Mesoebene ist die zielgruppenspezifische Prävention. Hierbei werden Maßnahmen entwickelt und durchgeführt, die exakt auf die spezifischen Bedürfnisse und Risikoprofile bestimmter Bevölkerungsgruppen zugeschnitten sind. Das können beispielsweise Präventionsprogramme für ältere Menschen zur Sturzprophylaxe sein, die deren Mobilität und Selbstständigkeit erhalten, oder Angebote für sozial benachteiligte Familien zur frühen Förderung von Kindern, um Bildungschancen zu verbessern und gesundheitlichen Ungleichheiten entgegenzuwirken. Für den Erfolg präventiver Bemühungen auf der Mesoebene spielen die Vernetzung der beteiligten Akteure, die aktive Partizipation der Betroffenen und die Schaffung nachhaltiger, also langfristig wirksamer Strukturen, eine entscheidende Rolle. Hier werden oft die Weichen dafür gestellt, ob individuelle Verhaltensänderungen tatsächlich unterstützt werden und ob gesunde und sichere Lebens- und Arbeitsbedingungen für viele Menschen Realität werden können.

10.4 Die Makroebene: Prävention auf gesellschaftlicher und globaler Ebene

Die umfassendste Ebene der Prävention ist die Makroebene. Sie schließt gesamtgesellschaftliche und globale Rahmenbedingungen, Politiken und Systeme ein, die weitreichende präventive Wirkungen entfalten können. Hier geht es um legislative Maßnahmen, ökonomische Anreize, internationale Abkommen und die Gestaltung von grundlegenden Infrastrukturen, die das Leben ganzer Bevölkerungen beeinflussen. Ein mächtiges Instrument ist die Gesetzgebung und Regulierung. Gesundheitsschutzgesetze, wie Rauchverbote in öffentlichen Gebäuden, die Gurtpflicht im Straßenverkehr, Grenzwerte für Schadstoffe in Lebensmitteln oder in der Luft, schützen die Bevölkerung oft unbemerkt, aber effektiv. Arbeitsschutzgesetze legen Mindeststandards für Sicherheit und Gesundheit am Arbeitsplatz fest, während Umweltschutzgesetze Regelungen zur Reduktion von Emissionen, zum Schutz natürlicher Ressourcen und zur Abfallvermeidung treffen. Auch die Sozialgesetzgebung spielt eine wichtige Rolle, indem sie soziale Sicherungssysteme schafft, die Armut und soziale Ausgrenzung verhindern und damit indirekt gesundheitliche und soziale Probleme präventiv adressieren.

Neben Gesetzen kommen ökonomische Instrumente zum Einsatz. Steuern und Abgaben, wie die Tabaksteuer, die Alkoholsteuer oder eine CO_2-Steuer, können risikobehafteten Konsum oder umweltschädliches Verhalten verteuern und so zu einer Verhaltensänderung anregen. Umgekehrt können Subventionen und Förderprogramme finanzielle Anreize für gesundheitsförderliches Verhalten setzen, beispielsweise durch Bonusprogramme der Krankenkassen, für Investitionen in Sicherheitstechnologien oder für umweltfreundliche Produktionsweisen in der Wirtschaft. Auch die infrastrukturelle Prävention ist von großer Bedeutung. Eine vorausschauende Verkehrsplanung, die sichere Radwege, verkehrsberuhigte Zonen und einen gut ausgebauten öffentlichen Nahverkehr vorsieht, kann Unfälle verhindern und gleichzeitig umweltfreundliche Mobilität fördern. Im Städtebau und in der Raumordnung geht es um die Schaffung gesunder Lebensräume mit ausreichend Grünflächen, guter Luftqualität und leicht zugänglichen Erholungsmöglichkeiten. Der Katastrophenschutz und Frühwarnsysteme bereiten Gesellschaften auf Naturkatastrophen wie Hochwasser oder Erdbeben vor und helfen, deren Auswirkungen präventiv zu minimieren.

Angesichts globalisierter Risiken wie Pandemien oder dem Klimawandel gewinnt die internationale Zusammenarbeit und die Entwicklung globaler Präventionsstrategien immer mehr an Bedeutung. Die Pandemieprävention erfordert globale Überwachungssysteme, wie sie die Weltgesundheitsorganisation (WHO) koordiniert, sowie eine internationale Abstimmung bei der Entwicklung und Verteilung von Impfstoffen und Medikamenten. Klimaschutzabkommen sind internationale Vereinbarungen, die auf die Reduktion von Treibhausgasemissionen abzielen, um die globale Erwärmung und ihre katastrophalen Folgen präventiv einzudämmen. Abrüstungs- und Rüstungskontrollverträge dienen der Verhinderung von Kriegen und bewaffneten Konflikten. Und nicht zuletzt zielen Programme der Entwicklungszusammenarbeit auf die Bekämpfung der globalen

Armut und Ungleichheit ab, da diese oft Ursachen für Konflikte, Krankheiten und Instabilität sind. Prävention auf der Makroebene erfordert politische Willensbildung, einen breiten gesellschaftlichen Konsens und oft langwierige Verhandlungsprozesse. Die Maßnahmen auf dieser Ebene haben jedoch das Potenzial, eine sehr breite und nachhaltige Wirkung auf die Gesundheit, Sicherheit und das Wohlergehen ganzer Bevölkerungen und zukünftiger Generationen zu entfalten.

10.5 Exkurs: Prävention in der Biosphäre – Fokus Pflanzen- und Insektenwelt

Verlassen wir nun für einen Moment die primär menschzentrierte Betrachtung und weiten den Blick auf die Prävention in der weiteren Biosphäre, mit einem besonderen Fokus auf die Pflanzen- und Insektenwelt. Die Bedeutung der Prävention für diese Lebensbereiche ist immens, nicht nur für die Ökosysteme selbst, sondern auch unmittelbar für das menschliche Wohlergehen. Die Erhaltung der Biodiversität und der Stabilität von Ökosystemen ist ein präventiver Akt an sich, der uns vor dem Verlust unersetzlicher Arten und ökologischer Dienstleistungen bewahrt. Im Bereich der Nahrungsmittelproduktion ist der Schutz von Nutzpflanzen vor Krankheiten und Schädlingen sowie der Schutz von Bestäubern wie Bienen und anderen Insekten eine zentrale präventive Aufgabe zur Sicherung unserer Ernährungsgrundlagen. Die Prävention von Schädlingskalamitäten und die Kontrolle invasiver Arten, die heimische Ökosysteme bedrohen können, sind ebenso wichtige Aspekte. Schließlich spielt auch die Vermeidung von Krankheitsübertragung durch Insekten, die als Vektoren fungieren, eine Rolle im präventiven Gesundheitsschutz des Menschen.

Auch in diesem Bereich entfalten sich präventive Ansätze auf verschiedenen Skalen, die Analogien zu den menschzentrierten Ebenen aufweisen. Auf der molekularen und genetischen Ebene sehen wir beispielsweise die Züchtung krankheits- oder schädlingsresistenter Pflanzensorten, teilweise auch unter Nutzung gentechnischer Verfahren. Das Verständnis und die Nutzung natürlicher pflanzlicher oder tierischer Abwehrmechanismen, etwa durch den Einsatz von Pheromonen zur Verwirrung oder zum Monitoring von Schädlingen, gehören ebenfalls hierher. Auf der Ebene von Organismen und Populationen, vergleichbar mit der Mikro- und Mesoebene beim Menschen, finden wir Strategien wie die biologische Schädlingsbekämpfung durch den gezielten Einsatz von Nützlingen, den integrierten Pflanzenschutz (IPM), der verschiedene Methoden kombiniert, um den Pestizideinsatz zu minimieren, sowie nachhaltige landwirtschaftliche Praktiken wie vielfältige Fruchtfolgen und diversifizierte Anbausysteme. Die Schaffung und der Erhalt von Habitaten für Nützlinge und Bestäuber, beispielsweise durch Blühstreifen oder Hecken, sowie Quarantänemaßnahmen zur Verhinderung der Ausbreitung von Schadorganismen sind weitere Beispiele. Auf der Ökosystem- und globalen Ebene, analog zur Makroebene, geht es um die Regulierung des Pestizideinsatzes und die Förderung einer nachhaltigen Landwirtschaft durch politische Rahmenbedingungen. Internationale Abkommen zum

Schutz wandernder Arten oder zur Bekämpfung invasiver Spezies sind hier ebenso relevant wie globale Monitoring- und Frühwarnsysteme für Pflanzenseuchen und Schädlingsbefall. Und letztlich ist der globale Klimaschutz eine der wichtigsten präventiven Maßnahmen zum Erhalt von Habitaten und zur Verhinderung des Artensterbens. Die Wechselwirkungen zwischen diesen präventiven Bestrebungen in der Biosphäre und den menschlichen Aktivitäten sowie globalen Herausforderungen sind vielfältig und komplex und verdeutlichen die Notwendigkeit eines integrativen Ansatzes.

10.6 Interaktionen und Synergien zwischen allen Präventionsebenen

Die bisher beschriebenen Ebenen der Prävention – von den molekularen Grundlagen über das Individuum, die Gemeinschaften und Gesellschaften bis hin zur globalen Biosphäre – existieren nicht isoliert voneinander. Vielmehr bilden sie ein komplexes Geflecht von Wechselwirkungen und potenziellen Synergien. Erfolgreiche Prävention erfordert daher oft ein integriertes Vorgehen, das Maßnahmen auf allen relevanten Skalen berücksichtigt und intelligent aufeinander abstimmt. Diese Interaktionen können sowohl als Top-Down- als auch als Bottom-Up-Prozesse verstanden werden. Makroebenen-Politiken, beispielsweise ein nationales Rauchverbot oder strenge Umweltauflagen, können die Rahmenbedingungen für Verhaltensänderungen auf der Mikroebene schaffen und die Implementierung von Programmen auf der Mesoebene, etwa Rauchstopp-Kurse in Betrieben oder kommunale Umweltschutzinitiativen, maßgeblich unterstützen und erleichtern. Umgekehrt können erfolgreiche Initiativen, die auf der Mikro- oder Mesoebene starten, wie eine Bürgerinitiative für mehr Verkehrssicherheit oder ein innovatives betriebliches Gesundheitsprogramm, politischen Druck erzeugen und letztendlich zu Veränderungen auf der Makroebene, also zu neuen Gesetzen oder Förderrichtlinien, führen.

Ein besonders wichtiges Zusammenspiel besteht zwischen Verhältnis- und Verhaltensprävention. Strukturelle Veränderungen auf der Makro- oder Mesoebene, wie der Bau sicherer Fahrradwege oder die Schaffung rauchfreier öffentlicher Räume, können gesundheitsförderliches Verhalten auf der Mikroebene, also mehr Fahrradfahren oder der Verzicht auf das Rauchen, deutlich erleichtern und attraktiver machen. Es ist oft einfacher, die gesunde Wahl zur leichten Wahl zu machen, als allein auf individuelle Willenskraft zu setzen. Aufklärungskampagnen, also Verhaltensprävention, können wiederum die Akzeptanz und Nutzung solcher neu geschaffener Strukturen fördern und das Bewusstsein für deren Vorteile schärfen. Entscheidend für die Wirksamkeit des Gesamtsystems ist die Notwendigkeit der Kohärenz. Widersprüchliche Signale oder Maßnahmen auf verschiedenen Ebenen können die Effektivität von Prävention erheblich untergraben. Eine Gesundheitskampagne für mehr Bewegung wäre beispielsweise wenig glaubwürdig oder erfolgreich, wenn gleichzeitig öffentliche Sportstätten abgebaut, Schulwege unsicher sind oder Grünflächen zubetoniert werden. Ein umfassender Präventionsansatz muss daher die molekularen und zellulären Grundlagen ebenso in das Gesamtbild der Interaktionen einbeziehen wie die ökologischen Zusammenhänge der Biosphäre, da individuelle Gesundheit und gesellschaftliches Wohlergehen untrennbar mit diesen fundamentalen Ebenen verbunden sind.

10.7 Herausforderungen und Perspektiven der skalenübergreifenden Prävention

Trotz der unbestreitbaren Bedeutung und der vielfältigen Erfolge von Prävention auf allen Skalen gibt es zahlreiche Herausforderungen bei ihrer Konzeption und Umsetzung. Eine der größten Hürden ist der oft langfristige Zeithorizont präventiver Maßnahmen, der im Widerspruch zu kurzfristigen politischen oder ökonomischen Zyklen stehen kann. Präventive Erfolge – das Ausbleiben einer Krankheit, eines Unfalls, einer Umweltkatastrophe – sind oft unsichtbar. Dieses sogenannte „Präventionsparadox" macht es schwierig, die Notwendigkeit und den Nutzen von Prävention kontinuierlich im öffentlichen Bewusstsein und auf der politischen Agenda zu halten, insbesondere wenn Ressourcen knapp sind. Die Ressourcenallokation ist ein weiteres Dauerthema: Investitionen in Prävention konkurrieren oft mit Mitteln für kurative, also heilende, oder reaktive Maßnahmen, die bei bereits eingetretenen Problemen greifen. Der Nachweis der Kosteneffektivität von Prävention ist daher von großer Bedeutung, aber methodisch oft anspruchsvoll.

Die Komplexität der meisten Probleme, die präventiv angegangen werden sollen, erfordert eine Abstimmung von Maßnahmen über verschiedenste Sektoren – Gesundheit, Umwelt, Bildung, Wirtschaft, Soziales – und über alle Ebenen hinweg. Dies stellt erhebliche Anforderungen an die Koordination und die intersektorale Zusammenarbeit. Häufig kommt es auch zu Zielkonflikten, beispielsweise wenn präventive Maßnahmen mit anderen gesellschaftlichen Zielen oder individuellen Freiheitsrechten in Konflikt geraten, etwa im Spannungsfeld von Datenschutz und Krankheitsüberwachung oder zwischen individueller Mobilität und Verkehrssicherheitsbestrebungen. Die Wirksamkeit präventiver Interventionen muss zudem systematisch evaluiert werden, um sicherzustellen, dass Ressourcen sinnvoll eingesetzt werden und um aus Erfolgen, aber auch aus Misserfolgen zu lernen. Diese Evidenzbasierung ist entscheidend für die Weiterentwicklung und Optimierung von Präventionsstrategien. Eine besondere Herausforderung stellt die soziale Ungleichheit dar: Präventive Maßnahmen erreichen oft nicht alle Bevölkerungsgruppen gleichermaßen. Es bedarf daher besonderer Anstrengungen, um gesundheitliche und soziale Ungleichheiten durch Prävention nicht zu verschärfen, sondern aktiv abzubauen und vulnerable Gruppen gezielt zu unterstützen.

Die rasanten Fortschritte insbesondere in der molekularen und genetischen Forschung werfen zudem tiefgreifende ethische Implikationen auf. Fragen des Umgangs mit genetischen Informationen, die Gefahr der genetischen Diskriminierung, die Abgrenzung zwischen medizinisch indizierter Prävention und einer möglichen „Verbesserung" (Enhancement) des Menschen sowie Fragen der Gerechtigkeit beim Zugang zu neuen, oft teuren präventiven Technologien bedürfen einer breiten gesellschaftlichen Debatte und klarer ethischer Leitlinien. Ähnliche ethische Überlegungen betreffen ökologische Präventionsmaßnahmen, etwa im Bereich der Gentechnik bei Pflanzen oder bei Eingriffen in Ökosysteme.

Zukünftige Anstrengungen in der Prävention müssen verstärkt auf die Überwindung dieser Herausforderungen ausgerichtet sein. Die Entwicklung innovativer, partizipativer und zielgruppengerechter Ansätze ist hier ebenso gefragt wie die Stärkung der interdisziplinären und intersektoralen Zusammenarbeit. Eine verbesserte Datengrundlage ist essenziell für evidenzbasierte Entscheidungen. Die Digitalisierung bietet hierbei enorme Potenziale, beispielsweise durch personalisierte Präventionsangebote über Apps, durch verbesserte Frühwarnsysteme für Pandemien oder Umweltkatastrophen oder durch die Analyse großer Datenmengen (Big Data) zur Identifizierung von Risikofaktoren und zur Optimierung von Interventionsstrategien, immer unter Wahrung des Datenschutzes und ethischer Prinzipien.

10.8 Schlussfolgerung: Prävention als dynamische, gesamtgesellschaftliche und globale Daueraufgabe

Prävention, so wird deutlich, ist kein einmaliges Projekt oder eine isolierte Maßnahme, sondern eine kontinuierliche, dynamische und gesamtgesellschaftliche Aufgabe. Sie muss auf allen Skalen – von den molekularen und zellulären Grundlagen des Lebens über das Individuum, die Organisationen und Gemeinschaften, die gesamtgesellschaftlichen Strukturen bis hin zur globalen Ebene und der uns umgebenden Biosphäre – fest verankert und aktiv gestaltet werden. Ein tiefgreifendes Verständnis der komplexen Wirkmechanismen und der vielfältigen Interdependenzen zwischen diesen verschiedenen Ebenen ist unerlässlich, um effektive und nachhaltige Strategien zur Vermeidung unerwünschter Ereignisse und zur Förderung von Gesundheit und Wohlergehen zu entwickeln.

Die eigentliche Herausforderung und zugleich die größte Chance liegen darin, präventives Denken und Handeln als einen selbstverständlichen und integralen Bestandteil aller politischen, wirtschaftlichen, sozialen und wissenschaftlichen Entscheidungen zu etablieren. Es geht darum, eine Kultur der Vorausschau, der Verantwortung und der Nachhaltigkeit zu pflegen. Nur wenn es uns gelingt, die Prinzipien der Prävention in ihrer gesamten Breite und Tiefe zu verinnerlichen und umzusetzen, können wir eine gesündere, sicherere und lebenswertere Zukunft für alle Menschen und auch für die uns nachfolgenden Generationen sowie für die gesamte Gemeinschaft des Lebens auf diesem Planeten gestalten. Prävention ist somit nicht nur eine Frage der Effizienz oder der Kostenersparnis, sondern letztlich eine Frage unserer gemeinsamen Werte und unserer Vision für eine bessere Welt.

Kommentierte Literaturhinweise

Für Abschnitt 1. Die sub-individuelle Ebene: Prävention von der Zelle bis zum Molekül

1. **Löffler, G., Petrides, P. E., & Heinrich, P. C. (Hrsg.). (2014).** ***Biochemie und Pathobiochemie*** **(9. Aufl.). Springer-Verlag.**
   Dieses umfassende Lehrbuch ist ein Standardwerk im deutschsprachigen Raum. Für Ihr Kapitel relevant sind insbesondere die Abschnitte zu Zellbiologie, Signaltransduktion, genetischen Grundlagen und Pathobiochemie von Stoffwechselerkrankungen und Krebs. Es liefert das biochemische und molekularbiologische Rüstzeug, um die im Text genannten präventiven Ansätze auf zellulärer und molekularer Ebene (z. B. Schutz vor oxidativem Stress, Rolle von Enzymen, Genregulation) tiefgreifend zu verstehen.
2. **Watson, J. D., Baker, T. A., Bell, S. P., Gann, A., Levine, M., & Losick, R. (2017).** ***Watsons Molekularbiologie*** **(7. Aufl.). Pearson Studium.** (Original: *Molecular Biology of the Gene*)
   Ein international anerkanntes Standardwerk der Molekularbiologie. Es erklärt exzellent die Mechanismen der Genexpression, DNA-Replikation und -Reparatur sowie die molekularen Grundlagen von Krebs und Entwicklung. Unverzichtbar, um die Aspekte der genetischen, epigenetischen und molekularen Prävention (z. B. Gentherapie-Ansätze, Proteinfehlfaltung, Wirkung von Medikamenten auf molekularer Ebene) fundiert darzustellen.
3. **Berger, S. L. (2007). The complex language of chromatin regulation during transcription.** ***Nature, 447*****(7143), 407–412.**
   Obwohl schon etwas älter, ist dies ein wegweisender und oft zitierter Übersichtsartikel zur Epigenetik. Er erklärt anschaulich die Grundlagen der Chromatin-Regulation und wie epigenetische Mechanismen die Genaktivität steuern. Dies ist zentral für das Verständnis der „epigenetischen Prävention" und wie Umweltfaktoren und Lebensstil die Genfunktion beeinflussen können, ohne die DNA-Sequenz zu ändern.

Für Abschnitt 2. Die Mikroebene: Prävention beim Individuum und im direkten Umfeld

1. **Schwarzer, R. (Hrsg.). (2015).** ***Gesundheitspsychologie*** **(5. Aufl.). Hogrefe Verlag.**
   Ein führendes deutschsprachiges Lehrbuch, das die psychologischen Grundlagen von Gesundheitsverhalten und dessen Veränderung umfassend darstellt. Es behandelt Theorien der Verhaltensänderung, Risikowahrnehmung, Stressbewältigung und die Rolle sozialer Unterstützung – alles zentrale Aspekte der Verhaltensprävention und der Stärkung persönlicher Ressourcen auf der Mikroebene.

2. **Barth, J., & Bengel, J. (Hrsg.). (2018).** ***Lehrbuch Prävention und Gesundheitsförderung*****. Hogrefe Verlag.**
Dieses Werk bietet einen breiten Überblick über Konzepte, Strategien und Anwendungsfelder der Prävention und Gesundheitsförderung in Deutschland. Es deckt sowohl verhaltens- als auch verhältnispräventive Ansätze auf der Mikroebene ab und diskutiert Einflussfaktoren wie Motivation und Ressourcen. Gut geeignet, um die im Kapitel genannten Beispiele (Gesundheitserziehung, Früherkennung, sicheres Wohnumfeld) einzuordnen.
3. **Glanz, K., Rimer, B. K., & Viswanath, K. (Eds.). (2015).** ***Health behavior: Theory, research, and practice*** **(5th ed.). Jossey-Bass.**
Ein international einflussreiches Standardwerk, das eine breite Palette von Theorien des Gesundheitsverhaltens detailliert vorstellt und ihre Anwendung in Forschung und Praxis diskutiert. Es hilft, die Mechanismen hinter Verhaltensprävention zu verstehen und die Gestaltung effektiver Interventionen zur Förderung von Gesundheitskompetenz und Sicherheitsverhalten zu begründen.

Für Abschnitt 3. Die Mesoebene: Prävention in Organisationen und Gemeinschaften

1. **Badura, B., Ducki, A., Schröder, H., Klose, J., & Meyer, M. (Hrsg.). (2018).** ***Fehlzeiten-Report 2018: Sinn erleben – Arbeit und Gesundheit*****. Springer-Verlag.** (Hinweis: Jeder Fehlzeiten-Report hat einen Themenschwerpunkt, aber die Reihe als Ganzes ist relevant für BGF).
Der Fehlzeiten-Report ist eine jährliche, wichtige Publikation zum Thema Gesundheit in der Arbeitswelt in Deutschland. Er liefert Daten, Analysen und Beispiele für betriebliche Gesundheitsförderung (BGF) und Sicherheitsmanagement. Er illustriert gut den Setting-Ansatz im Kontext von Unternehmen und Organisationen.
2. **Walter, U., Plaumann, M., & Schneider, N. (Hrsg.). (2018).** ***Setting-Ansätze in der Gesundheitsförderung und Prävention: Konzepte, Evidenz, Praxisbeispiele und Perspektiven*****. Hogrefe Verlag.**
Dieses Buch fokussiert explizit auf den Setting-Ansatz und ist damit hochrelevant für diesen Abschnitt. Es stellt Konzepte für verschiedene Lebenswelten (Schule, Kommune, Betrieb etc.) vor, diskutiert die Evidenzlage und gibt Praxisbeispiele. Ideal, um die Mechanismen und Erfolgsfaktoren der Prävention in Organisationen und Gemeinschaften zu verstehen.
3. **Kickbusch, I. (1986). Health promotion: a global perspective.** ***Canadian Journal of Public Health*****,** ***77*****(5), 321–326.** (Dieser Artikel ist ein Klassiker, der die Ottawa-Charta reflektiert). Alternativ: **WHO. (1986).** ***Ottawa Charta zur Gesundheitsförderung*****. WHO.**
Die Ottawa-Charta ist das Gründungsdokument der modernen Gesundheitsförderung und betont die Bedeutung von Settings (Lebenswelten) und der Vernetzung von Akteu-

ren. Kickbuschs Arbeiten reflektieren diese Perspektive. Das Verständnis der Charta ist fundamental, um die Mesoebene und insbesondere kommunale Präventionsnetzwerke sowie zielgruppenspezifische Ansätze im Geiste der Partizipation und des Empowerments zu begreifen.

Für Abschnitt 4. Die Makroebene: Prävention auf gesellschaftlicher und globaler Ebene

1. **Rosenbrock, R., & Gerlinger, T. (2014).** ***Gesundheitspolitik: Eine systematische Einführung*** **(3. Aufl.). Hogrefe Verlag.**
Ein Standardwerk zur Gesundheitspolitik in Deutschland, das die Akteure, Institutionen und Prozesse gesundheitspolitischer Entscheidungen analysiert. Es hilft, die Entstehung und Wirkung von Gesetzgebung (z. B. Präventionsgesetz, Gesundheitsschutzgesetze) und die Rolle ökonomischer Instrumente auf der Makroebene zu verstehen.
2. **Beaglehole, R., Bonita, R., Horton, R., Adams, C., & McKee, M. (2011). Priority actions for the non-communicable disease crisis.** ***The Lancet, 377*****(9775), 1438–1447.**
Dieser vielzitierte Artikel aus *The Lancet* skizziert zentrale globale Handlungsfelder zur Prävention nichtübertragbarer Krankheiten (NCDs), die stark von Makro-Ebene-Interventionen (Gesetzgebung, Steuern, internationale Kooperation) abhängen. Er verdeutlicht die Notwendigkeit globaler Strategien, wie sie auch im Kapitel für Pandemieprävention oder Klimaschutz genannt werden.
3. **Deutschen Bundestag (2007).** ***Globalisierung der Weltwirtschaft – Herausforderungen und Antworten.*** **Schlussbericht der Enquete-Kommission.** (Oder ähnliche Berichte zur Globalisierung und deren Auswirkungen auf Gesundheit, Umwelt, Soziales).
Berichte von Enquete-Kommissionen oder Sachverständigenräten (z. B. Sachverständigenrat zur Begutachtung der Entwicklung im Gesundheitswesen, SRU für Umweltfragen) analysieren oft umfassend die Auswirkungen von Makro-Trends und formulieren Politikempfehlungen. Sie sind gute Quellen, um die komplexen Zusammenhänge von Gesetzgebung, ökonomischen Instrumenten, Infrastruktur und internationaler Zusammenarbeit im Kontext der Prävention zu beleuchten.

Für Abschnitt 5. Exkurs: Prävention in der Biosphäre – Fokus Pflanzen- und Insektenwelt

1. **Poehling, H.-M., & Sunder, F.-W. (Hrsg.). (2017).** ***Integrierter Pflanzenschutz: Ein Leitfaden für Studium und Praxis.*** **Eugen Ulmer Verlag.**
Dieses Buch ist ein umfassender Leitfaden zum Integrierten Pflanzenschutz (IPM), der die verschiedenen präventiven Ansätze auf molekularer, genetischer, Organismus- und Populationsebene im Pflanzenschutz detailliert darstellt. Es deckt biologische, biotechnische und anbautechnische Maßnahmen ab und ist somit sehr relevant für die im Exkurs genannten Aspekte.

2. **Food and Agriculture Organization of the United Nations (FAO). (Diverse Publikationen und Berichte zum Thema Pflanzengesundheit, invasive Arten, Pestizidmanagement, Biodiversität in der Landwirtschaft). Z. B. FAO (2020).** ***The State of the World's Biodiversity for Food and Agriculture.***
Die FAO ist eine zentrale globale Organisation, die regelmäßig fundierte Berichte und Richtlinien zur Sicherung der Nahrungsmittelproduktion, zum Schutz der Biodiversität und zur Prävention von Schädlingskalamitäten veröffentlicht. Diese Publikationen beleuchten die globale Dimension und die Notwendigkeit internationaler Zusammenarbeit, wie im Kapitel angedeutet.
3. **Tilman, D., Cassman, K. G., Matson, P. A., Naylor, R., & Polasky, S. (2002). Agricultural sustainability and intensive production practices.** ***Nature, 418*****(6898), 671–677.**
Ein einflussreicher Übersichtsartikel, der die Herausforderungen und Lösungsansätze für eine nachhaltige Intensivierung der Landwirtschaft diskutiert. Er berührt viele im Exkurs genannte Präventionsaspekte, von der Bodengesundheit über Wassermanagement bis hin zur Reduktion des Pestizideinsatzes und der Erhaltung von Biodiversität im Kontext der Nahrungsmittelproduktion.

Für Abschnitt 6. Interaktionen und Synergien zwischen allen Präventionsebenen

1. **McLeroy, K. R., Bibeau, D., Steckler, A., & Glanz, K. (1988). An ecological perspective on health promotion programs.** ***Health Education Quarterly, 15*****(4), 351–377.**
Dieser Artikel ist ein Klassiker, der das sozial-ökologische Modell in die Gesundheitsförderung eingeführt hat. Es betont die Interaktion zwischen individuellen Faktoren und verschiedenen Umweltebenen (Mikro, Meso, Makro) und ist damit grundlegend für das Verständnis der im Kapitel beschriebenen Wechselwirkungen und der Notwendigkeit eines Mehrebenenansatzes.
2. **Sallis, J. F., Owen, N., & Fisher, E. B. (2015). Ecological models of health behavior. In K. Glanz, B. K. Rimer, & K. Viswanath (Eds.),** ***Health behavior: Theory, research, and practice*** **(5th ed., pp. 43–64). Jossey-Bass.**
Dieses Kapitel (aus dem bereits unter 2.3 genannten Buch) vertieft die Anwendung ökologischer Modelle spezifisch auf Gesundheitsverhalten. Es erläutert, wie Interventionen auf mehreren Ebenen gleichzeitig ansetzen müssen, um Synergien zu erzielen (Top-Down, Bottom-Up) und die Kohärenz zwischen Verhältnis- und Verhaltensprävention zu gewährleisten.
3. **Green, L. W., & Kreuter, M. W. (2005).** ***Health program planning: An educational and ecological approach*** **(4th ed.). McGraw-Hill.**
Dieses Buch ist ein Standardwerk zur Planung von Gesundheitsprogrammen und stellt das PRECEDE-PROCEED-Modell vor, das explizit die Interaktion verschiedener Einflussfaktoren auf Gesundheit und Verhalten berücksichtigt und die Notwendigkeit einer umfassenden Diagnose vor der Interventionsplanung betont. Es illustriert sehr gut, wie Synergien zwischen Ebenen systematisch geplant und genutzt werden können.

Für Abschnitt 7. Herausforderungen und Perspektiven der skalenübergreifenden Prävention

1. **Rose, G. (2008).** ***Rose's Strategy of Preventive Medicine*** **(New ed., with a foreword by K-T Khaw and M. Marmot). Oxford University Press.** (Original erschienen 1992).
   Geoffrey Roses Werk ist ein absoluter Klassiker und grundlegend für das Verständnis des „Präventionsparadoxes“ sowie der Unterschiede zwischen Hochrisiko- und Bevölkerungsstrategien in der Prävention. Es hilft, die Herausforderungen der Ressourcenallokation und der Sichtbarmachung präventiver Erfolge zu verstehen.
2. **Beauchamp, T. L., & Childress, J. F. (2019).** ***Principles of biomedical ethics*** **(8th ed.). Oxford University Press.**
   Das Standardwerk zur biomedizinischen Ethik. Die hier diskutierten Prinzipien (Autonomie, Nichtschaden, Wohltun, Gerechtigkeit) sind essenziell für die Bewertung der ethischen Implikationen präventiver Maßnahmen auf allen Ebenen, insbesondere bei Zielkonflikten, Fragen der genetischen Prävention, Datenschutz bei Digitalisierung oder Gerechtigkeit im Zugang.
3. **Brownson, R. C., Colditz, G. A., & Proctor, E. K. (Eds.). (2017).** ***Dissemination and implementation research in health: Translating science to practice*** **(2nd ed.). Oxford University Press.**
   Dieses Buch ist zentral für das Verständnis, wie evidenzbasierte Präventionsmaßnahmen erfolgreich in die Praxis überführt und auf verschiedenen Ebenen implementiert werden können. Es adressiert Herausforderungen der Komplexität, Koordination und Evaluation und beleuchtet somit wichtige Perspektiven für eine wirksamere skalenübergreifende Prävention.

Für Abschnitt 8

1. **Kickbusch, I. (2015).** ***The case for investing in public health.*** **World Health Organization.**
   Dieses grundlegende Dokument der Weltgesundheitsorganisation (WHO) bietet eine überzeugende Argumentation für umfassende Investitionen in die öffentliche Gesundheit. Obwohl es nicht explizit die „Skalen von Molekül bis Globus“ in seiner Gliederung verwendet, untermauert es die Schlussfolgerung, dass Prävention eine dynamische, gesamtgesellschaftliche und globale Daueraufgabe ist. Kickbusch beleuchtet die Notwendigkeit, Gesundheit als Investition zu betrachten und nicht nur als Kostenfaktor. Sie argumentiert für einen breiten Ansatz, der politische, soziale, ökonomische und umweltbezogene Determinanten von Gesundheit berücksichtigt, was implizit alle im Kapitel genannten Präventionsebenen – von der individuellen Verhaltensänderung bis hin zu globalen Gesundheitsinitiativen – einschließt. Die Publikation betont die Interdependenz von Gesundheit und Entwicklung und liefert somit eine starke Basis für die Annahme, dass Prävention eine fortlaufende, adaptive und global koordinierte An-

strengung erfordert, um nachhaltige Gesundheitsergebnisse zu erzielen. Die Relevanz für Punkt 8 liegt in der Betonung der Notwendigkeit einer dauerhaften und integrierten Präventionsstrategie auf allen Ebenen, um komplexe globale Gesundheitsherausforderungen zu bewältigen.

2. **Marmot, M., Friel, S., Bell, R., Houweling, T. A. J., & Taylor, S. (2008).** ***Closing the gap in a generation: Health equity through action on the social determinants of health. The Lancet, 372(9650), 1661–1669. (Dies ist eine Zusammenfassung des Berichts der WHO Kommission für Soziale Determinanten von Gesundheit)***
Dieser wegweisende Artikel, der die Ergebnisse des Berichts der WHO-Kommission für Soziale Determinanten von Gesundheit zusammenfasst, ist von zentraler Bedeutung für das Verständnis, warum Prävention eine gesamtgesellschaftliche Aufgabe ist. Marmot und Kollegen legen überzeugend dar, dass Gesundheit nicht nur das Ergebnis individueller Entscheidungen oder medizinischer Interventionen ist, sondern maßgeblich durch die sozialen, ökonomischen und politischen Bedingungen geprägt wird, in denen Menschen leben. Die Autoren betonen die Notwendigkeit, die Ursachen der Ursachen von Krankheiten anzugehen – von globalen Ungleichheiten bis hin zu lokalen Lebensbedingungen. Dies spiegelt die „Makroebene" und die „Mesoebene" der Prävention wider, liefert aber auch Argumente für die Relevanz der „Mikroebene" und der „sub-individuellen Ebene" durch die Auswirkungen von Stress und Umwelt auf die biologische Ebene. Die Schlussfolgerung, dass Prävention eine „dynamische, gesamtgesellschaftliche und globale Daueraufgabe" ist, wird durch die Betonung der strukturellen und systemischen Natur von Gesundheitsungleichheiten und der Notwendigkeit eines kontinuierlichen, sektorübergreifenden Engagements zur Schaffung gesünderer Gesellschaften vollumfänglich gestützt. Die Arbeit verdeutlicht, dass Prävention kein einmaliges Projekt ist, sondern ein fortlaufender Prozess der Anpassung und Intervention auf vielfältigen Ebenen.

Ohne Alternative: Cradle to Cradle (C2C) 11

11.1 Einleitung: Das Prinzip Cradle to Cradle als Leitbild

Unsere moderne Welt wurde auf einem linearen Versprechen aufgebaut: Nehmen, Herstellen, Entsorgen. Wir haben gelernt, Rohstoffe aus der Erde zu holen, sie in Produkte zu verwandeln und diese am Ende ihrer kurzen Lebensdauer als Abfall zu betrachten. Dieses System hat uns beispiellosen Wohlstand gebracht, doch es hinterlässt eine Spur der Erschöpfung – in unseren Minen, unseren Ozeanen und auf unseren gigantischen Mülldeponien. Das Prinzip *Cradle to Cradle*, zu Deutsch „Von der Wiege zur Wiege", ist mehr als nur eine grüne Alternative; es ist ein fundamentaler Gegenentwurf zu dieser Sackgasse. Es ist eine Designphilosophie, die auf der Intelligenz der Natur basiert, in der es keinen Abfall gibt, weil jedes Ende nahtlos in einen neuen Anfang übergeht. Das Ziel ist nicht, die negativen Auswirkungen unseres Handelns zu minimieren und „weniger schlecht" zu sein, sondern durch intelligentes Design Produkte und Systeme zu schaffen, die aktiv gut für Mensch und Umwelt sind. Sie sollen in geschlossenen biologischen oder technischen Nährstoffkreisläufen zirkulieren, so wie ein gefallenes Blatt im Wald zu Humus und damit zur Nahrung für neues Leben wird. Doch wie lässt sich diese visionäre Idee in die komplexe Realität unserer globalisierten Wirtschaft übersetzen? Die folgende Analyse untersucht die praktische Anwendbarkeit des Konzepts, beleuchtet die erheblichen Hürden auf dem Weg und skizziert die notwendigen Rahmenbedingungen, die für eine erfolgreiche und flächendeckende Umsetzung erforderlich sind.

U. Karrenberg, *Prävention*, https://doi.org/10.1007/978-3-662-72161-2_11

11.2 Die praktische Anwendbarkeit – Wo die Revolution heute stattfindet

Die Umsetzung von Cradle to Cradle beginnt nicht überall gleichzeitig, sondern dort, wo die Bedingungen am günstigsten sind. Die Pioniere finden sich in Branchen, deren Produkte einen hohen Materialwert besitzen, eine relativ einfache und klar definierte Zusammensetzung aufweisen und oft in Geschäftsmodellen zirkulieren, die eine Rücknahme erleichtern. Stellen Sie sich ein modernes Bürogebäude vor: Der Bürostuhl, auf dem wir sitzen, kann so konstruiert sein, dass seine sortenreinen Metalle, Polymere und Stoffe nach Jahren der Nutzung vom Hersteller zurückgenommen und zu einem neuen Stuhl gleicher Qualität verarbeitet werden. Der Teppichboden darunter, oft als Teppichfliese im Leasingmodell vertrieben, wird nach der Nutzung nicht verbrannt, sondern zu neuen Garnen für den nächsten Bodenbelag. Die Fassadenelemente an der Außenwand oder die Dämmstoffe in den Wänden sind als wertvolle Materialdepots konzipiert, die am Ende der Lebenszeit des Gebäudes nicht zu Bauschutt, sondern zu Rohstoffen für das nächste Bauprojekt werden. In diesen Bereichen ist C2C keine ferne Utopie mehr, sondern gelebte Praxis. Auch in der Textilindustrie oder bei Verpackungen, die für den biologischen Kreislauf bestimmt sind, gibt es beeindruckende Beispiele für T-Shirts oder Kartonagen, die nach Gebrauch sicher kompostiert werden und dem Boden wieder Nährstoffe zuführen.

Eine weitaus größere Herausforderung und zugleich ein Sektor mit enormem Potenzial ist die Welt der elektronischen Geräte. Kaum ein Produkt symbolisiert die lineare Wegwerflogik so sehr wie ein Smartphone oder ein Laptop – komplex, miniaturisiert, voller wertvoller und zugleich problematischer Stoffe und oft für eine kurze Lebensdauer konzipiert. Doch auch hier zeigt der C2C-Ansatz einen klaren Weg auf. Der Schlüssel liegt in einem radikal neuen Produktdesign und einem revolutionären Geschäftsmodell. Ein C2C-konformes Smartphone wäre von Grund auf modular gestaltet, sodass der Akku, die Kamera oder das Display mit wenigen Handgriffen vom Nutzer selbst getauscht werden könnten. Dies allein würde die Lebensdauer dramatisch verlängern. Parallel dazu würde eine konsequente Materialgesundheit sicherstellen, dass gefährliche Stoffe wie bromierte Flammschutzmittel, Blei oder Cadmium systematisch durch unbedenkliche Alternativen ersetzt werden. Die größte Veränderung wäre jedoch das Geschäftsmodell: Anstatt das Gerät zu verkaufen, würde der Hersteller es als Dienstleistung anbieten. Der Kunde erwirbt das Recht auf Kommunikation, Information und Nutzung – nicht aber die physischen Atome des Geräts. Dieses „Product as a Service"-Modell gibt dem Hersteller den stärksten denkbaren Anreiz, das Produkt so langlebig, wartungsfreundlich und robust wie möglich zu gestalten, denn er bleibt Eigentümer der wertvollen Rohstoffe. Die Grundlage für all dies ist ein digitaler Materialpass, der wie ein Personalausweis für das Produkt fungiert und lückenlos dokumentiert, welche Materialien wo und in welcher Form verbaut sind – eine unabdingbare Voraussetzung für ein sortenreines Recycling am Ende.

Die Konzentration auf gesunde und kreislauffähige Materialien bedeutet im Umkehrschluss auch, dass bestimmte Grundstoffe im C2C-Design nur schwerlich oder gar nicht verwendbar sind. Die Philosophie basiert auf positiver Selektion, nicht auf der nachträglichen Entgiftung. Dazu gehören Materialien, die von Natur aus problematisch sind, wie PVC, das bei seiner Herstellung und Entsorgung hochgiftige Dioxine freisetzen kann und oft mit schädlichen Weichmachern versetzt ist. Ebenso schwierig sind moderne Verbundwerkstoffe, etwa glasfaser- oder kohlenstofffaserverstärkte Kunststoffe, bei denen die wertvollen Fasern untrennbar mit einer Kunststoffmatrix verklebt sind. Eine sortenreine Trennung ist hier mit heutiger Technologie fast unmöglich. Auch viele komplexe Metall-Legierungen, die für spezielle Zwecke optimiert wurden, lassen sich nur mit extrem hohem Energieaufwand wieder in ihre reinen Ausgangsmetalle auftrennen. Die größte Hürde stellen jedoch Materialien mit unbekannter oder geheimer Rezeptur dar. Ein Designer, der die Zusammensetzung eines Klebstoffs oder eines Farbpigments nicht zu einhundert Prozent kennt, kann unmöglich eine verlässliche Aussage über dessen Sicherheit für den nächsten Lebenszyklus treffen. Transparenz ist daher keine Option, sondern die absolute Grundlage des Systems.

11.3 Die Hürden auf dem Weg – Komplexität als Herausforderung

Die Umsetzung der Cradle-to-Cradle-Vision ist kein einfacher Schritt, sondern eine tiefgreifende Transformation, die bestehende Prozesse und Denkweisen herausfordert. Die Hürden sind beträchtlich und wurzeln vor allem in der immensen Komplexität der Aufgabe. Das erste und fundamentalste Hindernis ist die Forderung nach radikaler Materialtransparenz. Für ein C2C-zertifiziertes Produkt muss jeder einzelne Inhaltsstoff bis auf die molekulare Ebene von wenigen Teilen pro Million (ppm) bekannt und toxikologisch bewertet sein. Dies erfordert eine detektivische Kleinarbeit, die sich über die gesamte, oft globale Lieferkette erstreckt. Ein Hersteller muss von jedem seiner hunderten Zulieferer exakte Daten einfordern, was auf Widerstände, Geschäftsgeheimnisse und schlichtes Unwissen stößt.

Die zweite große Hürde ist die Notwendigkeit eines komplett neuen Konstruktionsprinzips: dem Design für Demontage. Unsere heutige Fertigung ist auf Effizienz und schnelle, oft irreversible Montage ausgelegt. Produkte werden geklebt, geschweißt und vergossen. C2C verlangt das genaue Gegenteil. Produkte müssen so intelligent konstruiert sein, dass sie am Ende ihrer Nutzung leicht und zerstörungsfrei in ihre sortenreinen Bestandteile zerlegt werden können. Dies bedeutet eine Abkehr von Klebstoffen hin zu Schrauben, Klemmen und Steckverbindungen – eine Revolution für Ingenieure und Produktdesigner.

Eng damit verbunden ist die dritte, gewaltige Herausforderung: der Aufbau einer funktionierenden Rücknahmelogistik, der sogenannten Reverse Logistics. Es reicht nicht, ein kreislauffähiges Produkt zu entwerfen; man muss auch sicherstellen, dass es nach Gebrauch den Weg zurück zum Hersteller oder Verwerter findet. Dies erfordert den Aufbau eines komplett neuen wirtschaftlichen Kreislaufsystems für die Sammlung, den Transport, die Lagerung und die Sortierung von Altprodukten – eine organisatorische und finanzielle Mammutaufgabe, die weit über die Kapazitäten einzelner Unternehmen hinausgeht. Die

Reinheit dieser Kreisläufe sicherzustellen und eine Kontamination zwischen verschiedenen Materialströmen zu vermeiden, ist dabei eine weitere kritische Hürde.

Diese immense Komplexität in den Bereichen Materialdaten, Design und Logistik droht, die C2C-Bewegung zu überfordern. Doch genau hier tritt eine Technologie auf den Plan, die als entscheidender Lösungs-Enabler fungieren kann: die Künstliche Intelligenz. Die KI kann das digitale Rückgrat für die Kreislaufwirtschaft bilden. In der Designphase können KI-Systeme gewaltige Materialdatenbanken in Sekundenschnelle analysieren und Designern sichere, C2C-konforme Komponenten vorschlagen. Mehr noch, generative KI kann auf Basis von Funktionsvorgaben selbstständig hunderte von Designvarianten entwickeln, die bereits auf leichte Demontage und Materialeffizienz optimiert sind. Im Lieferkettenmanagement ermöglicht die KI die Erstellung und Verwaltung jener digitalen Materialpässe, die für eine lückenlose Transparenz sorgen. In der Organisation der Stoffströme können KI-Plattformen als intelligente Börsen agieren, die Angebot und Nachfrage für recycelte Materialien in Echtzeit zusammenführen und so einen liquiden Markt für Sekundärrohstoffe schaffen. Und schließlich, in der letzten Phase der Rücknahme, kann KI-gesteuerte Robotik mit hoch entwickelter Bilderkennung Altprodukte identifizieren und mit chirurgischer Präzision in ihre wertvollen Bestandteile zerlegen, was eine bisher unerreichte Reinheit der zurückgewonnenen Nährstoffe garantiert.

11.4 Die Rahmenbedingungen – Architektur für eine neue Ökonomie

So vielversprechend die technologischen Lösungen auch sind, eine Revolution lässt sich nicht allein durch Pioniere und ihre Werkzeuge herbeiführen. Sie erfordert neue Spielregeln und ein unterstützendes Ökosystem. Der Wandel zu einer Cradle-to-Cradle-Wirtschaft ist daher untrennbar mit der Schaffung der richtigen politischen und finanziellen Rahmenbedingungen verbunden. Freiwillige Selbstverpflichtungen der Industrie reichen nicht aus; es bedarf eines klaren gesetzlichen Rahmens, der die Weichen in Richtung Kreislaufwirtschaft stellt. Ein zentrales Instrument hierfür ist die erweiterte Herstellerverantwortung, die Produzenten gesetzlich für den gesamten Lebenszyklus ihrer Produkte, einschließlich der kostspieligen Rücknahme und Verwertung, verantwortlich macht. Dies schafft einen starken wirtschaftlichen Anreiz, Produkte von vornherein langlebig und kreislauffähig zu gestalten. Die verbindliche, EU-weit geplante Einführung von Digitalen Produktpässen wird die notwendige Transparenz erzwingen und Greenwashing erschweren.

Gleichzeitig muss die Politik über steuerliche Anreize die ökonomische Logik verändern. Eine Reduzierung der Mehrwertsteuer auf zertifizierte C2C-Produkte, Reparaturdienstleistungen und Sekundärrohstoffe würde diese am Markt attraktiver machen. Im Gegenzug würde eine spürbare Steuer auf die Entnahme von Primärrohstoffen und die Deponierung von Abfall die lineare Verschwendung endlich mit den wahren Kosten belegen. Eine enorme Hebelwirkung entfaltet zudem die öffentliche Beschaffung. Wenn Städte,

Länder und der Bund sich verpflichten, bei ihren Ausschreibungen – von Büroklammern bis zu Gebäuden – konsequent C2C-zertifizierte Produkte zu bevorzugen, schafft dies verlässliche Leitmärkte und sendet ein starkes Signal an die Industrie.

Diese gesetzlichen Maßnahmen müssen durch gezielte finanzielle Hilfen flankiert werden. Dazu gehört eine massive Förderung der Forschung für die Entwicklung neuer, unbedenklicher Materialien und innovativer Kreislauftechnologien. Investitionszuschüsse und zinsgünstige Kredite können etablierten Unternehmen helfen, die hohen Kosten für die Umstellung ihrer Produktionsanlagen und den Aufbau von Rücknahmesystemen zu stemmen. Gleichzeitig muss Risikokapital mobilisiert werden, um gezielt Start-ups zu fördern, die mutige neue Geschäftsmodelle wie „Product as a Service" entwickeln und damit die etablierten Märkte herausfordern.

Die Frage, welche Länder und Regionen für solche tiefgreifenden Projekte besonders geeignet sind, lässt sich anhand klarer Kriterien beantworten. An vorderster Front stehen Nationen mit einem hohen Industrie- und Technologiestandard, einem starken gesellschaftlichen Umweltbewusstsein und dem entsprechenden politischen Willen. Eine gut ausgebaute Infrastruktur, eine hohe Forschungsdichte und die Verfügbarkeit von Fachkräften sind weitere entscheidende Faktoren. Es überrascht daher nicht, dass die Bewegung in der Europäischen Union, insbesondere in den Niederlanden, Deutschland und den skandinavischen Ländern, am weitesten fortgeschritten ist. Der politische Rahmen des „European Green Deal" bietet hier starken Rückenwind. Auch Hightech-Nationen wie Japan, mit seiner tief verwurzelten Kultur der Ressourceneffizienz, oder Südkorea und Taiwan als Technologieführer in der Elektronikindustrie, besitzen ein enormes Potenzial, die C2C-Prinzipien direkt in zukünftige Innovationen zu integrieren.

11.5 Schlussfolgerung

Die Transformation zu einer Cradle-to-Cradle-Wirtschaft ist zweifellos eine der komplexesten, aber auch eine der lohnendsten Aufgaben unserer Zeit. Die Analyse zeigt, dass ihre Umsetzung kein ferner Traum ist, sondern in entscheidenden Sektoren bereits heute stattfindet. Sie zeigt aber auch, dass die Hürden erheblich sind und nur durch den intelligenten Einsatz neuer Technologien wie der Künstlichen Intelligenz überwunden werden können, die als organisatorisches Rückgrat für die Verwaltung der Komplexität dient. Letztendlich wird der Erfolg jedoch davon abhängen, ob es uns gelingt, die politischen und finanziellen Rahmenbedingungen zu schaffen, die ein faires Spielfeld für eine regenerative Ökonomie definieren. Der Weg ist anspruchsvoll, doch er führt zu einem Ziel, das weit über die reine Abfallvermeidung hinausgeht: zu einem widerstandsfähigen, innovativen und intelligenten Wirtschaftssystem, das Wohlstand für kommende Generationen schafft, indem es im Einklang mit der Logik des Lebendigen handelt.

Bewertete Literaturhinweise

Für Abschnitt 1. Die praktische Anwendbarkeit – Wo die Revolution heute stattfindet

1. **Braungart, M., & McDonough, W. (2003).** ***Cradle to Cradle: Remaking the Way We Make Things*****. Vintage Books. (Deutsche Ausgabe:** ***Cradle to Cradle: Einfach intelligent produzieren*****. Piper Verlag).**
   Dies ist das Gründungsmanifest der Cradle to Cradle-Bewegung und somit eine unverzichtbare Primärquelle. Es legt nicht nur die philosophischen und wissenschaftlichen Grundlagen der biologischen und technischen Kreisläufe dar, sondern illustriert diese anhand der ersten, oft zitierten Praxisbeispiele (z. B. der kompostierbare Stoffbezug). Das Buch ist essenziell, um den radikalen Denkansatz hinter den praktischen Anwendungen zu verstehen. Seine Stärke liegt in der inspirierenden und visionären Sprache, die die Motivation der Pioniere nachvollziehbar macht.
2. **Ellen MacArthur Foundation (2019).** ***Circular Economy in Cities: A guide for city-level policymakers and practitioners*****.**
   Die Ellen MacArthur Foundation ist die weltweit führende Institution zur Förderung der Kreislaufwirtschaft. Dieser spezielle Bericht ist äußerst wertvoll, weil er die abstrakten Prinzipien auf eine konkrete Ebene herunterbricht: die Stadt. Er ist reich an Fallstudien aus den für C2C zentralen Sektoren wie dem Bauwesen („Buildings as Material Banks"), der Mobilität und der Lebensmittelversorgung. Der Bericht zeigt nicht nur, *dass* es funktioniert, sondern auch, *wie* verschiedene Akteure zusammenarbeiten müssen. Er ist eine exzellente Quelle für validierte, aktuelle Praxisbeispiele, die über einzelne Produkte hinausgehen.
3. **EPEA GmbH – Part of Drees & Sommer (Hrsg.).** ***Diverse Projekt- und Material-Fallstudien*****. Verfügbar auf der EPEA-Website.**
   Die EPEA (Environmental Protection Encouragement Agency) ist das von Michael Braungart gegründete wissenschaftliche Beratungsunternehmen, das C2C-Zertifizierungen durchführt. Die auf ihrer Webseite und in Publikationen vorgestellten Fallstudien (z. B. zum Bürostuhl „Steelcase Think" oder zu „Trigema Change" Textilien) sind die authentischsten und detailliertesten Anwendungsbeispiele. Sie bieten einen tiefen Einblick in den tatsächlichen Design- und Zertifizierungsprozess. Diese Quelle ist unschlagbar, um die direkte, ungefilterte Anwendung der C2C-Kriterien in der realen Produktentwicklung zu studieren.

Für Abschnitt 2. Die praktische Anwendbarkeit – Wo die Revolution heute stattfindet

1. **McDonough, W., & Braungart, M. (2002).** ***Cradle to Cradle: Remaking the Way We Make Things*****. North Point Press.**
   Dieses Buch ist das fundamentale Werk und die Geburtsstunde des Cradle to Cradle (C2C)-Konzepts. Obwohl es als umfassende Einführung dient, widmet es sich ausführlich der praktischen Anwendbarkeit der C2C-Prinzipien. McDonough und Braungart präsentieren nicht nur die Theorie der Materialkreisläufe (biologische und technische Kreisläufe), sondern illustrieren auch detailliert, wie Unternehmen und Designer diese Prinzipien bereits in der Praxis umsetzen. Sie stellen Fallstudien und Beispiele aus verschiedenen Branchen vor, von der Teppichherstellung über Textilien bis hin zu Gebäuden, die zeigen, wie Produkte von Anfang an so konzipiert werden können, dass sie entweder sicher in die Biosphäre zurückkehren oder als hochwertige Nährstoffe für technische Kreisläufe dienen. Für Punkt 2 („Die praktische Anwendbarkeit – Wo die Revolution heute stattfindet") ist dieses Buch unverzichtbar, da es die ursprünglichen Visionen und bereits realisierten Projekte umfassend darstellt und somit die „Revolution", die durch C2C ausgelöst wurde, greifbar macht. Es liefert konkrete Beweise und Anleitungen für die Implementierung der C2C-Philosophie in die Produktion und Wirtschaft.
2. **Braungart, M., & McDonough, W. (2009). The Upcycle: Beyond Sustainability—Designing for Abundance. Journal of Industrial Ecology, 13(2), 246–258.**
   Dieser Artikel, eine Weiterentwicklung und Vertiefung der Ideen aus „Cradle to Cradle", konzentriert sich auf das Konzept des „Upcyclings" als Kernstück der C2C-Praxis. Für den Punkt „Die praktische Anwendbarkeit – Wo die Revolution heute stattfindet" ist dieser Beitrag von großer Relevanz, da er konkrete Anwendungsbeispiele und Fallstudien beleuchtet, die zeigen, wie Unternehmen über das bloße Vermeiden von Abfall hinausgehen und Produkte schaffen, die einen positiven Beitrag leisten. Die Autoren argumentieren, dass wahre Nachhaltigkeit darin besteht, Produkte und Prozesse so zu gestalten, dass sie über ihren Lebenszyklus hinaus Werte schaffen und die Umwelt bereichern, anstatt sie nur zu schonen. Der Artikel bietet Einblicke in innovative Geschäftsmodelle und Designstrategien, die die C2C-Philosophie in die Tat umsetzen und somit die „Revolution" in der Produktentwicklung und Fertigung vorantreiben. Er verdeutlicht, wie Unternehmen durch systematisches Denken und Design für die Kreislaufwirtschaft Produkte schaffen, die von Natur aus sicher und nützlich sind und somit die praktische Umsetzbarkeit des C2C-Prinzips unterstreichen.
3. **Cradle to Cradle Products Innovation Institute. (Aktuelle Veröffentlichungen und Fallstudien auf der Webseite: www.c2ccertified.org/resources/case-studies).**
   Obwohl es sich hier nicht um eine einzelne akademische Publikation handelt, ist das Cradle to Cradle Products Innovation Institute (C2CPII) die zentrale Institution für die Zertifizierung von C2C-Produkten und bietet eine Fülle von praxisbezogenen Informationen. Die auf ihrer Website verfügbaren „Case Studies" und „Resources"

sind von unschätzbarem Wert für das Verständnis der praktischen Anwendbarkeit von C2C. Diese Fallstudien präsentieren konkrete Beispiele von Unternehmen weltweit, die Produkte nach dem C2C-Standard entwickeln und zertifizieren lassen. Sie decken eine breite Palette von Branchen ab, von Bauprodukten über Bekleidung bis hin zu Reinigungsmitteln, und zeigen detailliert die Herausforderungen und Erfolge bei der Implementierung von C2C-Prinzipien. Für Punkt 2 („Die praktische Anwendbarkeit – Wo die Revolution heute stattfindet") bieten diese Ressourcen eine aktuelle und dynamische Momentaufnahme der realen C2C-Revolution, da sie kontinuierlich aktualisiert werden und Best Practices sowie innovative Lösungen aus der Industrie dokumentieren. Sie dienen als lebendiges Archiv der praktischen Anwendung und des Fortschritts von C2C in der globalen Wirtschaft.

Für Abschnitt 3. Die Hürden auf dem Weg – Komplexität als Herausforderung

1. **Kirchherr, J., Reike, D., & Hekkert, M. (2017).** ***Barriers to the Circular Economy: Evidence From a Systematic Literature Review*****. In: Journal of Cleaner Production, 167, S. 429–436.**
   Dieser wissenschaftliche Artikel ist eine der meistzitierten Arbeiten zum Thema und bietet eine systematische, evidenzbasierte Analyse der Hürden für die Kreislaufwirtschaft. Er kategorisiert die Barrieren (z. B. kulturell, regulatorisch, technologisch, marktseitig) und untermauert die im Kapitel genannten Herausforderungen wie mangelnde Transparenz in der Lieferkette und fehlende Rücknahmesysteme mit wissenschaftlichen Daten. Er ist perfekt, um die Diskussion über Hürden auf ein solides, akademisches Fundament zu stellen.
2. **World Economic Forum & Boston Consulting Group (2021).** ***Digital Product Passports: A Key Enabler for Circularity*****.**
   Dieser Bericht ist von zentraler Bedeutung, da er sich direkt mit zwei der größten Hürden befasst: der mangelnden Materialtransparenz und der Organisation der Rücknahmelogistik. Er erklärt detailliert das Konzept des Digitalen Produktpasses – eine Kernforderung der EU – und wie Technologien wie KI und Blockchain die notwendige Dateninfrastruktur schaffen können. Der Bericht ist strategisch und zukunftsorientiert und liefert die perfekte Grundlage für den Argumentationsteil, der KI als „entscheidenden Lösungs-Enabler" positioniert.
3. **Bressanelli, G., Adrodegari, F., & Saccani, N. (2022).** ***The role of digital technologies in the transition towards a circular economy: A systematic literature review*****. In: Journal of Enterprise Information Management.**
   Ähnlich wie die erste Quelle, aber mit einem klaren Fokus auf die technologische Lösungsseite. Dieser umfassende Review-Artikel analysiert eine Vielzahl von Publikationen und bestätigt die Schlüsselrolle digitaler Technologien (insb. KI, IoT,

Big Data) für die Überwindung von Kreislauf-Barrieren. Besonders relevant ist die Analyse, wie KI beim „Design for Disassembly" unterstützen kann und wie IoT-Sensordaten die „Reverse Logistics" optimieren. Er liefert die wissenschaftliche Untermauerung für praktisch jeden im Kapitel genannten Lösungsansatz durch KI.

Für Abschnitt 4. Die Rahmenbedingungen – Architektur für eine neue Ökonomie

1. **Europäische Kommission (2020).** ***A new Circular Economy Action Plan for a Cleaner and More Competitive Europe.***
   Dies ist das wichtigste und maßgeblichste Strategiepapier auf europäischer Ebene und damit eine Primärquelle von höchster Relevanz. Der Aktionsplan ist die Blaupause für die im Kapitel beschriebene „Architektur einer neuen Ökonomie". Er legt die konkreten Gesetzesinitiativen für die kommenden Jahre fest, darunter die Stärkung der erweiterten Herstellerverantwortung (EPR), die Einführung des digitalen Produktpasses und die Förderung der öffentlichen Beschaffung (Green Public Procurement). Jede Diskussion über Rahmenbedingungen in Europa muss bei diesem Dokument ansetzen.
2. **OECD (2018).** ***Business Models for the Circular Economy: Opportunities and Challenges from a Policy Perspective.***
   Die OECD bietet eine globale, ökonomisch fundierte Perspektive, die über die EU hinausgeht. Dieser Bericht analysiert, welche politischen Rahmenbedingungen notwendig sind, um zirkuläre Geschäftsmodelle (wie das im Kapitel erwähnte „Product as a Service") zu fördern. Er diskutiert sehr konkret finanzielle Anreize, Regulierungen und Informationsinstrumente. Seine Stärke liegt in der evidenzbasierten Analyse, welche Politikmaßnahmen tatsächlich wirksam sind, um die ökonomische Logik zu verändern.
3. **Umweltbundesamt (UBA) (2019).** ***Potenziale der Digitalisierung für die Circular Economy.*** **(Und weitere UBA-Publikationen zum Thema).**
   Das deutsche Umweltbundesamt liefert exzellente, detaillierte Analysen, die die übergeordneten EU-Strategien auf den nationalen Kontext herunterbrechen und mit technischer Expertise anreichern. Diese Publikation verbindet das Thema der Rahmenbedingungen direkt mit den technologischen Enablern (wie KI) und diskutiert, wie die Politik die Digitalisierung gezielt für die Kreislaufwirtschaft nutzen kann. Sie ist wertvoll, um die Wechselwirkung zwischen politischem Rahmen und technologischem Fortschritt zu verstehen und liefert konkrete Handlungsempfehlungen für die deutsche Politik.

Für Abschnitt 5. Schlussfolgerung

1. **Circle Economy, Deloitte & World Economic Forum (jährlich).** ***The Circularity Gap Report.***
   Dieser jährlich erscheinende Bericht ist der „Fiebermesser" der globalen Kreislaufwirtschaft. Er liefert die harten Zahlen, die die zentrale Aussage der Synthese untermauern: dass unsere Weltwirtschaft trotz aller Bemühungen immer noch zu über 90 % linear ist. Der Bericht ist essenziell, um die Dringlichkeit des im Appell formulierten Handlungsbedarfs zu verdeutlichen. Er liefert die Makro-Perspektive, die den Bogen von den Einzelbeispielen zur globalen Notwendigkeit schlägt.
2. **Raworth, K. (2017).** ***Doughnut Economics: Seven Ways to Think Like a 21st-Century Economist.*** **(Deutsche Ausgabe:** ***Die Donut-Ökonomie: Endlich ein Wirtschaftsmodell, das den Planeten nicht zerstört.*** **Hanser Verlag).**
   Dieses Buch liefert das übergeordnete ökonomische und gesellschaftliche Denkmodell, in das sich C2C perfekt einfügt. Raworths „Donut" beschreibt den sicheren und gerechten Handlungsraum für die Menschheit zwischen dem sozialen Fundament und der ökologischen Decke. Cradle to Cradle ist eine der zentralen praktischen Philosophien zur Gestaltung einer Wirtschaft, die innerhalb dieser Grenzen operiert. Das Buch ist ideal für die Schlussfolgerung, da es den C2C-Ansatz in einen größeren, visionären Kontext einer besseren Wirtschaftsweise stellt und dem Appell damit philosophisches Gewicht verleiht.
3. **Braungart, M., & McDonough, W. (2013).** ***The Upcycle: Beyond Sustainability—Designing for Abundance.*** **(Deutsche Ausgabe:** ***Intelligente Verschwendung: The Upcycle: Auf dem Weg in eine neue Überflussgesellschaft.*** **Oekom Verlag).**
   Als Nachfolger des Originalwerks ist „The Upcycle" die perfekte Referenz für eine Schlussfolgerung. Es geht weniger um die Einführung der Grundlagen als um die Vertiefung und den Ausblick. Die Autoren gehen über die Idee des reinen Kreislaufs hinaus und fragen, wie unser Handeln nicht nur schadlos, sondern aktiv positiv und „nährend" für den Planeten sein kann. Dies spiegelt exakt den optimistischen und appellativen Ton wider, der eine gute Schlussfolgerung auszeichnet, und untermauert die Vision einer „widerstandsfähigen, innovativen und intelligenten Wirtschaftsweise".

12 Prävention aus der Sicht von Glauben und Religion

In der fortwährenden Suche der Menschheit nach Gesundheit, Wohlbefinden und einem sinnerfüllten Leben spielen Glaube und Religion seit jeher eine tiefgreifende Rolle. Weit entfernt davon, lediglich als ein System von Dogmen oder Ritualen betrachtet zu werden, eröffnen religiöse und spirituelle Traditionen eine reiche Dimension, die oft unerkannte oder unterschätzte Potenziale für die Prävention von Krankheit, Leid und sozialen Missständen birgt. Sie bieten nicht nur Trost in Zeiten der Not, sondern auch handfeste ethische Wegweiser und soziale Strukturen, die präventiv wirken können. Dieses Kapitel taucht ein in die vielschichtige Beziehung zwischen dem Spirituellen, den gelebten Glaubensgemeinschaften und dem umfassenden Gedanken der Prävention. Es erkundet, wie uralte Weisheiten, gemeinschaftliche Netzwerke, spirituelle Resilienz und ethische Imperative zu einem gesünderen und verantwortungsbewussteren Leben beitragen können, und wie sie das Fundament für ein Handeln legen, das nicht erst bei der Reparatur von Schäden ansetzt, sondern darauf abzielt, diese von vornherein zu vermeiden.

12.1 Präventionsgedanken in religiösen Lehren und Traditionen

Lange bevor die moderne Medizin und die Public-Health-Wissenschaften ihre ausgefeilten Präventionsstrategien entwickelten, enthielten die heiligen Schriften, Lehren und Traditionen der großen Weltreligionen bereits eine Fülle an Weisheiten und praktischen Anleitungen, die auf die Erhaltung der Gesundheit und die Vermeidung von Übeln abzielten. Diese oft jahrtausendealten Erkenntnisse, eingebettet in auserzählte Geschichten, Gebote oder rituelle Praktiken, können als frühe Formen präventiven Denkens und Handelns interpretiert werden, die auf einer tiefen Beobachtung der menschlichen Natur und der Bedingungen für ein gelingendes Leben fußen.

U. Karrenberg, *Prävention*, https://doi.org/10.1007/978-3-662-72161-2_12

Ein herausragendes Beispiel hierfür sind die vielfältigen Speisegebote und Reinlichkeitsvorschriften, die in vielen Religionen eine zentrale Rolle spielen. Die jüdischen Kaschrut-Gesetze oder die islamischen Halal-Vorschriften beispielsweise, die den Verzehr bestimmter Tiere verbieten oder spezifische Schlachtmethoden vorschreiben, hatten neben ihrer religiösen Bedeutung oft auch einen handfesten hygienischen Nutzen, indem sie die Verbreitung von Krankheiten durch verdorbene oder kontaminierte Nahrungsmittel eindämmten. Ähnliches gilt für rituelle Waschungen vor dem Gebet oder dem Essen, die in vielen Kulturen tief verankert sind und persönliche Hygiene als einen Wert etablieren. Auch das Gebot der Mäßigung, sei es beim Essen und Trinken, im Umgang mit materiellen Gütern oder in der Lebensführung allgemein, findet sich als roter Faden in zahlreichen spirituellen Traditionen und kann als eine frühe Form der Prävention von Zivilisationskrankheiten oder Suchtverhalten gedeutet werden.

Darüber hinaus beinhalten religiöse Ethikkodizes oft Prinzipien, die unmittelbar der sozialen Prävention dienen. Gebote wie die Nächstenliebe, das Verbot des Tötens, Stehlens oder Lügens, die Goldene Regel, andere nicht so zu behandeln, wie man selbst nicht behandelt werden möchte – all diese Maximen zielen auf die Schaffung eines harmonischen und gerechten Zusammenlebens ab. Ein solches Zusammenleben reduziert Stress, Konflikte und Gewalt und fördert somit das psychische und soziale Wohlbefinden des Einzelnen und der Gemeinschaft. Spirituelle Praktiken wie Gebet, Meditation, Kontemplation oder Pilgerfahrten, die in nahezu allen Religionen in unterschiedlicher Ausprägung zu finden sind, können ebenfalls eine präventive Wirkung entfalten. Sie dienen oft der inneren Einkehr, dem Stressabbau, der Förderung von Achtsamkeit und seelischem Gleichgewicht und können somit die psychische Widerstandsfähigkeit stärken. Die in heiligen Texten überlieferten Gleichnisse, Mythen und Lebensgeschichten von Propheten, Heiligen oder Weisen vermitteln oft auf bildhafte Weise Einsichten in ein tugendhaftes, verantwortungsbewusstes und letztlich gesünderes Leben. Diese uralten Weisheiten, auch wenn sie in einer anderen Sprache und einem anderen kulturellen Kontext formuliert wurden, sprechen somit oft von denselben Grundbedürfnissen und Herausforderungen, die auch die moderne Prävention zu adressieren versucht: Wie können wir ein Leben führen, das nicht nur lang, sondern auch erfüllt und im Einklang mit uns selbst, unseren Mitmenschen und unserer Umwelt ist?

12.2 Die Rolle religiöser Gemeinschaften bei der sozialen Unterstützung und Gesundheitsförderung

Religiöser Glaube ist selten eine rein private Angelegenheit; er wird meist in Gemeinschaft gelebt und erfahren. Diese religiösen Gemeinschaften – seien es Kirchengemeinden, Moscheevereine, Synagogen, Tempelgemeinschaften oder andere spirituelle Zirkel – können eine unschätzbar wichtige Rolle bei der sozialen Unterstützung ihrer Mitglieder und darüber hinaus bei der aktiven Gesundheitsförderung spielen. Sie bilden oft ein dichtes

Netzwerk des Mitgefühls und des konkreten Handelns, das als starker protektiver Faktor für die seelische und körperliche Gesundheit wirken kann.

Einer der wichtigsten präventiven Beiträge religiöser Gemeinschaften liegt in der Bereitstellung sozialer Unterstützung. In einer zunehmend individualisierten und anonymisierten Gesellschaft bieten sie oft einen Ort der Zugehörigkeit, des Angenommenseins und der emotionalen Geborgenheit. Das Wissen, nicht allein zu sein, gerade in Krisenzeiten wie Krankheit, Trauer oder persönlichen Schwierigkeiten, kann die psychische Widerstandsfähigkeit erheblich stärken und vor Isolation und Verzweiflung schützen. Die gemeinsame Teilnahme an Gottesdiensten, Festen und anderen Gemeindeaktivitäten fördert soziale Kontakte und schafft ein Gefühl der Verbundenheit, das nachweislich positive Auswirkungen auf die Gesundheit hat.

Darüber hinaus engagieren sich viele religiöse Gemeinschaften seit jeher in der praktischen Hilfe für Bedürftige. Die Tradition der Karitas, der Diakonie, der Zakat oder anderer Formen religiös motivierter Wohltätigkeit hat unzählige Institutionen wie Krankenhäuser, Hospize, Altenheime, Suppenküchen oder Beratungsstellen hervorgebracht, die eine unverzichtbare Säule im sozialen und gesundheitlichen Versorgungssystem darstellen. Dieses Engagement speist sich oft aus einem tiefen ethischen Impuls, dem Leid in der Welt nicht tatenlos zuzusehen, sondern aktiv Nächstenliebe zu praktizieren und sich für die Schwachen und Verletzlichen einzusetzen. Innerhalb der Gemeinschaften selbst existieren oft informelle Netzwerke der Nachbarschaftshilfe, in denen sich Gemeindemitglieder gegenseitig im Alltag unterstützen, sei es bei der Kinderbetreuung, der Pflege von Kranken oder der Begleitung älterer Menschen.

Zunehmend erkennen religiöse Gemeinschaften auch ihre Rolle in der aktiven Gesundheitsförderung. Sie nutzen ihre Infrastruktur und ihre Kommunikationskanäle, um Gesundheitsinformationen zu verbreiten, Aufklärungskampagnen durchzuführen oder gesundheitsfördernde Aktivitäten anzubieten. Das Spektrum reicht von Ernährungskursen und Bewegungsangeboten über Suchtpräventionsprogramme bis hin zur Organisation von Gesundheits-Check-ups oder Impfaktionen in den Gemeinderäumen. Da religiöse Führer und Institutionen oft ein hohes Maß an Vertrauen und Autorität in ihren Gemeinschaften genießen, können sie als wichtige Multiplikatoren für gesundheitsförderliche Botschaften dienen und auch Bevölkerungsgruppen erreichen, die für staatliche Gesundheitskampagnen möglicherweise schwer zugänglich sind. Nicht zuletzt können religiöse Gemeinschaften auch eine wichtige Rolle als politische Akteure spielen, indem sie sich für Gesundheitsgerechtigkeit, den Zugang zu medizinischer Versorgung für alle und eine gesundheitsförderliche Gestaltung der gesellschaftlichen Rahmenbedingungen einsetzen. Sie sind somit weit mehr als nur Orte des Glaubens; sie sind lebendige Netzwerke des Mitgefühls und des konkreten Handelns, die einen unschätzbaren Beitrag zur Prävention und zum Gemeinwohl leisten.

12.3 Umgang mit Krankheit, Leid und Tod aus religiöser Perspektive (Spirituelle Resilienz)

Trotz aller präventiven Bemühungen sind Krankheit, Leid und die Konfrontation mit der eigenen Sterblichkeit unausweichliche Bestandteile des menschlichen Lebens. Gerade in diesen existenziellen Grenzsituationen, in denen medizinische Möglichkeiten an ihre Grenzen stoßen und wissenschaftliche Erklärungen oft keinen Trost mehr spenden, kann der Glaube eine tiefgreifende Quelle der Kraft, des Sinns und der spirituellen Resilienz sein. Religiöse Traditionen bieten oft über Jahrhunderte gewachsene Deutungsrahmen und Bewältigungsstrategien, die Menschen helfen, auch in tiefster Dunkelheit einen Funken Hoffnung oder eine übergeordnete Bedeutung zu finden.

Eine zentrale Funktion von Religion im Umgang mit Leid ist die Sinnstiftung. Viele Glaubenssysteme bieten Narrative und kosmologische Entwürfe, die es ermöglichen, persönliches Leid in einen größeren Zusammenhang einzuordnen, anstatt es als rein zufälliges, sinnloses Geschehen zu erleben. Für manche mag Leid eine Prüfung sein, die den Glauben stärkt, für andere Teil eines unergründlichen göttlichen Plans, wieder andere sehen es als Konsequenz vergangenen Handelns (Karma) oder als eine Möglichkeit zu spirituellem Wachstum und Läuterung. Auch wenn diese Deutungen für Außenstehende nicht immer nachvollziehbar sein mögen, können sie für den gläubigen Menschen eine immense Entlastung und Orientierung bedeuten. Sie helfen, das Unbegreifliche auszuhalten und dem Erlebten eine Struktur und einen Sinn zu verleihen.

Darüber hinaus spenden viele Religionen Trost und Hoffnung durch den Glauben an eine transzendente Wirklichkeit, sei es ein gütiger Gott, ein Leben nach dem Tod oder ein ewiger Kreislauf von Werden und Vergehen. Die Vorstellung, dass das irdische Leid nicht das letzte Wort hat, dass es eine höhere Gerechtigkeit oder eine Erlösung gibt, kann die Angst vor dem Tod lindern und die Kraft geben, schwere Zeiten durchzustehen. Spirituelle Praktiken wie Gebet, Meditation oder das Lesen heiliger Schriften werden von vielen Gläubigen als Quellen unmittelbarer Stärkung, inneren Friedens und göttlicher Gegenwart erfahren. Sie können helfen, Ängste zu reduzieren, negative Emotionen zu transformieren und eine Haltung der Dankbarkeit und des Vertrauens zu entwickeln.

Nicht zu unterschätzen ist auch hier die Rolle der Glaubensgemeinschaft. Der Beistand von Seelsorgern, Glaubensbrüdern und -schwestern, das gemeinsame Gebet oder die Teilnahme an heilenden Ritualen können eine tiefe Erfahrung von Solidarität und getragenem Leid vermitteln. Die Gewissheit, in seiner Not nicht allein gelassen zu werden, sondern von einer Gemeinschaft aufgefangen zu werden, die den eigenen Glauben und die eigenen Werte teilt, ist ein unschätzbarer Faktor spiritueller Resilienz. Schließlich können religiöse Lehren auch zu einer Haltung der Akzeptanz dessen führen, was nicht geändert werden kann. Dies ist nicht gleichbedeutend mit passiver Resignation, sondern kann eine aktive innere Entscheidung sein, sich dem Unvermeidlichen zu stellen und auch im Angesicht von Verlust und Begrenztheit noch Würde und Lebenssinn zu finden. Prozesse der Vergebung, sowohl sich selbst als auch anderen gegenüber, die in vielen Religionen eine wichtige Rolle spielen, können zudem dazu beitragen, seelische Wunden zu heilen und inneren

Frieden zu finden. So erweist sich der Glaube für viele Menschen als ein tragfähiges Fundament, um auch den dunkelsten Tälern des Lebens mit spiritueller Widerstandskraft zu begegnen.

12.4 Ethische Dimensionen der Prävention

Glaube und Religion sind nicht nur Quellen spiritueller Kraft und sozialer Unterstützung, sondern auch Horte tiefgreifender ethischer Reflexion und moralischer Weisung. Die meisten religiösen Traditionen haben im Laufe ihrer Geschichte komplexe ethische Systeme entwickelt, die versuchen, Antworten auf die Frage nach dem richtigen Handeln des Einzelnen und der Gemeinschaft zu geben. Diese ethischen Imperative und Wertvorstellungen haben oft direkte Implikationen für das Verständnis und die Praxis von Prävention, indem sie Leitlinien dafür bieten, was als schützenswert gilt, welche Verantwortlichkeiten wir tragen und wie wir mit den moralischen Herausforderungen präventiven Handelns umgehen können.

Ein grundlegendes ethisches Prinzip vieler Religionen ist die Achtung vor dem Leben und die Vorstellung von der Heiligkeit oder dem besonderen Wert menschlicher Existenz. Das Leben wird oft als ein Geschenk Gottes oder als Ausdruck einer höheren Ordnung betrachtet, das es zu schützen und zu bewahren gilt. Daraus leitet sich häufig eine ethische Verpflichtung ab, für die eigene Gesundheit und die Gesundheit anderer Sorge zu tragen – eine Art spirituelle Verantwortung für das „Haus" des Körpers und für das Wohlergehen der Gemeinschaft. Diese Haltung kann eine starke Motivation für präventives Verhalten und einen gesunden Lebensstil darstellen.

Eng verbunden damit sind die in vielen Religionen tief verankerten Gebote der Gerechtigkeit, der Barmherzigkeit und der Solidarität mit den Schwachen und Bedürftigen. Prinzipien wie die Nächstenliebe, die Pflicht zur Almosengabe (Zakat im Islam, Tzedaka im Judentum) oder das Gebot, sich um Witwen und Waisen zu kümmern, fordern dazu auf, soziale Ungleichheit zu bekämpfen und für das Wohl aller Mitglieder der Gesellschaft Sorge zu tragen. Diese ethischen Grundsätze sind von höchster Relevanz für die öffentliche Gesundheit und die Prävention, da sie die Notwendigkeit unterstreichen, gesundheitliche Chancengleichheit zu fördern, den Zugang zu medizinischer Versorgung und Präventionsangeboten für alle sicherzustellen und die sozialen Determinanten von Gesundheit in den Blick zu nehmen. Religiöse Ethik kann somit eine wichtige Stimme in Debatten über die gerechte Verteilung von Gesundheitsressourcen und die politische Verantwortung für eine gesundheitsförderliche Gesamtpolitik sein.

Darüber hinaus geben religiöse Lehren oft konkrete moralische Orientierung für bestimmte Lebensbereiche, die direkte Auswirkungen auf die Gesundheit haben, wie etwa den Umgang mit Sexualität, den Konsum von Alkohol oder anderen Drogen, oder die Gestaltung von Familienbeziehungen. Diese Normen können präventiv wirken, indem sie riskantes Verhalten eindämmen und zu einer verantwortungsvollen Lebensführung anleiten. Allerdings ist die Beziehung zwischen religiöser Ethik und spezifischen Präventionsmaßnahmen nicht immer frei von Spannungen. Insbesondere in Bereichen wie der reproduktiven Gesundheit, der Sexualaufklärung, bestimmten Impfungen oder ethischen Fragen am Lebensende können religiöse Überzeugungen im Konflikt mit säkularen Präventionsansätzen stehen. Hier bedarf es eines sensiblen Dialogs und der Bereitschaft, unterschiedliche Wertvorstellungen zu verstehen und abzuwägen, um zu ethisch verantwortbaren Lösungen zu gelangen. Die Frage „Das Richtige tun, aber wie?" bleibt somit auch im Kontext religiös informierter Prävention eine ständige Herausforderung, die eine kontinuierliche ethische Reflexion und Urteilskraft erfordert. Die ethischen Wegweiser der Religionen bieten hierfür einen reichen Schatz an Prinzipien und Überlegungen, die helfen können, diesen anspruchsvollen Weg zu beschreiten.

12.5 Fazit: Religiöse Traditionen

Die Betrachtung der Prävention aus der Sicht von Glauben und Religion offenbart eine faszinierende und oft unterschätzte Dimension menschlichen Strebens nach Gesundheit und Wohlbefinden. Religiöse Traditionen haben sich über Jahrtausende als Quellen uralter Weisheiten erwiesen, die oft implizit oder explizit präventive Lebensregeln und gesundheitsförderliche Praktiken vermitteln. Sie bieten ethische Wegweiser, die zu einem verantwortungsvollen Umgang mit der eigenen Gesundheit und zu Solidarität mit den Mitmenschen anleiten. Die in ihnen verankerten Gemeinschaften bilden lebendige Netzwerke des Mitgefühls und des konkreten Handelns, die soziale Unterstützung leisten und aktiv zur Gesundheitsförderung beitragen können. Und nicht zuletzt spenden Glaube und Spiritualität vielen Menschen Trost, Sinn und innere Stärke im Umgang mit den unvermeidlichen Herausforderungen des Lebens wie Krankheit, Leid und Tod, und fördern so eine Form der spirituellen Resilienz.

Die Beziehung zwischen Religion und Prävention ist vielschichtig und nicht frei von potenziellen Konfliktfeldern, insbesondere dort, wo religiöse Lehren mit modernen wissenschaftlichen Erkenntnissen oder säkularen Wertvorstellungen in Spannung geraten. Dennoch überwiegt das immense Potenzial für eine konstruktive und synergetische Zusammenarbeit. Ein holistischer Ansatz zur Prävention, der den Menschen in seiner Gesamtheit – mit seinen körperlichen, seelischen, sozialen und eben auch spirituellen Bedürfnissen – ernst nimmt, kann von der Einbeziehung religiöser Perspektiven und Akteure erheblich profitieren. Die ethischen Ressourcen der Religionen können dazu beitragen, die moralischen Grundlagen präventiven Handelns zu stärken und eine Kultur der Verantwortung und Fürsorge zu fördern. Es gilt, die spirituelle Dimension als eine wichtige Ressource für Gesundheit und Prävention anzuerkennen und den Dialog zwischen Glaubensgemeinschaften, Gesundheitswissenschaften und politischen Entscheidungsträgern zu intensivieren, um gemeinsam Wege zu einer gesünderen und gerechteren Welt zu finden, in der Prävention nicht nur eine Frage der Technik, sondern auch des Herzens und des Geistes ist.

Bewertete Literaturhinweise

Für Abschnitt 1. Präventionsgedanken in religiösen Lehren und Traditionen: Uralte Weisheit für ein gesundes Leben

1. **Harold G. Koenig, Dana E. King, Verna B. Carson** – ***Handbook of Religion and Health*** (Neueste Auflage, z. B. 2. Auflage 2012, Oxford University Press).
Ein umfassendes Standardwerk, das die vielfältigen Verbindungen zwischen Religion und Gesundheit wissenschaftlich beleuchtet. Kapitel zu spezifischen Religionen oder gesundheitsrelevanten Praktiken (wie Diätvorschriften, Gebet, Meditation) können die „uralte Weisheit" und präventive Aspekte in Lehren und Traditionen detailliert aufzeigen und empirisch untermauern.
Bietet eine breite, evidenzbasierte Grundlage für das Verständnis der gesundheitsrelevanten Aspekte religiöser Lehren und Praktiken.
2. **Mircea Eliade** – ***Das Heilige und das Profane. Vom Wesen des Religiösen*** (Original: *Le sacré et le profane*, 1957; Deutsche Ausgabe z. B. bei Suhrkamp). Eliades klassisches Werk analysiert, wie religiöse Menschen Raum, Zeit und Natur erleben und durch Rituale, Mythen und Symbole ordnen und mit Bedeutung aufladen. Dies kann helfen zu verstehen, wie traditionelle Reinheitsgebote, kosmologische Ordnungsprinzipien und Lebensrhythmen, die oft präventive Züge tragen (z. B. durch Strukturierung des Alltags, Hygiene), in einem religiösen Weltbild tief verankert sind und als Ausdruck einer Suche nach heiliger Ordnung verstanden werden können.
Erschließt die tieferen anthropologischen und phänomenologischen Wurzeln vieler religiöser Praktiken, die auch präventive Funktionen haben können, indem sie das Leben strukturieren und mit Sinn versehen.
3. **Manfred Lütz** – ***Lebenslust. Wider die Diät-Sadisten, den Gesundheitswahn und den Fitness-Kult*** (2002, Pattloch) oder spezifischere Werke zur Gesundheitslehre einzelner Religionen (z. B. von kompetenten Religionswissenschaftlern oder Theologen).
Lütz kritisiert zwar moderne Gesundheitsideologien, implizit kann sein Werk aber auch dazu anregen, die oft ganzheitlicheren und auf Balance ausgerichteten Gesundheitsvorstellungen traditioneller Religionen (Mäßigung, Lebensfreude, spirituelles Wohlbefinden) wiederzuentdecken, die über rein physische Aspekte hinausgehen und eine „uralte Weisheit" für ein gesundes Leben darstellen können. (Alternativ: Ein Werk, das explizit die Gesundheitslehren z. B. des Christentums, Judentums, Islam, Buddhismus oder Hinduismus darstellt und deren präventive Dimensionen analysiert.)
Regt zur kritischen Reflexion über moderne Gesundheitskonzepte an und kann indirekt den Wert traditioneller, oft spirituell fundierter Vorstellungen von einem ausbalancierten, gesunden Leben unterstreichen, wie sie in religiösen Lehren zu finden sind.

Für Abschnitt 2. Die Rolle religiöser Gemeinschaften bei der sozialen Unterstützung und Gesundheitsförderung: Ein Netzwerk des Mitgefühls und Handelns

1. **Robert D. Putnam & Lewis M. Feldstein – *Better Together: Restoring the American Community*** (2003, Simon & Schuster) oder Putnams früheres Werk *Bowling Alone* (2000).
   Putnams Arbeiten zum Konzept des Sozialkapitals sind wegweisend. „Better Together" (oder auch „Bowling Alone", das den Rückgang analysiert) beleuchtet, wie Gemeinschaften, einschließlich religiöser Kongregationen, durch die Schaffung von Netzwerken, Vertrauen und gegenseitiger Unterstützung das soziale Gefüge stärken. Dieses Sozialkapital ist ein starker Prädiktor für Gesundheit und Wohlbefinden und somit ein wichtiger präventiver Faktor.

   Erklärt die Mechanismen, über die Gemeinschaften (inkl. religiöser) durch Sozialkapitalbildung präventiv wirken können, indem sie soziale Unterstützung und Zusammenhalt fördern.
2. **Gary R. Gunderson & James R. Cochrane – *Religion and the Health of the Public: Shifting the Paradigm*** (2012, Palgrave Macmillan).
   Dieses Buch argumentiert für eine stärkere Anerkennung und Einbindung religiöser Gesundheitsressourcen („religious health assets") in die öffentliche Gesundheitsarbeit. Es zeigt anhand von Beispielen, wie Glaubensgemeinschaften als Partner in der Gesundheitsförderung und Prävention fungieren können, indem sie ihre Netzwerke, ihr Vertrauenskapital und ihre Infrastruktur einbringen.

   Bietet eine paradigmatische Neubewertung der Rolle von Religion und Glaubensgemeinschaften als aktive Partner und Ressourcen in der öffentlichen Gesundheitsförderung und Prävention.
3. **Arndt Büssing, Niels Christian Hvidt (Hrsg.) – *Spiritualität, Gesundheit und Krankheit – Bedeutung und Erscheinungsformen im Gesundheitswesen*** (2021, Kohlhammer).
   Dieser oder ähnliche deutschsprachige Sammelbände versammeln oft empirische Studien und konzeptionelle Überlegungen zur Rolle von Spiritualität und Religiosität für Gesundheit, soziale Unterstützung und Krankheitsbewältigung, oft mit Bezug zum deutschen Gesundheitswesen. Sie können die Bedeutung religiöser Gemeinschaften als „Netzwerke des Mitgefühls und Handelns" mit konkreten Forschungsergebnissen untermauern.

   Liefert aktuelle Forschung und Perspektiven, oft aus dem deutschsprachigen Raum, zur empirischen Evidenz der gesundheitsförderlichen und unterstützenden Rolle religiöser Gemeinschaften.

Für Abschnitt 3. Umgang mit Krankheit, Leid und Tod aus religiöser Perspektive (Spirituelle Resilienz): Sinn finden in der Dunkelheit

1. **Viktor E. Frankl – *... trotzdem Ja zum Leben sagen. Ein Psychologe erlebt das Konzentrationslager*** (Originalausgabe 1946; diverse Neuauflagen, z. B. bei dtv). Frankls tief berührendes Werk ist nicht nur ein Zeugnis menschlicher Leidensfähigkeit, sondern auch die Grundlage seiner Logotherapie, die die Suche nach Sinn als primäre menschliche Motivation postuliert. Er zeigt auf, wie Menschen selbst unter den extremsten Bedingungen durch die Findung eines Sinns überleben und spirituelle Resilienz entwickeln können. Ein Schlüsseltext zum Verständnis von Sinnfindung in existenziellen Krisen.

   Fundamentales Werk zur Bedeutung der Sinnfindung für die psychische Widerstandskraft angesichts von Leid und Tod, mit starken Bezügen zu spirituellen Dimensionen.
2. **Harold S. Kushner – *Wenn guten Menschen Böses widerfährt*** (Original: *When Bad Things Happen to Good People*, 1981; Deutsche Ausgabe z. B. bei Gütersloher Verlagshaus).
   Als Rabbiner, der den schmerzhaften Verlust seines Sohnes durch eine seltene Krankheit erlebte, setzt sich Kushner auf sehr persönliche und zugängliche Weise mit der Theodizeefrage auseinander. Sein Buch bietet keine einfachen Antworten, aber es spendet Trost und zeigt Wege auf, wie Glaube an Gott angesichts von unverdientem Leid nicht zerbrechen, sondern eine Quelle der Kraft und des Mitgefühls bleiben kann.

   Ein einflussreicher und vielgelesener Beitrag zur Auseinandersetzung mit Leid aus religiöser Perspektive, der vielen Menschen geholfen hat, ihren Glauben angesichts von Schicksalsschlägen neu zu verstehen und Trost zu finden.
3. **Kenneth I. Pargament – *The Psychology of Religion and Coping: Theory, Research, Practice*** (1997, The Guilford Press) oder *Spiritually Integrated Psychotherapy: Understanding and Addressing the Sacred* (2007).
   Pargament ist einer der führenden Forscher im Bereich der Religionspsychologie, insbesondere zum Thema religiöses Coping. Seine Arbeiten zeigen auf Basis empirischer Studien, wie Menschen ihren Glauben nutzen, um mit Stress, Krankheit und Krisen umzugehen – sowohl auf positive (z. B. Sinnfindung, Trost) als auch auf negative Weise (z. B. Schuldgefühle, passives Warten auf göttliches Eingreifen). Seine Bücher bieten einen differenzierten Einblick in die Mechanismen spiritueller Resilienz.

   Liefert eine wissenschaftlich fundierte Analyse der vielfältigen Wege, wie Religiosität und Spiritualität als Bewältigungsressourcen in Krisenzeiten dienen und zur spirituellen Resilienz beitragen können.

Für Abschnitt 4. Ethische Dimensionen der Prävention: Das Richtige tun, aber wie?

1. **Hans Küng – *Projekt Weltethos*** (1990, Piper).
   Küngs Initiative identifiziert einen Grundkonsens fundamentaler ethischer Werte (z. B. Menschlichkeit, Goldene Regel, Gewaltlosigkeit, Gerechtigkeit, Wahrhaftigkeit), die in den großen Weltreligionen und humanistischen Traditionen gemeinsam vorhanden sind. Diese Prinzipien können als universelle ethische Wegweiser für präventives Handeln dienen, das auf dem Schutz der Menschenwürde und dem Gemeinwohl basiert.

   Bietet eine Grundlage für eine global anschlussfähige Ethik der Prävention, die auf gemeinsamen Werten der Weltreligionen und -kulturen aufbaut.
2. **Deutscher Ethikrat (oder nationale Ethikräte anderer Länder) – Stellungnahmen zu präventionsrelevanten Themen** (z. B. zu Impfungen, genetischer Diagnostik, Public-Health-Maßnahmen, Patientenautonomie).
   Die Stellungnahmen dieser unabhängigen Gremien analysieren komplexe ethische Fragen im Gesundheitswesen und in der Prävention oft unter Berücksichtigung verschiedener weltanschaulicher und religiöser Perspektiven. Sie wägen sorgfältig unterschiedliche moralische Argumente ab und bieten fundierte Orientierungshilfen für politische Entscheidungsträger und die gesellschaftliche Debatte.

   Illustriert, wie ethische Reflexion im konkreten Kontext präventiver Maßnahmen und gesundheitspolitischer Entscheidungen stattfindet und wie dabei auch religiöse Argumente berücksichtigt werden können.
3. **James F. Childress, et al. (Belmont Report Group) – *The Belmont Report: Ethical Principles and Guidelines for the Protection of Human Subjects of Research*** (1979, U.S. Department of Health, Education, and Welfare) und **Tom L. Beauchamp & James F. Childress – *Principles of Biomedical Ethics*** (Neueste Auflage, Oxford University Press).
   Obwohl der Belmont Report primär auf Forschungsethik fokussiert, sind die darin formulierten Prinzipien (Achtung vor Personen, Wohltun, Gerechtigkeit) – die auch in „Principles of Biomedical Ethics" zentral sind – fundamental für jede ethische Bewertung von Interventionen, die Menschen betreffen, einschließlich präventiver Maßnahmen. Sie helfen, das „Richtige tun" systematisch zu reflektieren.

   Stellt grundlegende ethische Prinzipien bereit, die als „Wegweiser" für die Planung, Durchführung und Bewertung präventiver Interventionen dienen können, um deren ethische Vertretbarkeit sicherzustellen.

Für Abschnitt 5. Fazit: Religiöse Traditionen

1. **Harold G. Koenig** – ***Medicine, Religion, and Health: Where Science and Spirituality Meet*** (2008, Templeton Foundation Press).
   Koenig, einer der weltweit führenden Forscher auf diesem Gebiet, fasst in diesem Werk die umfangreiche wissenschaftliche Evidenz zum Zusammenhang von Religiosität/Spiritualität und Gesundheit zusammen. Er diskutiert die Mechanismen, über die Glaube präventiv wirken kann, aber auch potenzielle negative Aspekte und die Implikationen für die klinische Praxis und Public Health. Bietet eine umfassende, evidenzbasierte Synthese der vielfältigen Verbindungen von Religion, Spiritualität und Gesundheit, die die im Kapitel gezogenen Schlussfolgerungen stützt.
2. **Christina M. Puchalski & Bruce Rumbold (Eds.)** – ***Spirituality in Healthcare*** (Teil der *Oxford Textbook* Serie, neueste Auflage, Oxford University Press).
   Dieses Lehrbuch adressiert die Integration von Spiritualität in die Gesundheitsversorgung aus einer multidisziplinären Perspektive. Es behandelt konzeptionelle Grundlagen, Forschungsergebnisse, klinische Praxis und politische Implikationen und plädiert für einen ganzheitlichen Versorgungsansatz, der die spirituelle Dimension des Menschen anerkennt – ein wichtiger Aspekt für ein umfassendes Präventionsverständnis.

   Vertieft das Verständnis für die Notwendigkeit und die Möglichkeiten, spirituelle Aspekte systematisch in Gesundheitsförderung, Prävention und medizinische Versorgung zu integrieren.
3. **Paul Tillich** – ***Mut zum Sein*** (Original: *The Courage to Be*, 1952; Deutsche Ausgabe z. B. bei De Gruyter oder als Taschenbuch).
   Tillichs klassisches Werk der philosophischen Theologie untersucht die verschiedenen Formen von Angst (Schicksalsangst, Schuldangst, Sinnlosigkeitsangst) und wie der Glaube als „Mut zum Sein" helfen kann, diese Ängste zu überwinden und trotz der fundamentalen Ungewissheit des Lebens Sinn und Selbstakzeptanz zu finden. Dies ist eine tiefgreifende Reflexion über spirituelle Resilienz, die für ein Fazit über die Rolle von Glauben und Religion in der Prävention von existenzieller Not relevant ist.

   Bietet eine tiefsinnige philosophisch-theologische Perspektive auf die Rolle des Glaubens bei der Bewältigung existenzieller Ängste, was eine zentrale, wenn auch oft übersehene, Dimension der Prävention von seelischem Leid darstellt.

Prävention in Kunst, Literatur und Kultur 13

Wenn wir an Prävention denken, erscheinen vor unserem geistigen Auge oft Bilder von medizinischen Vorsorgeuntersuchungen, Sicherheitshinweisen oder staatlichen Aufklärungskampagnen. Doch das weite Feld der Prävention, das Bestreben, Krankheit, Leid und Gefahren vorzubeugen, speist sich aus weit mehr Quellen als nur aus wissenschaftlicher Evidenz und politischer Strategie. Tief in der menschlichen Kultur, in den vielfältigen Ausdrucksformen von Kunst und Literatur, schlummern oft unerkannte oder unterschätzte Potenziale, die als kraftvolle Wegweiser und subtile Heiler dienen können. Geschichten, die uns seit Urzeiten erzählt werden, Bilder, die uns im Innersten berühren, und Klänge, die unsere Seele zum Schwingen bringen, sind weit mehr als reine Unterhaltung oder ästhetischer Genuss. Sie sind Spiegel unserer Existenz, Träger von Botschaften, Katalysatoren für Bewusstseinswandel und Werkzeuge zur Verarbeitung von Krisen. Dieses Kapitel erkundet die faszinierende und oft tiefgreifende Rolle, die Kunst, Literatur und Kultur in der Prävention spielen können, indem sie nicht nur unseren Verstand, sondern vor allem unsere Emotionen und unsere Vorstellungskraft ansprechen und so zu einem tieferen Verständnis und einem verantwortungsvolleren Handeln anregen

13.1 Die Darstellung von Risiken und Präventionsstrategien in Kunst und Literatur

Seit Anbeginn menschlicher Kultur haben Künstler und Geschichtenerzähler die conditio humana in all ihren Facetten ausgelotet – ihre Triumphe und Tragödien, ihre Stärken und Schwächen, ihre Hoffnungen und Ängste. In diesem unermesslichen Fundus an kreativem Schaffen finden sich zahllose Darstellungen von Risiken, denen der Mensch ausgesetzt ist, und oft auch Reflexionen über Strategien, diesen Gefahren zu begegnen oder ihre Folgen zu mildern. Kunst und Literatur fungieren hier als sensible Seismografen gesellschaftlicher

U. Karrenberg, *Prävention*, https://doi.org/10.1007/978-3-662-72161-2_13

und individueller Bedrohungen, als Spiegel, der uns nicht nur unser eigenes Antlitz, sondern auch die Abgründe und die Potenziale unserer Existenz vor Augen führt.

In den Mythen und Tragödien der Antike begegnen uns bereits archetypische Auseinandersetzungen mit Hybris, Schicksalsschlägen und den verheerenden Konsequenzen menschlichen Handelns. Die Geschichte des Ödipus, der unwissend seinen Vater erschlägt und seine Mutter heiratet und damit eine Seuche über Theben bringt, ist nicht nur eine dramatische Erzählung, sondern auch eine Parabel über die unvorhersehbaren Folgen unseres Tuns und die Notwendigkeit von Erkenntnis und Sühne. Der Mythos von Ikarus, der in seinem jugendlichen Übermut der Sonne zu nahekommt und ins Meer stürzt, dient seit jeher als warnendes Beispiel vor den Gefahren des Hochmuts und der Selbstüberschätzung – eine zeitlose präventive Botschaft. Im Mittelalter, geprägt von Epidemien wie der Pest, fand die allgegenwärtige Bedrohung durch den Tod in Darstellungen des Totentanzes oder in Allegorien der Vergänglichkeit ihren Ausdruck. Moritatensänger und volkstümliche Dramen warnten vor den sieben Todsünden und ihren unheilvollen Konsequenzen für Leib und Seele und versuchten so, normatives, präventives Verhalten zu fördern.

Mit dem Aufkommen des Realismus und Naturalismus im 19. Jahrhundert rückten Schriftsteller wie Charles Dickens, Émile Zola oder Gerhart Hauptmann die sozialen Missstände ihrer Zeit ins Zentrum ihrer Werke. Sie schilderten eindringlich die gesundheitlichen und seelischen Risiken, die mit Armut, industrieller Ausbeutung, Alkoholismus oder katastrophalen hygienischen Bedingungen einhergingen. Ihre Romane und Dramen waren oft Anklagen gegen die gesellschaftlichen Verhältnisse und trugen dazu bei, ein Bewusstsein für die Notwendigkeit sozialer Reformen und präventiver Maßnahmen zu schaffen. Sie zeigten auf, dass individuelle Schicksale oft untrennbar mit den strukturellen „Krankheiten" der Gesellschaft verbunden sind.

Auch im 20. und 21. Jahrhundert setzen sich Kunst und Literatur intensiv mit neuen und alten Risiken auseinander. Dystopische Romane wie Aldous Huxleys „Schöne neue Welt" oder George Orwells „1984" malen Schreckensvisionen totalitärer Kontrolle oder entfesselter Technologien und warnen vor den Gefahren für die menschliche Freiheit und Würde. Das Kino hat unzählige Szenarien von Pandemien, Umweltkatastrophen oder nuklearen Bedrohungen entworfen und damit oft kollektive Ängste visualisiert, aber auch Diskussionen über Prävention und Krisenmanagement angestoßen. Zeitgenössische bildende Künstler, Musiker und Literaten thematisieren drängende Probleme wie den Klimawandel, psychische Erkrankungen, Suchtverhalten oder die Folgen digitaler Entfremdung. Sie halten uns einen Spiegel vor, der uns zwingt, uns mit den Risiken unserer modernen Welt auseinanderzusetzen. Dabei werden nicht immer explizite Präventionsstrategien aufgezeigt, doch allein die eindringliche Darstellung der menschlichen Verletzlichkeit und der potenziellen Gefahren kann eine kathartische Wirkung haben und zum Nachdenken über notwendige Veränderungen anregen – eine subtile, aber oft nachhaltige Form der Prävention.

13.2 Die Rolle von Kunst und Kultur bei der Bewusstseinsbildung für Präventionsthemen

Während wissenschaftliche Daten und rationale Argumente eine wichtige Grundlage für präventives Handeln bilden, stoßen sie oft an ihre Grenzen, wenn es darum geht, Menschen tief im Inneren zu erreichen und zu einer nachhaltigen Verhaltensänderung zu motivieren. Hier entfalten Kunst und Kultur ihre besondere Stärke: Sie können emotionale Brücken bauen, komplexe Sachverhalte sinnlich erfahrbar machen und Botschaften auf eine Weise vermitteln, die unter die Haut geht und lange im Gedächtnis bleibt.

Die Kraft der Kunst liegt in ihrer Fähigkeit, uns emotional zu berühren. Ein eindringliches Foto, das die Folgen von Umweltverschmutzung zeigt, kann mehr bewirken als seitenlange Statistiken. Ein Lied, das die Verzweiflung eines Suchtkranken zum Ausdruck bringt, kann mehr Empathie wecken als ein trockener Fachvortrag. Indem Kunst und Kultur unsere Gefühle ansprechen, machen sie abstrakte Risiken und Präventionsthemen persönlich relevant und erzeugen eine Betroffenheit, die der erste Schritt zu bewusstem Handeln sein kann. Storytelling, das Erzählen von Geschichten, ist dabei ein besonders mächtiges Werkzeug. Literatur, Film und Theater lassen uns in die Haut von Protagonisten schlüpfen, ihre Freuden und Leiden miterleben, ihre Entscheidungen und deren Konsequenzen nachvollziehen. Wir können aus ihren Fehlern lernen oder uns von ihrem Mut inspirieren lassen. Narrative können riskantes Verhalten problematisieren, präventive Verhaltensweisen modellieren und die langfristigen Auswirkungen von Entscheidungen auf anschauliche Weise verdeutlichen.

Symbolik und Metaphern, die in vielen Kunstformen eine zentrale Rolle spielen, ermöglichen es, komplexe Zusammenhänge auf eine verdichtete und leicht verständliche Weise zu kommunizieren. Ein zerbrochener Spiegel kann für die Fragilität der Psyche stehen, ein vertrockneter Baum für die Zerstörung der Umwelt. Solche Bilder prägen sich ein und können als Anker für präventive Botschaften dienen. Darüber hinaus haben Kunst und Kultur das Potenzial, gesellschaftliche Normen zu hinterfragen und Stigmata aufzubrechen. Indem sie Tabuthemen wie psychische Erkrankungen, HIV/AIDS, häusliche Gewalt oder sexuelle Identität offen ansprechen und menschliche Schicksale dahinter sichtbar machen, können sie Vorurteile abbauen, den Dialog fördern und Betroffenen Mut machen, sich Hilfe zu suchen – ein wichtiger Beitrag zur sekundären und tertiären Prävention.

Die Vielfalt künstlerischer Ausdrucksformen ermöglicht es zudem, unterschiedlichste Zielgruppen zu erreichen. Während klassische Literatur oder bildende Kunst vielleicht ein spezifisches Publikum ansprechen, können Musik, Street Art, Comics, Computerspiele oder populäre Fernsehformate Präventionsbotschaften an Jugendliche, an marginalisierte Gruppen oder an ein breites Massenpublikum transportieren. Wenn bestimmte Risiken oder präventive Verhaltensweisen Teil der kulturellen Erzählungen und des kollektiven Bewusstseins einer Gesellschaft werden, etwa durch Lieder, die zu Hymnen einer Bewegung werden, oder durch Filme, die öffentliche Debatten auslösen, dann hat Kunst eine tiefgreifende präventive Wirkung entfaltet, indem sie nicht nur informiert, sondern Herzen und Köpfe bewegt und eine neue Sensibilität geschaffen hat.

13.3 Kreative Ansätze in der Gesundheitskommunikation und Umweltbildung

Die Erkenntnis, dass Kunst und Kultur mächtige Werkzeuge zur Bewusstseinsbildung und Verhaltensänderung sein können, hat längst Eingang in die Praxis der Gesundheitskommunikation und Umweltbildung gefunden. Zunehmend setzen Fachleute auf kreative Ansätze, um Präventionsbotschaften so zu gestalten, dass sie nicht nur wahrgenommen, sondern auch verstanden, akzeptiert und idealerweise in konkretes Handeln umgesetzt werden. Es geht darum, Botschaften zu entwickeln, die wirklich ankommen, indem sie die Sprache der Zielgruppen sprechen und deren Lebenswelten berücksichtigen.

Im Bereich der Gesundheitsförderung und Krankheitsprävention ist die Bandbreite kreativer Interventionen groß. Plakatkampagnen nutzen oft künstlerische Fotografie oder Illustration, um Aufmerksamkeit zu erregen und komplexe Sachverhalte prägnant zu visualisieren. Kurzfilme, Spots oder auch ganze Spielfilme und Fernsehserien können gesundheitsrelevante Themen auf unterhaltsame Weise aufgreifen („Edutainment") und positive Verhaltensmodelle präsentieren. Musik und Tanz werden eingesetzt, um etwa junge Menschen für Themen wie sicheren Sex oder Drogenprävention zu sensibilisieren. Comics und Graphic Novels können komplexe Gesundheitsinformationen niedrigschwellig und ansprechend vermitteln. Interaktive Kunstinstallationen oder partizipative Theaterprojekte laden dazu ein, sich aktiv mit Präventionsthemen auseinanderzusetzen und eigene Erfahrungen einzubringen.

Auch in der Umweltbildung spielen kreative Methoden eine immer wichtigere Rolle. Naturfotografie und Dokumentarfilme können die Schönheit und Verletzlichkeit unserer Umwelt eindrücklich vor Augen führen und so eine emotionale Verbindung zur Natur herstellen, die eine Grundvoraussetzung für umweltbewusstes Handeln ist. Eco-Art, also Kunst, die sich explizit mit ökologischen Themen auseinandersetzt und oft auch selbst aus nachhaltigen Materialien geschaffen wird, kann zum Nachdenken anregen und neue Perspektiven eröffnen. Kinderbücher und pädagogische Spiele vermitteln schon den Jüngsten Wissen über ökologische Zusammenhänge und motivieren zu einem verantwortungsvollen Umgang mit Ressourcen. Gamification, also die Anwendung spieltypischer Elemente in spielfremden Kontexten, wird genutzt, um Menschen auf unterhaltsame Weise für Gesundheits- oder Umweltthemen zu sensibilisieren und zu präventivem Verhalten zu animieren.

Ein besonders vielversprechender Ansatz ist die partizipative Kunst, bei der Mitglieder einer Gemeinschaft selbst zu Künstlern werden und gemeinsam Werke schaffen, die sich mit lokalen Gesundheits- oder Umweltproblemen auseinandersetzen. Solche Projekte fördern nicht nur die Kreativität und das kritische Bewusstsein, sondern auch den sozialen Zusammenhalt und das Gefühl der Selbstwirksamkeit („Empowerment"). Indem Menschen ihre eigenen Geschichten und Perspektiven künstlerisch ausdrücken, werden sie zu aktiven Gestaltern von Veränderungsprozessen. Nicht zuletzt eröffnen die digitalen Medien und sozialen Netzwerke neue, vielfältige Möglichkeiten für kreative und oft virale Präventionsbotschaften, die schnell eine große Reichweite erzielen können. All diese kreativen Ansätze haben gemeinsam, dass sie versuchen, über reine Informationsvermittlung hinauszugehen und Menschen auf einer tieferen, oft emotionaleren Ebene anzusprechen, um so eine nachhaltige Wirkung im Sinne der Prävention zu erzielen.

13.4 Kunst als Medium der Verarbeitung von Krisen und Traumata (Individuelle Prävention)

Neben ihrer Rolle in der primären Prävention, also der Verhinderung des erstmaligen Auftretens von Krankheiten oder Problemen, entfaltet Kunst eine immense Kraft in der sekundären und tertiären Prävention, insbesondere als Medium der Verarbeitung von bereits erlebten Krisen, Traumata und seelischen Belastungen. Hier geht es darum, durch künstlerischen Ausdruck Heilungsprozesse zu unterstützen, die Chronifizierung von Leiden zu verhindern und die individuelle Resilienz zu stärken. Die Kunst bietet einen geschützten Raum, in dem Unsagbares sichtbar, Unverstandenes fassbar und Schmerzhaftes transformiert werden kann.

Die Kunsttherapie als anerkannte psychotherapeutische Disziplin nutzt gezielt die heilende Wirkung kreativer Prozesse. Ob Malen, Zeichnen, plastisches Gestalten, Musik, Tanz oder Schreiben – der künstlerische Ausdruck ermöglicht es Menschen, inneren Konflikten, Ängsten und traumatischen Erfahrungen eine äußere Form zu geben, oft jenseits der Grenzen sprachlicher Artikulation. Insbesondere wenn Worte fehlen oder das Erlebte zu überwältigend ist, um es direkt zu benennen, kann das kreative Schaffen einen nonverbalen Kanal öffnen, über den Gefühle und Erinnerungen bearbeitet und integriert werden können. Dieser Prozess kann eine tief kathartische Wirkung haben, indem er aufgestaute emotionale Spannungen löst und eine innere Entlastung ermöglicht.

Darüber hinaus kann künstlerische Tätigkeit helfen, nach einer Krise oder einem Trauma wieder einen Sinn im eigenen Erleben zu finden. Indem man dem Chaos der Gefühle eine gestalterische Ordnung gibt, eine Geschichte erzählt oder ein Symbol für das Erlebte findet, kann man beginnen, das Geschehene in die eigene Lebensgeschichte zu integrieren und ihm eine neue Bedeutung zuzuschreiben. Der kreative Akt selbst kann ein tiefes Gefühl von Selbstwirksamkeit und Handlungsmacht vermitteln. In Situationen, in denen man sich ohnmächtig und ausgeliefert gefühlt hat, erlaubt das künstlerische Schaffen, wieder zum aktiven Gestalter zu werden, etwas Eigenes hervorzubringen und Kontrolle über das Ausdrucksmedium zu erlangen. Dies stärkt das Selbstwertgefühl und fördert die Wiederentdeckung eigener Ressourcen.

Die heilende Kraft des Ausdrucks beschränkt sich jedoch nicht nur auf die formale Kunsttherapie. Auch das alltägliche kreative Tun, sei es das Schreiben eines Tagebuchs, das Spielen eines Instruments, das Tanzen oder das Malen als Hobby, kann eine wichtige präventive Funktion für die seelische Gesundheit haben. Es bietet eine Möglichkeit zum Stressabbau, zur Selbstreflexion und zur Kultivierung von Freude und Lebenssinn. Gemeinschaftliche Kunstprojekte, beispielsweise in von Katastrophen oder Konflikten betroffenen Regionen, können zudem dazu beitragen, kollektive Trauer zu bewältigen, den sozialen Zusammenhalt zu stärken und neue Perspektiven der Hoffnung zu eröffnen. Indem die Kunst der Seele eine Stimme gibt und dem inneren Erleben einen äußeren Ausdruck verleiht, wird sie zu einem kraftvollen Instrument der individuellen Prävention, das hilft, Wunden zu heilen, Resilienz aufzubauen und den Weg zu einem tieferen Verständnis seiner selbst und der Welt zu ebnen.

13.5 Fazit: Die Seele erreichen, das Handeln beeinflussen

Die Reise durch die vielfältigen Schnittstellen von Prävention, Kunst, Literatur und Kultur offenbart ein eindrucksvolles Panorama: Kreative Ausdrucksformen sind weit mehr als bloße Dekoration des Lebens oder angenehmer Zeitvertreib. Sie sind tief im menschlichen Wesen verankerte Instrumente der Erkenntnis, der Kommunikation, der Heilung und der Gestaltung. Als Spiegel der menschlichen Existenz halten sie uns seit jeher unsere Verletzlichkeiten, aber auch unsere Stärken und unser Ringen um ein besseres Leben vor Augen. Sie thematisieren Risiken und reflektieren Präventionsstrategien oft lange, bevor diese wissenschaftlich formalisiert werden.

Als emotionale Brückenbauer vermögen Kunst und Kultur das Bewusstsein für Präventionsthemen auf eine Weise zu schärfen, die reine Faktenvermittlung oft nicht erreicht. Sie sprechen unsere Herzen an, erzeugen Empathie und Betroffenheit und können so die Motivation zu verantwortungsvollem Handeln nachhaltig fördern. In der Gesundheitskommunikation und Umweltbildung erweisen sich kreative Ansätze als unschätzbar wertvoll, um Botschaften zielgruppengerecht, verständlich und erinnerungswürdig zu gestalten – Botschaften, die tatsächlich ankommen und zum Handeln anregen. Und nicht zuletzt birgt der künstlerische Ausdruck eine tiefgreifende Heilkraft, die insbesondere bei der Verarbeitung von Krisen und Traumata zur individuellen Prävention weiterer seelischer Schäden und zur Stärkung der inneren Widerstandskraft beitragen kann.

Die wahre Stärke von Kunst, Literatur und Kultur im Kontext der Prävention liegt somit in ihrer Fähigkeit, den Menschen in seiner Ganzheit anzusprechen – nicht nur seinen Intellekt, sondern auch seine Seele, seine Emotionen, seine Vorstellungskraft. Indem sie uns auf dieser tieferen Ebene erreichen, können sie unsere Wahrnehmung der Welt, unsere Werte und letztlich auch unser Handeln beeinflussen. Ein umfassendes Präventionsverständnis sollte daher die kreativen und kulturellen Dimensionen des menschlichen Lebens nicht als Randaspekt betrachten, sondern sie als essenzielle Ressourcen und Partner anerkennen und aktiv in Strategien zur Förderung von Gesundheit und Wohlbefinden integrieren. Denn die Geschichten, Bilder und Klänge, die uns als Wegweiser und Heiler dienen, sind oft diejenigen, die am längsten nachklingen und die tiefsten Spuren in unserem Bewusstsein und unseren Herzen hinterlassen.

Bewertete Literaturhinweise

Für Abschnitt 1. Die Darstellung von Risiken und Präventionsstrategien in Kunst und Literatur: Spiegel der menschlichen Condition

1. **Susan Sontag – *Krankheit als Metapher* und *Aids und seine Metaphern*** (Original: *Illness as Metaphor*, 1978, und *AIDS and Its Metaphors*, 1989; Deutsche Ausgaben z. B. bei Hanser oder Fischer).
Sontags brillante Essays analysieren, wie Krankheiten (insbesondere Krebs und AIDS) in Literatur und Gesellschaft mit Metaphern belegt werden, die oft stigmatisierend wirken und das Verständnis der Krankheit sowie den Umgang mit Betroffenen erschweren. Sie zeigt, wie Sprache und Darstellung Risiken formen und ist somit ein Schlüsseltext zur Reflexion über die kulturelle Konstruktion von Krankheit und deren präventive Implikationen.
Fundamental für das Verständnis, wie kulturelle Narrative und Metaphern Krankheitsrisiken darstellen, deuten und dadurch die gesellschaftliche Reaktion und Präventionsbemühungen beeinflussen.
2. **Albert Camus – *Die Pest*** (Original: *La Peste*, 1947; Deutsche Ausgabe z. B. bei Rowohlt).
Dieser weltberühmte Roman schildert eindrücklich den Ausbruch einer Pestepidemie in der algerischen Stadt Oran. Er ist ein zeitloser „Spiegel der menschlichen Condition" angesichts existenzieller Bedrohungen und thematisiert individuelles und kollektives Verhalten in der Krise, die Grenzen medizinischen Handelns, Solidarität, aber auch Verzweiflung. Das Werk ist eine tiefgreifende literarische Auseinandersetzung mit einem grassierenden Risiko und den menschlichen Reaktionen darauf, die zum Nachdenken über Prävention und Krisenbewältigung anregt.
Ein klassisches literarisches Beispiel für die Darstellung einer Gesundheitskrise, das ethische und gesellschaftliche Fragen aufwirft, die für Präventionsstrategien und den Umgang mit kollektiven Risiken von hoher Relevanz sind.
3. **Sander L. Gilman – *Disease and Representation: Images of Illness from Madness to AIDS*** (1988, Cornell University Press).
Gilman untersucht, wie Krankheiten und psychische Störungen in der westlichen Kunst und Literatur dargestellt wurden und wie diese Darstellungen das gesellschaftliche Verständnis und den Umgang mit den Betroffenen geprägt haben. Seine Arbeit zeigt, wie visuelle und textuelle Repräsentationen von Krankheit oft Stereotypen verstärken, aber auch das Potenzial haben, diese zu hinterfragen. Bietet eine kunst- und kulturhistorische Perspektive auf die Darstellung von Krankheitsrisiken und verdeutlicht, wie diese Bilder die öffentliche Wahrnehmung und damit auch die Bereitschaft zu präventivem Handeln beeinflussen können.

Für Abschnitt 2: Die Rolle von Kunst und Kultur bei der Bewusstseinsbildung für Präventionsthemen: Emotionale Brücken bauen

1. **Joseph Campbell** – ***Die Kraft der Mythen*** (Original: *The Power of Myth*, 1988, basierend auf Interviews mit Bill Moyers; Deutsche Ausgabe z. B. bei Artemis & Winkler). Campbell erläutert die universelle Bedeutung von Mythen und Geschichten als Träger grundlegender menschlicher Erfahrungen, Werte und Weisheiten. Seine Arbeit macht verständlich, wie narrative Strukturen – die in Kunst und Kultur allgegenwärtig sind – Identifikation stiften, emotionale Resonanz erzeugen und so komplexe Botschaften, auch zu Präventionsthemen, tief im kollektiven Bewusstsein verankern können.

   Erklärt die psychologische und kulturelle Wirkkraft von Erzählungen, die für die Bewusstseinsbildung durch künstlerische und kulturelle Medien zentral ist.
2. **bell hooks** – ***Art on My Mind: Visual Politics*** (1995, The New Press).
   hooks analysiert Kunst als ein Feld politischer Auseinandersetzung und als Mittel zur Bewusstseinsbildung und zum Empowerment marginalisierter Gruppen. Sie zeigt, wie Kunst stereotype Darstellungen aufbrechen, soziale Ungerechtigkeiten (die oft Gesundheitsrisiken bedingen) anprangern und zu sozialem Wandel anregen kann, indem sie „emotionale Brücken" zu oft ignorierten Realitäten baut. Beleuchtet die kritische und emanzipatorische Rolle von Kunst bei der Thematisierung von Risikofaktoren, die in sozialer Ungleichheit wurzeln, und bei der Sensibilisierung für Prävention als soziale Aufgabe.
3. **Martha C. Nussbaum** – ***Politische Emotionen. Warum Liebe für Gerechtigkeit wichtig ist*** (Original: *Political Emotions: Why Love Matters for Justice*, 2013; Deutsche Ausgabe 2014, Suhrkamp).
   Nussbaum argumentiert, dass Emotionen wie Mitgefühl und Empathie entscheidend sind, um Engagement für Gerechtigkeit und das Gemeinwohl zu wecken. Kunst und Kultur sind par excellence Medien, die solche Emotionen kultivieren können. Ihre philosophischen Überlegungen untermauern, warum künstlerische Ansätze oft effektiver sind als rein rationale Appelle, um Menschen für Präventionsthemen zu sensibilisieren und zu solidarischem Handeln zu bewegen.

   Liefert eine philosophische Begründung für die Bedeutung von Emotionen, die durch Kunst und Kultur geweckt werden können, für die Motivation zu präventivem und gemeinwohlorientiertem Handeln.

Für Abschnitt 3: Kreative Ansätze in der Gesundheitskommunikation und Umweltbildung: Botschaften, die ankommen

1. **WHO Regional Office for Europe** – ***What is the evidence on the role of the arts in improving health and well-being? A scoping review*** (2019, Fancourt & Finn). Dieser umfassende Bericht der Weltgesundheitsorganisation fasst über 3000 Studien zusam-

men und belegt eindrücklich die positive Wirkung künstlerischer Aktivitäten auf Gesundheit und Wohlbefinden in verschiedensten Kontexten, einschließlich Prävention und Gesundheitsförderung. Er ist eine Schlüsselressource, um die Evidenzbasis für kreative Ansätze in der Gesundheitskommunikation zu verstehen.

Liefert eine breit angelegte, wissenschaftliche Evidenzbasis für den Einsatz von Kunst und Kultur in der Gesundheitsförderung und Prävention und zeigt vielfältige Beispiele für kreative Interventionen.

2. **Augusto Boal – *Theater der Unterdrückten*** (Original: *Teatro do Oprimido*, 1974; Deutsche Ausgabe z. B. bei Suhrkamp).
   Boals Methode des „Theaters der Unterdrückten" ist ein wegweisender Ansatz für partizipative Kunstprojekte, die auf sozialen Wandel und Empowerment abzielen. Seine Techniken (z. B. Forumtheater) ermöglichen es Gemeinschaften, ihre Probleme (z. B. Gesundheitsrisiken, soziale Ungerechtigkeit) szenisch darzustellen, zu analysieren und gemeinsam Lösungen zu entwickeln. Ein Schlüsseltext für kreative, partizipative und emanzipatorische Präventionsarbeit.

   Stellt eine einflussreiche Methodik für partizipative künstlerische Ansätze in der Prävention vor, die auf Bewusstseinsbildung, Empowerment und soziale Veränderung abzielen.
3. **Douglas Kirby, et al. – *Entertainment-Education for Health Behavior Change*** (Kapitel in *Health Behavior and Health Education: Theory, Research, and Practice*, Glanz, Rimer, Viswanath (Eds.), neueste Auflage, Jossey-Bass).
   Dieses Kapitel (oder ähnliche Fachliteratur zum Thema Entertainment-Education) fasst die Theorie und Praxis des „Edutainments" zusammen – die gezielte Einbettung von Gesundheitsbotschaften in unterhaltende Medienformate (z. B. TV-Serien, Radiosendungen). Es erklärt, wie durch narrative Ansätze und Identifikation mit Charakteren präventive Botschaften effektiv vermittelt werden können.

   Erläutert die theoretischen Grundlagen und praktischen Anwendungen von „Edutainment" als kreativem Ansatz in der Gesundheitskommunikation, um „Botschaften, die ankommen" zu gestalten.

Für Abschnitt 4: Kunst als Medium der Verarbeitung von Krisen und Traumata (Individuelle Prävention): Die Heilkraft des Ausdrucks

1. **Edith Kramer – *Kunst als Therapie mit Kindern*** (Original: *Art as Therapy with Children*, 1971; Deutsche Ausgabe z. B. bei Reinhardt).
   Kramer war eine der Pionierinnen der Kunsttherapie. Ihre Arbeiten, auch wenn hier spezifisch auf Kinder bezogen, betonen den therapeutischen Wert des kreativen Prozesses selbst und die Rolle des Kunstwerks als Mittel zur Sublimierung und Integration innerer Konflikte. Ihre Ansätze sind grundlegend für das Verständnis der „Heilkraft des Ausdrucks".

Ein klassisches Werk, das die theoretischen und praktischen Grundlagen der Kunsttherapie und die heilende Wirkung des kreativen Prozesses darlegt.

2. **James W. Pennebaker** – ***Heilung durch Schreiben: Ein Arbeitsbuch zur Selbsthilfe*** (Original: *Expressive Writing: Words That Heal*, überarbeitete Auflagen; Deutsche Ausgabe z. B. bei Hogrefe).
   Pennebaker hat durch zahlreiche empirische Studien die positive Wirkung des expressiven Schreibens über belastende Erlebnisse auf die psychische und physische Gesundheit nachgewiesen. Sein Werk zeigt konkret, wie das Verbalisieren und Strukturieren von Emotionen und Gedanken durch Schreiben zur Traumaverarbeitung und Stressreduktion beitragen kann.
   Belegt wissenschaftlich die präventive und therapeutische Wirkung einer spezifischen Form des kreativen Ausdrucks – des Schreibens – bei der Bewältigung von Krisen.
3. **Bessel van der Kolk** – ***Verkörperter Schrecken. Traumatische Erfahrungen und die Wege zu ihrer Heilung*** (Original: *The Body Keeps the Score: Brain, Mind, and Body in the Healing of Trauma*, 2014; Deutsche Ausgabe 2015, G.P. Probst Verlag).
   Van der Kolk, ein führender Traumaforscher, erklärt eindrücklich, wie Trauma im Gehirn und Körper gespeichert wird und betont die Bedeutung non-verbaler und körperorientierter Ansätze für die Heilung. Er diskutiert auch die positive Rolle von Yoga, Theater, Bewegung und anderen expressiven Künsten als wichtige Wege zur Traumaverarbeitung, zur Wiederherstellung des Selbstgefühls und somit zur Prävention von Langzeitfolgen.
   Ein einflussreiches Werk, das die Bedeutung körperbasierter und expressiver Methoden, einschließlich künstlerischer Ansätze, für die Traumaheilung und damit für die sekundäre/tertiäre Prävention hervorhebt.

Für Abschnitt 5: Fazit: Die Seele erreichen, das Handeln beeinflussen

1. **Alain de Botton & John Armstrong** – ***Kunst als Therapie*** (Original: *Art as Therapy*, 2013; Deutsche Ausgabe 2013, Phaidon).
   Dieses Buch argumentiert auf zugängliche und anschauliche Weise, dass Kunst nicht nur ästhetischen Genuss bieten, sondern auch eine therapeutische Funktion erfüllen kann, indem sie uns hilft, mit alltäglichen psychologischen Problemen umzugehen (z. B. Liebe, Tod, Angst, Hoffnung), uns tröstet und zu einem besseren Verständnis unserer selbst und der Welt anleitet. Es fasst die „heilende“ und „wegweisende“ Rolle der Kunst für die „Seele“ gut zusammen.
   Bietet eine moderne, lebensnahe Perspektive auf die vielfältigen psychologischen und somit auch präventiven Funktionen von Kunst im Alltag.
2. **John Dewey** – ***Kunst als Erfahrung*** (Original: *Art as Experience*, 1934; Deutsche Ausgabe z. B. bei Suhrkamp).
   Deweys klassisches Werk der Ästhetik betont die Kontinuität von ästhetischer Erfahrung und alltäglichem Leben. Kunst ist für ihn nicht etwas Abgehobenes, sondern eine

intensive Form der Erfahrung, die das Potenzial hat, unsere Wahrnehmung zu schärfen, unser Verständnis zu vertiefen, unsere Vorstellungskraft anzuregen und unser Handeln in der Welt zu bereichern und zu verändern.

Liefert eine philosophische Grundlage für das Verständnis, wie Kunsterfahrung tief in das menschliche Leben integriert ist und transformatives Potenzial für Wahrnehmung und Handeln hat.

3. **Friedrich Schiller – *Über die ästhetische Erziehung des Menschen in einer Reihe von Briefen*** (1795).
   Schillers philosophische Abhandlung legt dar, wie die ästhetische Erfahrung und die Beschäftigung mit Kunst (insbesondere dem „Spieltrieb" folgend) zur Harmonisierung der menschlichen Natur (zwischen Sinnlichkeit und Vernunft) und zur moralischen Veredelung des Menschen beitragen können. Seine Vision der Kunst als Mittel zur Entwicklung von Freiheit und Humanität ist ein fundamentaler Beitrag zur Frage, wie Kultur das Handeln beeinflussen kann.

   Ein klassischer Text der deutschen Idealismus-Philosophie, der die tiefgreifende Rolle der ästhetischen Erfahrung für die menschliche Entwicklung und moralische Bildung – und damit indirekt für Prävention – postuliert.

Psychologie im Spannungsfeld von Zufall und Notwendigkeit 14

Die menschliche Existenz, unser Denken, Fühlen und Handeln, erscheint oft als ein komplexes Gewebe aus vorbestimmten Bahnen und unvorhersehbaren Wendungen. Sind wir Marionetten unserer Gene und unserer Umwelt, oder Gestalter unseres eigenen Schicksals? Diese uralte Frage nach Freiheit und Determinismus findet in der modernen Wissenschaft, insbesondere an der Schnittstelle von Biologie und Psychologie, eine faszinierende Resonanz. Das Konzept von „Zufall und Notwendigkeit", prominent geprägt durch den Nobelpreisträger Jacques Monod in seinem gleichnamigen Werk, bietet einen kraftvollen Rahmen, um die Triebkräfte hinter der Entwicklung des Lebens und, in Erweiterung, auch der menschlichen Psyche zu beleuchten. Dieses Kapitel unternimmt den Versuch, die Implikationen dieses Denkmodells für zentrale Bereiche der Psychologie auszuloten, von den biologischen Grundlagen unseres Verhaltens über die individuelle Entwicklung und psychische Prozesse bis hin zu den Ursachen und dem Verständnis psychischer Störungen. Es soll gezeigt werden, wie das Zusammenspiel von zufälligen Ereignissen und deterministischen Gesetzmäßigkeiten ein tieferes Verständnis der menschlichen Natur ermöglicht.

14.1 „Zufall und Notwendigkeit" im philosophischen und naturwissenschaftlichen Kontext

Bevor wir uns den spezifisch psychologischen Aspekten zuwenden, ist es unerlässlich, das Begriffspaar „Zufall und Notwendigkeit" in seinem ursprünglichen Kontext zu verorten. Jacques Monod argumentierte in seinem 1970 erschienenen Buch, dass die Evolution des Lebens das Ergebnis zweier fundamental unterschiedlicher, aber untrennbar miteinander verbundener Prozesse ist. Am Anfang steht der *Zufall*: Mutationen, also spontane Veränderungen im genetischen Material, treten ungerichtet und ohne Bezug auf die Bedürf-

U. Karrenberg, *Prävention*, https://doi.org/10.1007/978-3-662-72161-2_14

nisse des Organismus auf. Sie sind im Wesentlichen „Fehler“ im Kopiervorgang der DNA. Diese Zufallsereignisse liefern die reine Variabilität, das Rohmaterial der Evolution.

Darauf aufbauend wirkt die *Notwendigkeit* in Form der natürlichen Selektion. Einmal entstandene Mutationen und die daraus resultierenden Merkmale werden in der Auseinandersetzung des Organismus mit seiner Umwelt auf ihren Überlebens- und Fortpflanzungswert getestet. Merkmale, die sich als vorteilhaft erweisen, setzen sich durch und werden an nachfolgende Generationen weitergegeben, während unvorteilhafte Merkmale tendenziell verschwinden. Dieser Selektionsprozess ist nicht zufällig, sondern folgt den strengen Gesetzen der Physik, Chemie und Ökologie. Monod betonte, dass aus der reinen Zufälligkeit der Mutation durch den Filter der Notwendigkeit hochkomplexe, scheinbar zielgerichtete Strukturen und Organismen entstehen können, ohne dass ein übergeordneter Plan oder eine finale Ursache (Teleologie) angenommen werden muss. Das Leben ist somit ein Produkt einer „Lotterie“, deren Gewinne jedoch strengen Regeln unterliegen.

Philosophisch knüpft dies an alte Debatten an. Bereits antike Denker wie Demokrit postulierten eine Welt aus Atomen und leerem Raum, in der zufällige Kollisionen und Bewegungen die Grundlage aller Phänomene bilden. Demgegenüber standen teleologische Weltbilder, etwa bei Aristoteles, die von einer zielgerichteten Ordnung der Natur ausgingen. Monods These stellt eine radikale Absage an jegliche kosmische Teleologie dar und betont die „reine Zufälligkeit“ als Ursprung der Biosphäre. Naturwissenschaftlich wird dieses Konzept durch Erkenntnisse der Genetik, Molekularbiologie und Populationsdynamik gestützt. Die Entdeckung der DNA-Struktur und der Mechanismen von Mutation und Rekombination lieferte die molekulare Basis für das Verständnis des Zufalls, während die mathematische Modellierung der Selektion die Notwendigkeit quantifizierbar machte. Dieses Denken hat nicht nur die Biologie revolutioniert, sondern fordert auch andere Disziplinen, die sich mit komplexen Systemen beschäftigen, heraus – insbesondere die Psychologie, die sich mit dem wohl komplexesten Produkt der Evolution befasst: dem menschlichen Geist.

14.2 Die Entwicklung des Individuums

Die Entwicklung eines jeden Menschen von der befruchteten Eizelle bis zum erwachsenen Individuum ist ein Prozess, der eindrücklich das Wechselspiel von Zufall und Notwendigkeit illustriert. Am Anfang steht die genetische Lotterie: Die spezifische Kombination von Genen, die ein Kind von seinen Eltern erbt, ist ein Zufallsprodukt der Meiose und der Befruchtung. Ein *Allel* ist eine Variante eines Gens an einer bestimmten Stelle (Locus) auf einem Chromosom, die die Ausprägung eines Merkmals bestimmt. Jeder Mensch trägt für jedes Gen zwei Allele, eines von der Mutter und eines vom Vater. Welche Allele für bestimmte Merkmale weitergegeben werden, unterliegt probabilistischen Gesetzen. Dieses genetische Erbe bildet eine Art „Grundausstattung“, eine Disposition, die bestimmte Entwicklungspfade wahrscheinlicher macht als andere. Hier wirkt bereits eine Form von Notwendigkeit, denn die menschliche DNA enthält einen Bauplan, der die grundlegende

Struktur und Funktion des Organismus determiniert – es entwickelt sich ein Mensch und kein anderes Lebewesen.

Im weiteren Verlauf der pränatalen und postnatalen Entwicklung spielen jedoch unzählige Zufallsfaktoren eine entscheidende Rolle. Die genaue Position des Embryos in der Gebärmutter, die Versorgung mit Nährstoffen, zufällige epigenetische Modifikationen durch Umwelteinflüsse – all dies sind stochastische Elemente, die den Entwicklungsprozess beeinflussen können. Nach der Geburt setzt sich dieses Muster fort. Ein Kind wächst in einer spezifischen Umwelt auf, die geprägt ist von einer unendlichen Vielfalt an zufälligen Begegnungen, Erfahrungen und Reizen. Ob ein Kind eine bestimmte Krankheit durchmacht, einen inspirierenden Lehrer trifft, ein traumatisches Ereignis erlebt oder eine besondere Freundschaft schließt, ist oft nicht vorhersagbar und kann dennoch tiefgreifende Auswirkungen auf seine psychische Entwicklung haben.

Gleichzeitig unterliegt die Entwicklung auch notwendigen, universellen Prinzipien. Die Reifung des Nervensystems folgt einem weitgehend festgelegten Zeitplan. Bestimmte Entwicklungsfenster, sogenannte sensible Phasen, sind notwendig, damit spezifische Fähigkeiten wie Sprache oder soziale Bindung optimal erlernt werden können. Die grundlegenden psychischen Bedürfnisse nach Bindung, Autonomie und Kompetenzerleben, wie sie etwa in der Selbstbestimmungstheorie beschrieben werden, stellen notwendige Bedingungen für eine gesunde Entwicklung dar. Werden diese Bedürfnisse chronisch frustriert, sind psychische Probleme oft die notwendige Folge. Die Entwicklungspsychologie beschreibt typische Stufen und Sequenzen, beispielsweise in der kognitiven Entwicklung nach Piaget oder der psychosozialen Entwicklung nach Erikson, die zwar kulturell variieren können, aber eine grundlegende, notwendige Abfolge widerspiegeln.

Somit ist die individuelle Entwicklung ein Pfad, der durch das enge Korsett biologischer Notwendigkeiten und universeller Entwicklungsprinzipien geformt wird, dessen genauer Verlauf aber durch eine Kaskade von Zufallsereignissen und individuellen Erfahrungen immer wieder neu moduliert und einzigartig gestaltet wird. Weder ein reiner Genetischer Determinismus noch ein radikaler Umweltdeterminismus werden dieser Komplexität gerecht. Es ist die ständige Interaktion von Anlage (Notwendigkeit der genetischen Grundausstattung) und Umwelt (Zufall der spezifischen Erfahrungen), die das Individuum formt.

14.3 Psychische Prozesse und Verhalten

Auch unsere alltäglichen psychischen Prozesse – Wahrnehmung, Denken, Fühlen, Entscheiden – und das daraus resultierende Verhalten lassen sich unter dem Prisma von Zufall und Notwendigkeit betrachten. Unsere Wahrnehmung beispielsweise ist kein passives Abbilden der Realität, sondern ein aktiver Konstruktionsprozess. Zufällige sensorische Inputs aus der Umwelt treffen auf bereits existierende kognitive Schemata und Erwartungen, die als notwendige Filter und Organisatoren wirken. Ein unerwartetes Geräusch (Zufall) kann je nach Vorerfahrung und aktuellem Kontext (Notwendigkeit der gelernten Assoziationen) als Bedrohung oder als belanglos interpretiert werden.

Das Denken selbst weist Momente des Zufalls auf, etwa wenn uns „zufällig" eine Idee oder eine Lösung für ein Problem einfällt. Kreative Prozesse beruhen oft auf der Fähigkeit, ungewöhnliche Assoziationen zu bilden, quasi zufällige Verknüpfungen zwischen ansonsten disparaten Konzepten herzustellen. Die Inspiration, der „Geistesblitz", hat oft etwas Unverfügbares, Zufälliges an sich. Andererseits folgt unser Denken auch logischen Regeln und heuristischen Prinzipien – notwendigen Strukturen, die es uns ermöglichen, Informationen effizient zu verarbeiten und Probleme zu lösen. Gelernte Denkmuster und Überzeugungen können so mächtig werden, dass sie unser Denken in bestimmte, oft rigide Bahnen lenken, was die Psychologie als kognitive Verzerrungen oder dysfunktionale Schemata beschreibt.

Emotionale Reaktionen sind ebenfalls ein gutes Beispiel. Bestimmte Reize, etwa ein bedrohliches Gesicht oder der Verlust einer nahestehenden Person, lösen mit hoher Wahrscheinlichkeit und kulturübergreifend spezifische emotionale Antworten wie Angst oder Trauer aus. Diese grundlegenden emotionalen Programme scheinen evolutionär verankert und somit eine Form biologischer Notwendigkeit zu sein. Die Intensität und der spezifische Ausdruck dieser Emotionen sowie die Auslöser selbst können jedoch durch individuelle Lerngeschichten und zufällige situative Faktoren stark variieren. Ein zufälliges Wort, eine bestimmte Geste kann eine längst vergessene emotionale Erinnerung triggern und eine unerwartet heftige Reaktion hervorrufen.

Im Bereich der Entscheidungsfindung und des Verhaltens spielen ebenfalls beide Aspekte eine Rolle. Viele unserer Alltagsentscheidungen laufen automatisiert und unbewusst ab, gesteuert durch Gewohnheiten und erlernte Skripte – eine Form von Verhaltensnotwendigkeit. Wenn wir jedoch vor neuen oder komplexen Entscheidungen stehen, kommen oft probabilistische Abwägungen ins Spiel. Wir versuchen, die Wahrscheinlichkeit verschiedener Ausgänge (Zufallskomponente) abzuschätzen und diese mit unseren Zielen und Werten (Notwendigkeiten unserer Motive) in Einklang zu bringen. Selbst scheinbar freie Willensakte können durch subtile, zufällige Umgebungseinflüsse (Priming) oder unbewusste Voreinstellungen beeinflusst werden, ohne dass dies der handelnden Person bewusst wird. Die Psychologie des „Nudging" macht sich dieses Prinzip zunutze, indem sie versucht, durch kleine, oft unbemerkte Veränderungen der Entscheidungsumgebung (zufällige Hinweisreize) Verhalten in eine gewünschte Richtung (gesellschaftliche Notwendigkeit) zu lenken.

14.4 Psychische Störungen

Das Konzept von Zufall und Notwendigkeit erweist sich als besonders erhellend, wenn es um das Verständnis der Entstehung und des Verlaufs psychischer Störungen geht. Kaum ein Bereich der menschlichen Erfahrung verdeutlicht so eindrücklich das oft schicksalhafte Zusammenspiel von Anfälligkeit und Auslöser. Die meisten psychischen Störungen lassen sich im Rahmen eines Diathese-Stress-Modells verstehen. Die Diathese repräsentiert dabei eine vorbestehende Vulnerabilität, eine Anfälligkeit, die oft genetisch bedingt ist oder durch frühe negative Erfahrungen geprägt wurde. Diese Vulnerabilität ist eine Art notwendige, aber nicht hinreichende Bedingung für die Entwicklung einer Störung. Sie ist ein Potenzial, das schlummert.

Der Stress-Aspekt umfasst dann die vielfältigen belastenden Lebensereignisse und Umstände, die als Auslöser fungieren können. Hier spielt der Zufall eine dominante Rolle. Ob eine Person ein schweres Trauma erlebt, ihren Arbeitsplatz verliert, eine toxische Beziehung führt oder chronischem Mobbing ausgesetzt ist – all dies sind Ereignisse, deren Eintreten oft unvorhersehbar ist und von äußeren Umständen abhängt. Diese zufälligen Stressoren treffen auf die spezifische Vulnerabilität des Individuums. Nicht jeder, der ein Trauma erlebt, entwickelt eine Posttraumatische Belastungsstörung, und nicht jeder mit einer genetischen Prädisposition für Schizophrenie erkrankt tatsächlich. Es ist die unglückliche Koinzidenz, das Zusammentreffen von spezifischer Anfälligkeit (Notwendigkeit der Prädisposition) und passendem Auslöser (Zufall des Stressors), das die Schwelle zur manifesten Störung überschreiten lässt.

Ein Beispiel ist die *Depression*. Eine genetische Veranlagung kann die Sensitivität des serotonergen Systems beeinflussen, was eine notwendige biochemische Basis für eine erhöhte Anfälligkeit darstellen könnte. Zufällige Lebensereignisse wie der Verlust eines geliebten Menschen, anhaltender beruflicher Misserfolg oder soziale Isolation können dann als Auslöser fungieren und eine depressive Episode in Gang setzen. Einmal etabliert, können psychische Störungen jedoch eine eigene Dynamik entwickeln, die wiederum von Notwendigkeiten geprägt ist. Negative Denkmuster, Vermeidungsverhalten und neurobiologische Veränderungen können sich verfestigen und einen Teufelskreis bilden, der die Störung aufrechterhält – eine Art sekundäre Notwendigkeit.

Auch im Verlauf und in der Prognose psychischer Störungen spielen Zufallsfaktoren eine Rolle. Der Zugang zu adäquater Therapie, die Verfügbarkeit sozialer Unterstützung, das Auftreten weiterer belastender oder aber protektiver Lebensereignisse – all dies sind stochastische Variablen, die den Heilungsprozess positiv oder negativ beeinflussen können. Das Verständnis dieser komplexen Wechselwirkungen ist entscheidend für die Entwicklung präventiver und therapeutischer Strategien, die sowohl die individuellen Vulnerabilitäten (Notwendigkeiten) als auch die potenziellen Auslöser und protektiven Faktoren (Zufälle) berücksichtigen.

14.5 Implikationen für die Psychologie

Die Integration des Denkmodells von Zufall und Notwendigkeit hat weitreichende Implikationen für die Psychologie als Wissenschaft und für ihre praktische Anwendung. Zunächst einmal führt es zu einer Abkehr von simplen, monokausalen Erklärungsmodellen menschlichen Erlebens und Verhaltens. Weder ein reiner Biologismus, der alles auf Gene und Neurotransmitter reduziert, noch ein radikaler Konstruktivismus, der die Realität als beliebig formbar ansieht, wird der Komplexität gerecht. Stattdessen rückt die Interaktion verschiedener Ebenen in den Vordergrund – von der molekularen Ebene der Gene bis zur soziokulturellen Ebene der Umwelt. Die Psychologie wird so zu einer Disziplin, die systemisches Denken und die Analyse komplexer Wechselwirkungen erfordert.

Für die Forschung bedeutet dies, dass Längsschnittstudien, die Individuen über die Zeit verfolgen und das Zusammenspiel von genetischen Prädispositionen, Entwicklungseinflüssen und zufälligen Lebensereignissen untersuchen, an Bedeutung gewinnen. Es erfordert auch methodische Ansätze, die in der Lage sind, Wahrscheinlichkeiten und Risikofaktoren zu modellieren, anstatt nach deterministischen Gesetzen zu suchen. Die Gen-Umwelt-Interaktionsforschung ist ein Paradebeispiel für diesen Ansatz.

In der klinischen Psychologie und Psychotherapie kann dieses Modell zu einem tieferen Verständnis der individuellen Lebensgeschichte und der Pathogenese von Störungen beitragen. Es kann helfen, Schuldgefühle bei Betroffenen zu reduzieren, indem es aufzeigt, dass psychische Erkrankungen oft das Ergebnis einer unglücklichen Verkettung von Faktoren sind, die außerhalb der direkten Kontrolle des Individuums liegen. Therapeutische Interventionen können darauf abzielen, sowohl die „notwendigen" maladaptiven Muster (z. B. dysfunktionale Kognitionen, problematische Verhaltensweisen) zu verändern als auch die Resilienz gegenüber zukünftigen „zufälligen" Stressoren zu stärken. Präventive Maßnahmen könnten sich darauf konzentrieren, Risikogruppen mit bekannten Vulnerabilitäten (Notwendigkeiten) gezielt zu unterstützen und protektive Faktoren in ihrem Umfeld zu fördern, um die negativen Auswirkungen zufälliger Belastungen abzumildern.

Darüber hinaus fordert das Konzept von Zufall und Notwendigkeit die Psychologie heraus, sich mit der Frage der menschlichen Willensfreiheit auseinanderzusetzen. Wenn unser Verhalten und Erleben maßgeblich durch das Zusammenspiel von genetischen Notwendigkeiten und zufälligen Umwelteinflüssen geprägt ist, welchen Raum bleibt dann für bewusste Entscheidungen und Selbstbestimmung? Monod selbst sah keinen Widerspruch darin, die Zufälligkeit im Ursprung des Lebens zu betonen und gleichzeitig die Fähigkeit des Menschen zu ethischem Handeln und zur Projektion von Zukunftsplänen anzuerkennen. Die menschliche Psyche, entstanden aus Zufall und geformt durch Notwendigkeit, mag selbst zu einer Quelle neuer Notwendigkeiten (z. B. ethische Imperative, persönliche Ziele) und neuer Zufälle (kreative Ideen, unvorhergesehene Handlungen) werden. Die Psychologie steht hier vor der Aufgabe, die Bedingungen und Grenzen menschlicher Autonomie innerhalb dieses Rahmens genauer zu untersuchen. Es geht nicht darum, Freiheit zu leugnen, sondern sie realistisch im Kontext biologischer und umweltbedingter Gegebenheiten zu verorten.

14.6 Fazit

Die Perspektive von „Zufall und Notwendigkeit", ursprünglich zur Erklärung der Evolution des Lebens entwickelt, erweist sich als ein außerordentlich fruchtbares heuristisches Prinzip für die Psychologie. Es ermöglicht, die komplexen und oft widersprüchlich erscheinenden Kräfte, die menschliches Erleben und Verhalten formen, in einen kohärenten

Rahmen zu integrieren. Von der genetischen Lotterie bei der Zeugung über die unvorhersehbaren Wendungen der individuellen Biografie bis hin zu den stochastischen Elementen in unseren Denk- und Entscheidungsprozessen – der Zufall ist ein allgegenwärtiger Begleiter unserer Existenz. Gleichzeitig wirken biologische Gesetzmäßigkeiten, universelle Entwicklungsprinzipien, erlernte Muster und die Notwendigkeiten unserer psychischen Grundbedürfnisse als formgebende und kanalisierende Kräfte.

Die Psychologie, die sich dem Verständnis dieser Dynamik verschreibt, erkennt an, dass der Mensch weder eine vollständig determinierte Maschine noch ein von allen äußeren Einflüssen losgelöstes, rein willensgesteuertes Wesen ist. Vielmehr entfaltet sich die menschliche Psyche im ständigen Dialog zwischen dem, was uns als biologische und soziale Wesen mitgegeben und auferlegt ist (Notwendigkeit), und dem, was uns unvorhergesehen begegnet und neue Wege eröffnet oder verschließt (Zufall). Dieses Verständnis fördert nicht nur eine wissenschaftliche Haltung der Demut gegenüber der Komplexität des Untersuchungsgegenstandes, sondern eröffnet auch neue Perspektiven für die praktische Arbeit, sei es in der Prävention, der Beratung oder der Therapie. Indem die Psychologie die Dialektik von Zufall und Notwendigkeit in ihre Modelle und Methoden integriert, kann sie zu einem umfassenderen und letztlich auch humaneren Bild des Menschen beitragen – einem Bild, das die Einzigartigkeit jedes Individuums als Produkt einer unwiederholbaren Geschichte von Zufällen und Notwendigkeiten würdigt und gleichzeitig die gemeinsamen menschlichen Bedingungen anerkennt.

Bewertete Literaturhinweise

Für Abschnitt 1. „Zufall und Notwendigkeit" im philosophischen und naturwissenschaftlichen Kontext

1. **Monod, Jacques (1970/1971).** ***Zufall und Notwendigkeit. Philosophische Fragen der modernen Biologie.*** **Piper Verlag (deutsche Erstausgabe 1971).** Dies ist das Grundlagenwerk schlechthin für dieses Thema. Monod legt hier seine Thesen zur Rolle des Zufalls in den Mutationen und der Notwendigkeit in der Selektion dar. Es ist anspruchsvoll, aber essenziell, um die Ursprünge und die wissenschaftliche Tragweite des Konzepts zu verstehen. Unverzichtbar für eine tiefere Auseinandersetzung.
2. **Dennett, Daniel C. (1995/1997).** ***Darwins gefährliches Erbe: Die Evolution und der Sinn des Lebens.*** **Hoffmann und Campe (deutsche Ausgabe 1997).** Dennett, ein bedeutender Philosoph des Geistes und der Biologie, verteidigt und erweitert Darwins und Monods Ideen. Er argumentiert, wie natürliche Selektion (eine Form der Notwendigkeit, die auf Zufallsvariationen operiert) komplexe Designs ohne Designer hervorbringen kann. Das Buch ist zugänglicher als Monod und diskutiert breitere philosophische Implikationen.

3. **Mayr, Ernst (1988/1991).** ***Eine neue Philosophie der Biologie.*** **Piper Verlag (deutsche Ausgabe 1991).**
   Mayr, einer der Architekten der synthetischen Evolutionstheorie, diskutiert die philosophischen Grundlagen der Biologie. Er beleuchtet Konzepte wie Teleologie, Determinismus und Zufall aus der Sicht eines führenden Evolutionsbiologen. Es bietet einen breiteren wissenschaftshistorischen und -philosophischen Kontext zu Monods spezifischeren Thesen.

Für Abschnitt 2. Die Entwicklung des Individuums

1. **Plomin, Robert; DeFries, John C.; McClearn, Gerald E. & McGuffin, Peter (2008/aktuelle Auflage).** ***Behavioral Genetics.*** **Worth Publishers (regelmäßig aktualisierte Auflagen).**
   Ein Standardwerk der Verhaltensgenetik. Es erklärt detailliert, wie genetische Faktoren (Notwendigkeit des Erbguts) und Umweltfaktoren (oft zufälliger Natur) in der Entwicklung von Verhalten und Persönlichkeit interagieren. Es stellt Konzepte wie Heritabilität und Gen-Umwelt-Interaktionen fundiert dar. (Hinweis: Eher ein Fachbuch, aber zentrale Kapitel sind auch für interessierte Laien mit etwas Einarbeitung verständlich).
   Deutsche Alternative/Ergänzung: **Spinath, Frank M. & Riemann, Rainer (Hrsg.) (2020).** ***Persönlichkeitspsychologie und Differentielle Psychologie: Grundlagen und Bereiche.*** **Hogrefe Verlag.** Behandelt ebenfalls ausführlich Gen-Umwelt-Interaktionen im Kontext der Persönlichkeitsentwicklung.
2. **Meaney, Michael J. (2010).** ***Epigenetics and the biological definition of gene x environment interactions.*** **Child Development, 81(1), 41–79.**
   Dieser Fachartikel (oder Übersichtsartikel zum Thema Epigenetik von Meaney oder ähnlichen Autoren) ist zentral, um zu verstehen, wie Umwelterfahrungen (Zufall) die Genexpression (Notwendigkeit des Genoms) modifizieren können, ohne die DNA-Sequenz selbst zu ändern. Epigenetik ist ein Schlüsselmechanismus, der die Dichotomie von Anlage und Umwelt überwindet und deren dynamische Wechselwirkung aufzeigt. Für ein Buchkapitel könnten die Kernideen populärwissenschaftlich aufbereitet werden.
3. **Sameroff, Arnold J. (2010).** ***A unified theory of development: A dialectic integration of nature and nurture.*** **Child Development, 81(1), 6–22.**
   Sameroff ist ein Pionier der transaktionalen Entwicklungsmodelle. Dieser Artikel (oder seine früheren Arbeiten) betont, dass Entwicklung ein dynamischer Prozess ist, bei dem Kind und Umwelt sich gegenseitig kontinuierlich beeinflussen. Das Kind ist nicht nur passiver Empfänger von Genen (Notwendigkeit) und Umwelteinflüssen (Zufall), sondern gestaltet seine Entwicklung aktiv mit. Dies fängt die Komplexität des Zusammenspiels gut ein.

Für Abschnitt 3. Psychische Prozesse und Verhalten

1. **Kahneman, Daniel (2011/2012). *Schnelles Denken, langsames Denken.* Siedler Verlag (deutsche Ausgabe 2012).**
Ein bahnbrechendes Werk, das die zwei Systeme unseres Denkens beschreibt. System 1 (schnell, intuitiv, oft von Heuristiken – notwendigen mentalen Abkürzungen – geleitet) und System 2 (langsam, analytisch). Es zeigt, wie unsere Urteile und Entscheidungen oft durch systematische Fehler (Biases) verzerrt werden, die aus dem Zusammenspiel dieser Systeme mit (oft zufälligen) Informationen der Umwelt entstehen. Sehr relevant für das Verständnis von „notwendigen" kognitiven Mechanismen und deren Anfälligkeit für zufällige Einflüsse.
2. **Bargh, John A. & Chartrand, Tanya L. (1999). *The unbearable automaticity of being.* American Psychologist, 54(7), 462–479.**
Dieser einflussreiche Artikel argumentiert, dass ein Großteil unseres alltäglichen Verhaltens automatisch und unbewusst durch Umweltreize (oft zufälliger Natur) ausgelöst wird, basierend auf erlernten oder angeborenen Mechanismen (Notwendigkeiten). Es stellt die Rolle des bewussten Willens in Frage und unterstreicht die Macht subtiler situativer Einflüsse.
3. **Bandura, Albert (1986/1997). *Social Foundations of Thought and Action: A Social Cognitive Theory.* Prentice Hall. / Deutsche Zusammenfassungen oder Einführungen in die sozial-kognitive Lerntheorie.**
Banduras sozial-kognitive Theorie betont das reziproke Determinismus-Modell, in dem Verhalten, personale Faktoren (Kognitionen, Emotionen – innere Notwendigkeiten und auch zufällige Gedanken) und Umweltfaktoren (oft zufällige Begegnungen und Ereignisse) sich gegenseitig beeinflussen. Konzepte wie Selbstwirksamkeit zeigen, wie Überzeugungen (Notwendigkeiten) das Handeln angesichts zufälliger Herausforderungen formen.

Für Abschnitt 4. Psychische Störungen

1. **Caspi, Avshalom et al. (2003). *Influence of Life Stress on Depression: Moderation by a Polymorphism in the 5-HTT Gene.* Science, 301(5631), 386–389.**
Eine der bekanntesten Studien zur Gen-Umwelt-Interaktion. Sie zeigt, wie eine spezifische genetische Variante (Notwendigkeit der Prädisposition) das Risiko für Depressionen nach belastenden Lebensereignissen (Zufall der Stressoren) moderiert. Ein Paradebeispiel für das Diathese-Stress-Modell und die Bedeutung des Zusammenspiels von Zufall und Notwendigkeit in der Ätiologie psychischer Störungen.
2. **Zubin, Joseph & Spring, Bonnie (1977). *Vulnerability: A new view of schizophrenia.* Journal of Abnormal Psychology, 86(2), 103–126.**
Dieser klassische Artikel hat das Vulnerabilitäts- oder Diathese-Stress-Modell maßgeblich geprägt, insbesondere für Schizophrenie, aber es ist auf viele Störungen anwend-

bar. Es argumentiert, dass Individuen eine angeborene oder erworbene Anfälligkeit (Notwendigkeit) haben, die unter dem Einfluss von Stressoren (oft zufällig) zur Manifestation einer Störung führen kann.

3. **Van der Kolk, Bessel A. (2014/2015).** ***Verkörperter Schrecken: Traumaspuren in Gehirn, Geist und Körper und wie man sie heilen kann*****. G.P. Probst Verlag (deutsche Ausgabe 2015).**
   Dieses Buch beleuchtet eindrücklich, wie traumatische Erlebnisse (oft Inbegriff von schicksalhaften, zufälligen Ereignissen) tiefgreifende und langanhaltende Spuren in Gehirn und Körper hinterlassen (Notwendigkeit der biologischen Reaktion). Es zeigt die komplexen Nachwirkungen des „Zufalls" eines Traumas und die oft „notwendigen" biologischen und psychischen Anpassungsversuche.

Für Abschnitt 5. Implikationen für die Psychologie

1. **Gergen, Kenneth J. (1973).** ***Social psychology as history*****. Journal of Personality and Social Psychology, 26(2), 309–320.**
   Ein provokanter Artikel, der argumentiert, dass viele sozialpsychologische Theorien eher historische Beschreibungen von Phänomenen in spezifischen kulturellen Kontexten sind als universelle Gesetze. Dies unterstreicht, wie „zufällige" kulturelle und zeitliche Veränderungen die „Notwendigkeiten" psychologischer Prinzipien beeinflussen und relativieren können. Es regt zum Nachdenken über die Grenzen der Vorhersagbarkeit an.
2. **Rutter, Michael (2012).** ***Resilience: Causal pathways and social ecology*****. European Journal of Developmental Psychology, 9(3), 300–307. (Oder allgemeinere Werke Rutters zur Resilienz).**
   Rutter ist einer der führenden Forscher im Bereich Resilienz. Seine Arbeiten zeigen, wie manche Individuen trotz zahlreicher Widrigkeiten und zufälliger Schicksalsschläge (Risikofaktoren) eine positive Entwicklung nehmen. Resilienzforschung untersucht die Faktoren und Prozesse (sowohl individuelle „Notwendigkeiten" als auch unterstützende Umweltfaktoren, die manchmal „zufällig" verfügbar sind), die dies ermöglichen. Dies hat enorme Implikationen für Prävention und Intervention.
3. **Tooby, John & Cosmides, Leda (1992).** ***The psychological foundations of culture*****. In J. H. Barkow, L. Cosmides, & J. Tooby (Eds.),** ***The adapted mind: Evolutionary psychology and the generation of culture*** **(pp. 19–136). Oxford University Press.**
   Ein Grundlagenkapitel der evolutionären Psychologie. Es argumentiert, dass der menschliche Geist aus einer Reihe von angeborenen, evolvierten psychologischen Mechanismen (Notwendigkeiten) besteht, die als Anpassungen an wiederkehrende Probleme im Pleistozän entstanden sind. Diese „notwendigen" Grundlagen interagieren dann mit den „zufälligen" Variationen kultureller Kontexte. Es bietet einen Rahmen, um universelle Aspekte der Psyche (Notwendigkeit) und ihre variable Ausprägung (durch Zufall und kulturelle Evolution) zu verstehen.

Für Abschnitt 6. Fazit

1. **Gould, Stephen Jay (1989/1991).** ***Zufall Mensch: Das Schicksal des Lebens und die Natur der Geschichte*****. Hanser (deutsche Ausgabe 1991).**
   Obwohl primär biologisch und paläontologisch ausgerichtet, argumentiert Gould eloquent für die immense Rolle des Zufalls (Kontingenz) in der Evolution. Seine Metapher vom „Zurückspulen des Lebensfilms" mit immer anderen Ergebnissen verdeutlicht, dass komplexe Systeme wie das Leben (und analog die menschliche Psyche) nicht zwangsläufig so hätten werden müssen, wie sie sind. Dies bietet eine breite Perspektive für das Fazit.
2. **Mitchell, Melanie (2009).** ***Complexity: A Guided Tour*****. Oxford University Press.**
   Dieses Buch bietet eine zugängliche Einführung in die Komplexitätstheorie, die für das Verständnis der Interaktion von Zufall und Notwendigkeit in Systemen wie dem Gehirn oder sozialen Gruppen relevant ist. Psychologische Phänomene sind oft emergente Eigenschaften komplexer Systeme, bei denen kleine zufällige Änderungen große Effekte haben können, aber auch stabile Muster (Notwendigkeiten) existieren.
3. **Dörner, Dietrich (1989/1992).** ***Die Logik des Mißlingens: Strategisches Denken in komplexen Situationen*****. Rowohlt (Taschenbuchausgabe 1992).**
   Dörner untersucht anhand von Simulationen komplexer Systeme, wie Menschen versuchen, diese zu steuern und warum sie oft scheitern. Dies illustriert, wie unsere „notwendigen" Denkmuster und Handlungsstrategien oft nicht ausreichen, um die Dynamik zu erfassen, die durch Rückkopplungen, nicht-lineare Effekte und zufällige Störungen entsteht. Es ist eine Mahnung zur Bescheidenheit im Angesicht komplexer Realitäten, die gut zu einem Fazit passt, das die Grenzen der Vorhersagbarkeit betont.

Politische und gesellschaftliche Rahmenbedingungen für Prävention 15

Die Errichtung eines stabilen und wirksamen Systems der Gesundheitsförderung und Prävention gleicht dem Bau eines Hauses. Es bedarf eines soliden Fundaments aus gesetzlichen Regelungen und politischen Bekenntnissen, eines tragfähigen Gerüsts implementierbarer Maßnahmen und kluger Architekten in Politik und Gesellschaft, die dieses Bauwerk nicht nur entwerfen, sondern auch kontinuierlich anpassen und verstärken. Dieses Kapitel widmet sich den politischen und gesellschaftlichen Rahmenbedingungen, die darüber entscheiden, ob das „Haus der Prävention" Schutz und Nutzen für alle Bürgerinnen und Bürger bieten kann oder ob es eine brüchige Konstruktion bleibt. Wir werden das Fundament untersuchen, die Herausforderungen beim Errichten des Gerüsts beleuchten, die Frage der gerechten Verteilung der Räume und Lasten diskutieren und schließlich überlegen, wie die Architekten das gesamte Bauwerk zukunftsfest gestalten können.

15.1 Gesetzliche Grundlagen und politische Strategien: Das Fundament legen

Jedes ambitionierte Bauvorhaben beginnt mit einem detaillierten Plan und einem unerschütterlichen Fundament. Im Bereich der Prävention und Gesundheitsförderung wird dieses Fundament durch gesetzliche Grundlagen und übergeordnete politische Strategien gegossen. In Deutschland markiert das im Jahr 2015 in Kraft getretene Präventionsgesetz (PrävG) einen solchen entscheidenden Grundstein. Dieses Gesetz ist mehr als nur ein juristischer Text; es ist der Ausdruck eines politischen Willens, Gesundheitsförderung und Prävention als gesamtgesellschaftliche Aufgabe zu stärken und nachhaltig zu verankern. Wer die Architektur der deutschen Präventionslandschaft verstehen will, kommt um eine eingehende Beschäftigung mit dem Wortlaut des PrävG und den dazugehörigen offiziellen Dokumenten – wie Gesetzesbegründungen oder den fachlichen Stellungnahmen zentraler

U. Karrenberg, *Prävention*, https://doi.org/10.1007/978-3-662-72161-2_15

Akteure wie der Bundesärztekammer oder des GKV-Spitzenverbandes – nicht herum. Hier werden die grundlegenden Ziele definiert, die Verantwortlichkeiten klar zugewiesen – eine komplexe Verteilung auf die Schultern der Sozialversicherungsträger, der Länder und Kommunen – und die Mechanismen der Finanzierung festgelegt. Nicht zuletzt bildet das PrävG den Rahmen für die Nationale Präventionsstrategie, die als übergeordneter Kompass für die Ausrichtung der vielfältigen Präventionsanstrengungen im Land dient. Es ist das Fundament, auf dem spezifische Programme und Interventionen erst aufbauen können.

Doch ein einzelnes Gesetz, so bedeutsam es auch sein mag, existiert selten im luftleeren Raum. Es ist eingebettet in ein größeres, oft historisch gewachsenes und von vielfältigen Interessen geprägtes System. Um die Tragweite und die Wirkungsweise des Präventionsgesetzes sowie anderer politischer Strategien im Bereich der Gesundheitsförderung vollumfänglich zu erfassen, bedarf es daher eines Verständnisses des gesamten deutschen Gesundheitssystems. Standardwerke der deutschen Gesundheitspolitik, wie beispielsweise die systematische Einführung von Rolf Rosenbrock und Thomas Gerlinger, leisten hier wertvolle Dienste. Sie zeichnen ein umfassendes Bild der komplexen Landschaft aus Akteuren, Institutionen und politischen Prozessen, die das Gesundheitswesen in Deutschland prägen. Ein signifikanter Teil solcher Analysen widmet sich naturgemäß auch der Rolle der Prävention und Gesundheitsförderung, ihrer oft mühsamen politischen Verankerung und den Strategien zu ihrer nachhaltigen Stärkung. Die Kenntnis dieses breiteren gesundheitspolitischen Kontextes ermöglicht es, die Entstehung, die Ausgestaltung und auch die potenziellen Hürden spezifischer Präventionsgesetze und -strategien besser einzuordnen und die Governance-Strukturen der Prävention im Gesamtgefüge zu verorten.

Die Fundamentlegung nationaler Präventionsbestrebungen speist sich zudem häufig aus internationalen Impulsen und einem globalen Diskurs über die besten Wege zu mehr Gesundheit für alle. Ein Meilenstein und bis heute wohl das grundlegendste Dokument der modernen Gesundheitsförderung ist die 1986 von der Weltgesundheitsorganisation (WHO) verabschiedete Ottawa Charta. Sie war revolutionär in ihrem Ansatz, Gesundheit nicht nur als Abwesenheit von Krankheit, sondern als umfassendes körperliches, seelisches und soziales Wohlbefinden zu definieren, das durch politische, wirtschaftliche, soziale, kulturelle, ökologische, verhaltens- und biologiebedingte Faktoren beeinflusst wird. Die Charta formulierte fünf zentrale Handlungsstrategien, die bis heute nichts von ihrer Relevanz verloren haben: die Entwicklung einer gesundheitsfördernden Gesamtpolitik, die Schaffung gesundheitsförderlicher Lebenswelten, die Stärkung gesundheitsbezogener Gemeinschaftsaktionen, die Entwicklung persönlicher Kompetenzen und die Neuorientierung der Gesundheitsdienste hin zu mehr Gesundheitsförderung. Nachfolgende programmatische Dokumente der WHO, wie etwa die Shanghai-Deklaration zur Gesundheitsförderung von 2016, haben diese Ansätze aufgegriffen, weiterentwickelt und an neue globale Herausforderungen angepasst. Diese internationalen Chartas und Deklarationen bilden ein mächtiges ideelles und strategisches Fundament, das nationale Gesetzgebungen und Politiken weltweit, und somit auch in Deutschland, maßgeblich inspiriert, legitimiert und in ihrer Ausrichtung prägt. Sie sind der Ausdruck eines globalen Konsenses darüber, dass Gesundheit in allen Politikbereichen mitgedacht werden muss.

15.2 Herausforderungen bei der Implementierung von Präventionsmaßnahmen

Selbst das solideste Fundament garantiert noch kein erfolgreiches Bauwerk, wenn beim Errichten des Gerüsts und der eigentlichen Konstruktion unvorhergesehene Schwierigkeiten auftreten oder die Baupläne sich als schwer umsetzbar erweisen. Ähnlich verhält es sich mit Präventionsmaßnahmen: Zwischen dem ambitionierten politischen Plan und der konkreten Realität vor Ort klafft oft eine erhebliche Lücke. Die Implementationsforschung widmet sich genau dieser Diskrepanz und den Gründen dafür. Ein früher Klassiker dieser Forschungsrichtung, das Werk „Implementation" von Jeffrey L. Pressman und Aaron Wildavsky, mag zwar bereits einige Jahrzehnte alt sein und sich auf einen spezifischen US-amerikanischen Kontext beziehen, doch die darin analysierten Gründe für das Scheitern oder die mühsame Umsetzung politischer Programme sind von zeitloser und universeller Gültigkeit. Schonungslos decken die Autoren die immense Komplexität von Umsetzungsprozessen auf: die schiere Anzahl der beteiligten Akteure mit ihren oft divergierenden Interessen und Prioritäten, die unzähligen Entscheidungspunkte, an denen Verzögerungen oder Blockaden auftreten können, und die unvorhergesehenen externen Hindernisse, die selbst die besten Pläne durchkreuzen. Ihre Analyse ist eine ernüchternde, aber notwendige Lektüre für jeden, der sich mit der praktischen Durchführung von Präventionsmaßnahmen befasst, denn sie sensibilisiert auf eindrückliche Weise für die systemischen Herausforderungen, die es auf dem Weg von der „großen Erwartung" zur greifbaren Wirkung zu überwinden gilt.

Moderne politikwissenschaftliche Arbeiten, wie etwa das Buch „Implementing Public Policy" von Michael Hill und Peter Hupe, bieten einen aktuelleren und theoretisch fundierten Überblick über die vielfältigen Modelle und empirischen Erkenntnisse der Implementationsforschung. Sie diskutieren systematisch, wie politische Entscheidungen – und somit auch Präventionsstrategien – in konkrete Handlungen und Dienstleistungen übersetzt werden und welche Faktoren diesen Prozess maßgeblich beeinflussen. Hierzu zählen nicht nur die Verfügbarkeit finanzieller und personeller Ressourcen oder die Klarheit und Konsistenz der politischen Vorgaben, sondern auch Aspekte wie die politische Unterstützung auf verschiedenen Ebenen, die Akzeptanz bei den Zielgruppen und den ausführenden Organisationen, die Komplexität der zu lösenden Aufgabe und die Fähigkeit der beteiligten Akteure zur Kooperation und Koordination. Solche Analysen liefern einen wertvollen theoretischen und empirischen Rahmen, um die komplexen Dynamiken und oft subtilen Hürden im Implementierungsprozess von Präventionspolitik zu verstehen und strategische Ansatzpunkte für eine erfolgreichere Umsetzung zu identifizieren.

Um die Kluft zwischen Plan und Realität im deutschen Präventionsalltag zu überbrücken, ist neben theoretischem Wissen auch ein tiefes Verständnis der praktischen Konzepte und der konkreten Erfahrungen vor Ort unerlässlich. Institutionen wie die Bundeszentrale für gesundheitliche Aufklärung (BZgA) leisten hier wichtige Arbeit, indem sie beispielsweise in Glossaren zentrale Leitbegriffe der Gesundheitsförderung und Prävention erläutern. Ein gemeinsames Verständnis von Konzepten wie Partizipation, Empowerment, dem

Setting-Ansatz oder Qualitätsentwicklung ist eine Grundvoraussetzung für eine kohärente und zielgerichtete Implementierung. Noch direktere Einblicke in die Praxis und ihre Fallstricke liefern spezifische Evaluationsberichte zu konkreten Präventionsmaßnahmen, wie sie etwa vom Robert Koch-Institut, von Krankenkassen oder unabhängigen Forschungsinstituten erstellt werden. Diese Berichte, beispielsweise zu Programmen, die im Rahmen des Präventionsgesetzes gefördert werden, dokumentieren oft sehr detailliert die spezifischen Herausforderungen bei der Umsetzung, identifizieren kritische Erfolgsfaktoren und zeigen schonungslos die Limitationen auf. Sie sind eine unschätzbare Quelle des Lernens aus der Praxis für die Praxis und helfen, zukünftige Implementierungsstrategien realistischer zu planen und effektiver zu gestalten.

15.3 Prävention und soziale Gerechtigkeit: Wer profitiert, wer zahlt den Preis?

Ein Haus mag auf einem soliden Fundament stehen und kunstvoll errichtet sein – doch wenn es nur wenigen Auserwählten zugutekommt, während andere im Regen stehen bleiben, oder wenn die Lasten seines Unterhalts ungerecht verteilt sind, dann verfehlt es einen wesentlichen Teil seines Zwecks. Ähnlich stellt sich bei Präventionsmaßnahmen die drängende Frage der sozialen Gerechtigkeit: Wer profitiert tatsächlich von den Angeboten, und wer trägt möglicherweise unberücksichtigt die Kosten oder bleibt ganz außen vor? Es ist eine anerkannte, aber oft schmerzhafte Erkenntnis, dass soziale Benachteiligung systematisch zu schlechterer Gesundheit und geringerer Lebenserwartung führt. Der britische Epidemiologe Sir Michael Marmot hat diesen Zusammenhang in jahrzehntelanger Forschung eindrücklich belegt und in seinem Werk „Die Gesundheitslücke“ der Weltöffentlichkeit vor Augen geführt. Er zeigt auf, wie Faktoren wie Bildung, Einkommen, Arbeitsbedingungen und soziale Einbindung einen tiefgreifenden Einfluss auf die Gesundheitschancen haben. Eine der bitteren Wahrheiten, die Marmot und andere aufzeigen, ist das sogenannte Präventionsdilemma: Gut gemeinte Präventionsangebote erreichen oft gerade diejenigen Bevölkerungsgruppen nicht oder nur unzureichend, die aufgrund ihrer sozialen Lage den größten Bedarf hätten und am stärksten profitieren würden. Stattdessen nehmen häufiger sozial privilegiertere und gesundheitsbewusstere Personen teil, was die gesundheitliche Kluft sogar noch vergrößern kann. Dies erfordert einen radikalen Perspektivwechsel und einen stärkeren Fokus der Präventionspolitik auf die Verringerung gesundheitlicher Chancenungleichheit.

Um dieser Herausforderung in Deutschland begegnen zu können, bedarf es einer soliden Datenbasis und kontinuierlicher Analysen der gesundheitlichen Lage unter Berücksichtigung sozialer Faktoren. Das Robert Koch-Institut (RKI) spielt hier eine zentrale Rolle, indem es im Rahmen der Gesundheitsberichterstattung des Bundes regelmäßig Daten zur gesundheitlichen Ungleichheit in Deutschland veröffentlicht. Diese Berichte und spezifischen Artikel, beispielsweise im Journal of Health Monitoring, liefern detaillierte Auswertungen zu Unterschieden in Gesundheitsrisiken, Krankheitslast und der Inanspruchnahme von Präventions- und Versorgungsangeboten zwischen verschiedenen sozialen Gruppen, etwa nach Bildungsstand, Einkommen oder Migrationshintergrund. Sie zeichnen eine differenzierte „Gesundheitskarte der Ungleichheit" für Deutschland und machen sichtbar, welche Bevölkerungsgruppen besonders belastet sind und wo Präventionsstrategien gezielter ansetzen müssen, um tatsächlich gerechter zu wirken und niemanden zurückzulassen. Diese empirische Evidenz ist unverzichtbar, um die Frage „Wer profitiert, wer zahlt den Preis?" im Kontext von Gesundheit und Prävention für Deutschland faktenbasiert zu beantworten.

Über die empirische Bestandsaufnahme hinaus bedarf es jedoch auch eines fundierten ethisch-philosophischen Rahmens, um die Gerechtigkeit von Präventionspolitiken bewerten und gestalten zu können. Der US-amerikanische Philosoph Norman Daniels hat mit seinem Werk „Just Health" eine einflussreiche Theorie der Gerechtigkeit im Gesundheitswesen vorgelegt, die an die Überlegungen von John Rawls anknüpft. Daniels argumentiert, dass eine gerechte Gesellschaft Institutionen schaffen muss, die die normale Funktionsfähigkeit („normal functioning") der Menschen als eine Voraussetzung für faire Chancengleichheit schützen und wiederherstellen. Gesundheit und damit auch der Zugang zu Maßnahmen, die Gesundheit erhalten und fördern – also Prävention –, werden so zu einer Frage der Gerechtigkeit. Dieser Ansatz hat direkte Implikationen für die Priorisierung und Ausgestaltung von Präventionsmaßnahmen. Er fordert dazu auf, nicht nur die Effektivität, sondern auch die Verteilungsgerechtigkeit von Interventionen in den Blick zu nehmen und sicherzustellen, dass gesundheitliche Bedürfnisse fair berücksichtigt werden, insbesondere die von benachteiligten Gruppen. Ein solcher ethischer Kompass ist unerlässlich, um Prävention nicht nur wirksam, sondern auch gerecht zu gestalten.

15.4 Fazit: Das Gerüst stärken für ein robustes Haus der Prävention

Die Errichtung eines soliden Fundaments, die Bewältigung der Implementierungsherausforderungen und die Berücksichtigung sozialer Gerechtigkeit sind Daueraufgaben beim Bau des „Hauses der Prävention". Doch wer sind die Architekten, die dieses Bauwerk nicht nur planen, sondern auch sein Gerüst kontinuierlich stärken und es an neue Anforderungen anpassen? Es bedarf visionärer Denker, strategischer Planung auf internationaler und nationaler Ebene sowie des engagierten Handelns konkreter politischer Akteure. Die international renommierte Expertin für Gesundheitsförderung, Ilona Kickbusch, hat mit ihren Arbeiten, wie etwa „Die Gesundheitsgesellschaft", oft visionäre, aber zugleich praxisorientierte Konzepte für eine Gesellschaft vorgelegt, in der Gesundheit als gesamtgesellschaftliche Aufgabe verstanden und Prävention systematisch in allen Politikbereichen verankert wird – ein Ansatz, der unter dem Schlagwort „Health in All Policies" bekannt geworden ist. Ihre Ideen zielen darauf ab, das Gerüst der Prävention durch sektorübergreifende Zusammenarbeit, echte Partizipation der Bürgerinnen und Bürger und die konsequente Schaffung gesundheitsförderlicher Lebenswelten nachhaltig zu stärken. Sie malt das Bild einer Gesellschaft, in der die gesunde Wahl zur einfachen Wahl wird.

Solche visionären Entwürfe finden Resonanz und Konkretisierung in den strategischen Rahmenwerken supranationaler Organisationen. Das Europäische Regionalbüro der WHO beispielsweise definiert in seinen Arbeitsprogrammen, wie dem „European Programme of Work, 2020–2025 – United Action for Better Health in Europe", Prioritäten und Handlungsempfehlungen zur Stärkung der öffentlichen Gesundheit und Prävention in der gesamten europäischen Region. Diese Dokumente betonen häufig die Notwendigkeit integrierter Ansätze, die Stärkung von Gesundheitssystemen unter expliziter Einbeziehung präventiver Aufgaben und die entschlossene Bekämpfung gesundheitlicher Ungleichheit. Sie bieten eine wichtige Orientierung und eine Art Blaupause für nationale Reformen und zeigen Wege auf, wie das Gerüst der Prävention auf einer breiteren Ebene verbessert und harmonisiert werden kann.

Letztlich muss die Stärkung des Gerüsts jedoch vor Ort, im nationalen Kontext, durch konkrete politische Entscheidungen und das Engagement der relevanten Akteure erfolgen. In Deutschland spiegeln die Beschlüsse der Gesundheitsministerkonferenz (GMK) der Länder sowie die Strategiepapiere und Empfehlungen der Nationalen Präventionskonferenz (NPK), die im Zuge des Präventionsgesetzes ihre Arbeit aufgenommen hat, die aktuellen politischen Diskussionen, Zielsetzungen und geplanten Maßnahmen zur Weiterentwicklung der Prävention wider. Die Analyse dieser Dokumente ist entscheidend, um zu verstehen, wo aus Sicht der maßgeblichen politischen Akteure und Stakeholder Handlungsbedarf zur Optimierung des Systems und zur Steigerung der Wirksamkeit von Prävention gesehen wird. Sie zeigen die laufenden Bemühungen der „Architekten" in Deutschland, das bestehende Präventionssystem weiterzuentwickeln, Schwachstellen im Gerüst zu identifizieren und es so zu ertüchtigen, dass ein wahrhaft robustes und für alle zugängliches Haus der Prävention entstehen kann. Es bleibt eine kontinuierliche Aufgabe, dieses Bauwerk zu pflegen, zu modernisieren und sicherzustellen, dass es den Bedürfnissen aller seiner Bewohner dient.

Bewertete Literaturhinweise

Für Abschnitt 1. Gesetzliche Grundlagen und politische Strategien: Das Fundament legen

1. **Bundesministerium für Gesundheit (BMG) / einschlägige Landesministerien (Hrsg.)** ***– Das Präventionsgesetz (PrävG) – Gesetz zur Stärkung der Gesundheitsförderung und der Prävention*** (Gesetzestext und zugehörige Materialien, z. B. Gesetzesbegründungen, Stellungnahmen der Bundesärztekammer oder des GKV-Spitzenverbandes).

Das Präventionsgesetz von 2015 ist die zentrale gesetzliche Grundlage für Prävention und Gesundheitsförderung in Deutschland. Die Lektüre des Originaltextes sowie der dazugehörigen Begründungen und Kommentierungen von Schlüsselakteuren ist unerlässlich, um das „Fundament" zu verstehen. Es legt Ziele, Verantwortlichkeiten der Sozialversicherungsträger, der Länder und Kommunen sowie Finanzierungsmechanismen fest und definiert den Rahmen für die Nationale Präventionsstrategie.

Direkt zum Thema – es *ist* das aktuelle gesetzliche Fundament in Deutschland.

2. **Rolf Rosenbrock & Thomas Gerlinger** – ***Gesundheitspolitik. Eine systematische Einführung*** (Neueste Auflage, z. B. 4. Auflage 2021, Hogrefe Verlag).
Dieses Standardwerk der deutschen Gesundheitspolitik bietet einen umfassenden Überblick über das deutsche Gesundheitssystem, seine Akteure, Institutionen und politischen Prozesse. Ein signifikanter Teil widmet sich auch der Prävention und Gesundheitsförderung, ihrer politischen Verankerung und den Strategien zu ihrer Stärkung. Es hilft, das Präventionsgesetz und andere politische Strategien in den größeren Kontext des Gesundheitssystems und seiner Steuerung einzuordnen.
Liefert den breiteren gesundheitspolitischen Kontext, in dem spezifische Präventionsgesetze und -strategien entstehen und wirken.
3. **WHO** – ***Ottawa Charta zur Gesundheitsförderung*** **(1986) und nachfolgende programmatische Dokumente (z. B.** ***Shanghai-Deklaration zur Gesundheitsförderung*****, 2016).**
Die Ottawa Charta ist ein Meilenstein und international das grundlegendste Dokument der modernen Gesundheitsförderung. Sie definiert fünf zentrale Handlungsstrategien (u. a. „Entwicklung einer gesundheitsfördernden Gesamtpolitik", „Schaffung gesundheitsförderlicher Lebenswelten"). Nachfolgende WHO-Deklarationen haben diese Ansätze weiterentwickelt und aktualisiert. Diese Dokumente bilden das ideelle und strategische Fundament, auf dem viele nationale Präventionsgesetze und -politiken, auch in Deutschland, aufbauen.
Stellt die international anerkannten konzeptionellen und strategischen Grundlagen dar, die nationale Gesetzgebungen und Politiken maßgeblich inspirieren und legitimieren.

Für Abschnitt 2. Herausforderungen bei der Implementierung von Präventionsmaßnahmen: Die Kluft zwischen Plan und Realität

1. **Jeffrey L. Pressman & Aaron Wildavsky** – ***Implementation: How Great Expectations in Washington Are Dashed in Oakland; Or, Why It's Amazing that Federal Programs Work at All ...*** (3. Auflage, 1984, University of California Press).
Obwohl es sich um einen Klassiker der Implementationsforschung handelt und einen spezifischen US-Kontext beleuchtet, sind die hier analysierten Gründe für das Scheitern oder die schwierige Umsetzung politischer Programme universell gültig. Das

Buch deckt schonungslos die Komplexität der Umsetzungsprozesse auf, die Vielzahl der beteiligten Akteure mit unterschiedlichen Interessen und die unvorhergesehenen Hindernisse – alles hochrelevant für die Implementierung von Präventionsmaßnahmen.

Ein Grundlagenwerk, das eindrücklich die „Kluft zwischen Plan und Realität" analysiert und die systemischen Herausforderungen der Programmdurchführung aufzeigt.

2. **Michael Hill & Peter Hupe –** ***Implementing Public Policy: Governance in Theory and in Practice*** (Neueste Auflage, z. B. 3. Auflage 2014, SAGE Publications).
   Dieses Buch bietet einen modernen und umfassenden Überblick über Theorien, Modelle und empirische Erkenntnisse der Implementationsforschung. Es diskutiert, wie politische Entscheidungen in konkrete Handlungen umgesetzt werden und welche Faktoren (z. B. politische Unterstützung, Ressourcen, Akzeptanz, Komplexität der Aufgabe) den Erfolg beeinflussen. Es ist direkt anwendbar auf die vielfältigen Herausforderungen bei der Einführung und Durchführung von Präventionsprogrammen.

   Bietet einen aktuellen theoretischen und empirischen Rahmen zum Verständnis der komplexen Dynamiken und Hürden im Implementierungsprozess von (Präventions-) Politik.
3. **Bundeszentrale für gesundheitliche Aufklärung (BZgA) (Hrsg.) –** ***Leitbegriffe der Gesundheitsförderung und Prävention – Glossar zu Konzepten, Strategien und Methoden*** (Neueste Auflage, z. B. Online-Publikation oder Druckversion). Sowie spezifische Evaluationsberichte zu Präventionsprogrammen (z. B. vom Robert Koch-Institut, von Krankenkassen oder Forschungsinstituten).
   Das Glossar der BZgA erläutert zentrale Begriffe und Konzepte, die auch für die Implementierung relevant sind (z. B. Partizipation, Empowerment, Setting-Ansatz, Qualitätsentwicklung). Noch direkter sind Evaluationsberichte konkreter Präventionsmaßnahmen (z. B. zu Programmen, die im Rahmen des PrävG gefördert werden). Diese zeigen oft sehr praxisnah die spezifischen Herausforderungen, Erfolgsfaktoren und Limitationen bei der Umsetzung in Deutschland auf.

   Liefert zum einen das begriffliche Rüstzeug und zum anderen (über Evaluationsberichte) konkrete empirische Einblicke in die Implementierungspraxis und deren Herausforderungen im deutschen Präventionsalltag.

Für Abschnitt 3. Prävention und soziale Gerechtigkeit: Wer profitiert, wer zahlt den Preis?

1. **Michael Marmot –** ***The Health Gap: The Challenge of an Unequal World*** (2015, Bloomsbury Publishing; Deutsche Ausgabe: *Die Gesundheitslücke: Die Herausforderung einer ungleichen Welt*, 2016, FISCHER Taschenbuch).
   Marmot ist einer der weltweit führenden Forscher zu sozialen Determinanten von Gesundheit und gesundheitlicher Ungleichheit. In diesem Buch fasst er eindrücklich zusammen, wie soziale Benachteiligung systematisch zu schlechterer Gesundheit

führt. Er argumentiert, dass Präventionsmaßnahmen oft nicht diejenigen erreichen, die sie am dringendsten benötigen (Präventionsdilemma), und fordert einen stärkeren Fokus auf die Verringerung gesundheitlicher Chancenungleichheit.

Ein Schlüsselwerk, das die Zusammenhänge zwischen sozialer Ungleichheit, Gesundheit und den Gerechtigkeitsimplikationen von Prävention fundamental beleuchtet.

2. **Robert Koch-Institut (RKI) (Hrsg.) – Berichte zur gesundheitlichen Ungleichheit in Deutschland (z. B. Beiträge zur Gesundheitsberichterstattung des Bundes wie *Gesundheitliche Ungleichheit in Deutschland* oder spezifische Artikel in GBE kompakt/Journal of Health Monitoring).**
Das RKI veröffentlicht regelmäßig Daten und Analysen zur gesundheitlichen Lage in Deutschland, einschließlich detaillierter Auswertungen zur sozialen Ungleichheit in Bezug auf Gesundheitsrisiken, Krankheitslast und Inanspruchnahme von Präventionsangeboten. Diese Berichte liefern die empirische Evidenz für Deutschland und zeigen auf, welche Bevölkerungsgruppen besonders belastet sind und wo Prävention ansetzen muss, um gerechter zu wirken. Liefert die spezifische Datenbasis und Analyse für Deutschland zur Frage „Wer profitiert, wer zahlt den Preis?" im Kontext von Gesundheit und Prävention.
3. **Norman Daniels – *Just Health: Meeting Health Needs Fairly*** (2008, Cambridge University Press).
Daniels entwickelt eine einflussreiche Theorie der Gerechtigkeit im Gesundheitswesen, die auf John Rawls' Gerechtigkeitstheorie aufbaut. Er argumentiert, dass eine gerechte Gesellschaft Institutionen schaffen muss, die die normale Funktionsfähigkeit der Menschen schützen (was Gesundheit einschließt) und faire Chancengleichheit gewährleisten. Dies hat direkte Implikationen für die Priorisierung und Ausgestaltung von Präventionsmaßnahmen, um soziale Gerechtigkeit zu fördern und gesundheitliche Ungleichheiten abzubauen.

Bietet einen fundierten ethisch-philosophischen Rahmen zur Bewertung der Gerechtigkeit von Präventionspolitiken und zur Beantwortung der Frage, wie gesundheitliche Bedürfnisse fair berücksichtigt werden können.

Für Abschnitt 4. Fazit: Das Gerüst stärken für ein robustes Haus der Prävention

1. **Ilona Kickbusch – *Die Gesundheitsgesellschaft: Konzepte für eine gesundheitsfördernde Politik*** (2006, Verlag Hans Huber) oder aktuellere Veröffentlichungen und programmatische Artikel der Autorin.
Ilona Kickbusch ist eine der international profiliertesten Vordenkerinnen der Gesundheitsförderung. In ihren Arbeiten entwickelt sie oft visionäre, aber praxisorientierte Konzepte für eine Gesellschaft, die Gesundheit als gesamtgesellschaftliche Aufgabe versteht („Health in All Policies"). Ihre Ideen zielen darauf ab, das „Gerüst" der Prävention durch intersectorale Zusammenarbeit, Partizipation und die Schaffung gesundheitsförderlicher Lebenswelten nachhaltig zu stärken.

Bietet inspirierende und strategisch weitreichende Perspektiven, wie das System der Prävention zukunftsfähig und robust gestaltet werden kann.

2. **WHO Regional Office for Europe –** ***European Programme of Work, 2020–2025 – "United Action for Better Health in Europe"*** (oder das jeweils aktuellste strategische Rahmenwerk der WHO Europa).
Die strategischen Rahmenwerke der WHO Europa definieren Prioritäten und Handlungsempfehlungen für die Stärkung der öffentlichen Gesundheit und Prävention in der europäischen Region. Sie betonen oft die Notwendigkeit integrierter Ansätze, der Stärkung von Gesundheitssystemen (einschließlich Prävention) und der Bekämpfung gesundheitlicher Ungleichheit. Solche Dokumente bieten eine supranationale Perspektive auf notwendige Reformen und die Stärkung des „Gerüsts".

   Skizziert konkrete strategische Richtungen und Empfehlungen auf europäischer Ebene, die als Blaupause für die Stärkung nationaler Präventionssysteme dienen können.

3. **Gesundheitsministerkonferenz (GMK) der Länder / Nationale Präventionskonferenz (NPK) – Beschlüsse, Strategiepapiere und Empfehlungen.**
Die Beschlüsse der GMK und die Dokumente der NPK (die im Rahmen des Präventionsgesetzes eingerichtet wurde) spiegeln die aktuellen politischen Diskussionen, Zielsetzungen und geplanten Maßnahmen zur Weiterentwicklung der Prävention in Deutschland wider. Sie zeigen auf, wo aus Sicht der politischen Akteure und Stakeholder Handlungsbedarf besteht, um das „Gerüst" zu optimieren und die Wirksamkeit von Prävention zu erhöhen. Die Analyse dieser Dokumente ist entscheidend für ein Verständnis der aktuellen Bemühungen um ein „robustes Haus der Prävention" in Deutschland.

   Spiegelt die konkreten politischen und strategischen Überlegungen der maßgeblichen deutschen Akteure wider, wie das bestehende Präventionssystem weiterentwickelt und gestärkt werden soll.

16 Globale Herausforderungen und internationale Präventionsansätze

In einer zunehmend vernetzten Welt machen Bedrohungen für Gesundheit und Wohlbefinden nicht an nationalen Grenzen halt. Die Erkenntnis, dass wir alle Passagiere auf demselben Planeten sind, dessen Schicksal untrennbar mit unserem eigenen verwoben ist, gewinnt angesichts globaler Krisen an Dringlichkeit. Ob es sich um neu auftretende Infektionskrankheiten, die schleichenden Folgen des Klimawandels oder die Auswirkungen umweltbedingter Belastungen handelt – die Herausforderungen sind transnationaler Natur und erfordern ebenso grenzüberschreitende Antworten. Dieses Kapitel beleuchtet einige der drängendsten globalen Herausforderungen für die Prävention und untersucht, wie internationale Zusammenarbeit, Bildung und Solidarität dazu beitragen können, eine gesündere und gerechtere Zukunft für alle zu gestalten. Es ist ein Plädoyer für das Verständnis, dass unser individuelles Wohlergehen untrennbar mit dem Wohl der globalen Gemeinschaft verbunden ist und dass gemeinsame Verantwortung der Schlüssel zu gemeinsamen Lösungen ist.

16.1 Globale Gesundheitskrisen (Pandemien): Wenn ein Virus die Welt in Atem hält

Die Geschichte der Menschheit ist immer wieder von verheerenden Seuchenzügen geprägt worden, doch die Geschwindigkeit und das Ausmaß, mit denen sich Infektionskrankheiten in unserer globalisierten Ära verbreiten können, stellen eine Bedrohung von neuartiger Qualität dar. Ein einzelner, unsichtbarer Krankheitserreger, der an einem entlegenen Ort seinen Ursprung nimmt, kann binnen Wochen oder Monaten zu einer weltumspannenden Pandemie anwachsen, die nicht nur Gesundheitssysteme an den Rand des Zusammenbruchs bringt, sondern auch tiefgreifende wirtschaftliche Verwerfungen und soziale Erschütterungen nach sich zieht. Die Erfahrung hat uns gelehrt, wie schnell ein

U. Karrenberg, *Prävention*, https://doi.org/10.1007/978-3-662-72161-2_16

neuartiges Virus die globalen Verkehrs- und Handelsströme nutzen kann, um sich unaufhaltsam über Kontinente hinweg auszubreiten und die Weltgemeinschaft kollektiv in Atem zu halten.

Solche globalen Gesundheitskrisen offenbaren schonungslos die Schwachstellen in unseren nationalen und internationalen Präventions- und Reaktionsmechanismen. Sie führen uns vor Augen, wie entscheidend robuste öffentliche Gesundheitssysteme, eine leistungsfähige epidemiologische Überwachung und gut ausgestattete Laborkapazitäten sind, um neu auftretende Bedrohungen frühzeitig zu erkennen und einzudämmen. Die Entwicklung und gerechte Verteilung von Diagnostika, Therapeutika und Impfstoffen wird in solchen Zeiten zu einer globalen Herkulesaufgabe, bei der wissenschaftlicher Fortschritt, politische Koordination und ethische Verteilungsprinzipien Hand in Hand gehen müssen. Die Debatten um Impfstoffnationalismus versus globaler Impfstoffsolidarität illustrieren die Spannung zwischen nationalen Interessen und der Einsicht, dass eine Pandemie erst dann wirklich überwunden ist, wenn sie überall auf der Welt unter Kontrolle gebracht wurde – „Niemand ist sicher, bis alle sicher sind."

Darüber hinaus rücken Pandemien die Bedeutung des „One Health"-Ansatzes ins Zentrum der Aufmerksamkeit. Dieses Konzept betont die untrennbare Verbindung zwischen der Gesundheit von Menschen, Tieren und der Umwelt. Viele neu auftretende Infektionskrankheiten, sogenannte Zoonosen, haben ihren Ursprung im Tierreich und springen unter bestimmten Bedingungen – oft begünstigt durch menschliche Eingriffe in Ökosysteme, wie Entwaldung, Intensivierung der Landwirtschaft oder den Handel mit Wildtieren – auf den Menschen über. Eine wirksame Pandemieprävention muss daher weit über den humanmedizinischen Sektor hinausgehen und tierärztliche Expertise, umweltwissenschaftliches Wissen und ein Verständnis für ökologische Zusammenhänge integrieren. Ebenso drängend ist die stille Pandemie der antimikrobiellen Resistenzen (AMR), bei der einst wirksame Medikamente gegen bakterielle Infektionen zunehmend ihre Kraft verlieren – eine globale Bedrohung, die ebenfalls koordinierte internationale Anstrengungen in der Forschung, Überwachung und im verantwortungsvollen Umgang mit Antibiotika erfordert.

16.2 Klimagerechtigkeit und globale Umweltprobleme: Eine Erde in Schieflage

Neben den akuten Bedrohungen durch Pandemien konfrontiert uns eine weitere, eher schleichende, aber nicht minder existenzielle Krise: der globale Klimawandel und die damit verbundenen Umweltprobleme. Unsere Erde befindet sich in einer bedrohlichen Schieflage, verursacht durch jahrzehntelange, oft rücksichtslose Ausbeutung natürlicher Ressourcen und die Emission von Treibhausgasen. Die Folgen dieser Entwicklung für die menschliche Gesundheit sind vielfältig und tiefgreifend. Steigende Durchschnittstemperaturen führen zu häufigeren und intensiveren Hitzewellen, die insbesondere für ältere Menschen, chronisch Kranke und Kleinkinder eine ernste Gefahr darstellen. Veränderungen von Niederschlagsmustern und das Abschmelzen von Gletschern bedrohen die Trinkwasserversorgung und die landwirtschaftliche Produktion, was zu Ernährungsunsicherheit und Mangelernährung führen kann. Die Ausbreitung von Überträgern von Infektionskrankheiten wie Mücken oder Zecken in neue geografische Regionen erhöht das Risiko für Krankheiten wie Malaria, Dengue-Fieber oder Lyme-Borreliose. Extremwetterereignisse wie Stürme, Überschwemmungen und Dürren fordern nicht nur direkte Todesopfer, sondern zerstören auch Lebensgrundlagen, führen zu Vertreibung und können erhebliche psychische Belastungen verursachen.

Die gesundheitlichen Auswirkungen des Klimawandels und anderer Umweltprobleme wie Luftverschmutzung durch Industrie und Verkehr, Kontamination von Wasser und Böden durch Chemikalien oder der Verlust an Biodiversität sind nicht gleichmäßig über den Globus verteilt. Vielmehr treffen sie oft diejenigen Bevölkerungsgruppen am härtesten, die am wenigsten zur Verursachung der Probleme beigetragen haben und gleichzeitig über die geringsten Ressourcen zur Anpassung verfügen. Dies betrifft insbesondere Menschen in einkommensschwachen Ländern des globalen Südens, indigene Gemeinschaften und andere marginalisierte Gruppen. Der Begriff der Klimagerechtigkeit rückt diese ungleiche Verteilung von Lasten und Verantwortung in den Fokus und fordert einen fairen Ausgleich sowie eine stärkere Unterstützung der vulnerabelsten Regionen und Bevölkerungsgruppen bei Anpassungs- und Mitigationsmaßnahmen. Prävention im Kontext von Klimawandel und Umweltzerstörung bedeutet daher nicht nur technische Lösungen zur Emissionsreduktion oder zum Schutz vor Umweltrisiken, sondern auch ein Engagement für globale Gerechtigkeit, die Anerkennung historischer Verantwortlichkeiten und die Stärkung der Resilienz der am stärksten Betroffenen. Das Konzept der „Planetary Health“ unterstreicht dabei die Notwendigkeit, die Gesundheit des Planeten als Ganzes zu betrachten, da menschliche Gesundheit untrennbar von gesunden Ökosystemen abhängt.

16.3 Internationale Zusammenarbeit in der Prävention: Gemeinsam stärker

Angesichts der globalen Natur der beschriebenen Herausforderungen liegt es auf der Hand, dass rein nationale Lösungsansätze unzureichend sind. Grenzüberschreitende Probleme erfordern grenzüberschreitende Kooperation. Die internationale Zusammenarbeit in der Prävention ist daher nicht nur ein Gebot der Vernunft, sondern eine existenzielle Notwendigkeit. Eine zentrale Rolle in diesem globalen Konzert der Akteure spielt die Weltgesundheitsorganisation (WHO) als koordinierende und normsetzende Autorität im internationalen Gesundheitswesen. Ihre Aufgaben reichen von der Überwachung globaler Gesundheitstrends und der Ausrufung internationaler Gesundheitsnotstände über die Entwicklung von Leitlinien und Standards bis hin zur Unterstützung von Mitgliedsstaaten beim Aufbau leistungsfähiger Gesundheitssysteme. Die Internationalen Gesundheitsvorschriften (IGV) stellen dabei ein wichtiges völkerrechtliches Instrument dar, das die Staaten zur Meldung bestimmter Krankheitsausbrüche und zur Etablierung von Kernkapazitäten zur Seuchenprävention und -bekämpfung verpflichtet.

Neben der WHO sind zahlreiche weitere internationale Organisationen, wie UNICEF, das Welternährungsprogramm oder die Weltbank, sowie eine Vielzahl von Nichtregierungsorganisationen (NGOs) und Stiftungen im Bereich der globalen Gesundheitsförderung und Prävention aktiv. Globale Gesundheitsinitiativen wie Gavi (die Impfallianz) oder der Globale Fonds zur Bekämpfung von AIDS, Tuberkulose und Malaria bündeln Ressourcen und Expertise, um spezifische Krankheiten einzudämmen und den Zugang zu Präventions- und Behandlungsmöglichkeiten in einkommensschwachen Ländern zu verbessern. Auch öffentlich-private Partnerschaften können eine wichtige Rolle spielen, indem sie das Know-how und die Innovationskraft des Privatsektors mit den Zielen der öffentlichen Gesundheit verbinden, beispielsweise bei der Entwicklung neuer Medikamente oder Impfstoffe.

Die internationale Zusammenarbeit manifestiert sich jedoch nicht nur in großen Organisationen und Initiativen, sondern auch in bilateralen Abkommen zwischen Staaten, in regionalen Kooperationen und im direkten Austausch von Wissenschaftlern und Fachleuten. Der offene Austausch von Daten, Forschungsergebnissen und bewährten Praktiken ist essenziell, um voneinander zu lernen und gemeinsam schneller wirksame Präventionsstrategien zu entwickeln. Ein wichtiger Aspekt ist dabei auch der Aufbau von nachhaltigen Kapazitäten in Ländern mit niedrigem und mittlerem Einkommen, sei es durch Ausbildung von Gesundheitspersonal, Stärkung von Laborinfrastrukturen oder Unterstützung beim Aufbau resilienter Gesundheitssysteme. Trotz aller Erfolge steht die internationale Zusammenarbeit in der Prävention jedoch auch vor erheblichen Herausforderungen: nationale Interessenkonflikte, unzureichende Finanzierung, Koordinationsschwierigkeiten zwischen den zahlreichen Akteuren und die Wahrung nationaler Souveränität können gemeinsame Fortschritte erschweren. Dennoch bleibt der Grundsatz „Gemeinsam sind wir stärker“ unumstößlich.

16.4 Die Rolle von Bildung und globaler Solidarität: Die Basis für eine gemeinsame Zukunft

Die Bewältigung globaler Gesundheits- und Umweltherausforderungen erfordert nicht nur politische Abkommen, finanzielle Mittel und technologische Innovationen, sondern auch eine tiefgreifende Veränderung im Denken und Handeln der Menschen weltweit. Bildung und globale Solidarität bilden hierfür eine unverzichtbare Basis. Gesundheitskompetenz auf globaler Ebene – also die Fähigkeit jedes Einzelnen, Gesundheitsinformationen zu finden, zu verstehen, zu bewerten und anzuwenden, um gesundheitsförderliche Entscheidungen treffen zu können – ist ein entscheidender Faktor für erfolgreiche Prävention. Bildung, insbesondere für Mädchen und Frauen, ist einer der stärksten Hebel zur Verbesserung von Gesundheitsindikatoren weltweit, da sie zu besserem Gesundheitswissen, zu mehr Selbstbestimmung und zu einer Verringerung von Risikoverhalten beiträgt.

In einer Welt, die von komplexen und oft beängstigenden globalen Krisen geprägt ist, ist es zudem von entscheidender Bedeutung, Empathie, interkulturelles Verständnis und ein Gefühl globaler Zusammengehörigkeit zu fördern. Die Erkenntnis, dass das Leid von Menschen in anderen Teilen der Welt uns nicht gleichgültig sein kann und dass unser eigenes Handeln globale Auswirkungen hat, ist der Nährboden für echte Solidarität. Dies beinhaltet auch den aktiven Kampf gegen Falschinformationen und Desinformationskampagnen, die insbesondere während Gesundheitskrisen wie Pandemien das Vertrauen in wissenschaftliche Erkenntnisse und öffentliche Gesundheitsmaßnahmen untergraben und somit präventive Anstrengungen torpedieren können. Die Förderung kritischen Denkens und Medienkompetenz ist daher ein integraler Bestandteil globaler Präventionsbemühungen.

Globale Solidarität manifestiert sich nicht nur in finanzieller Unterstützung für benachteiligte Länder oder in humanitärer Hilfe in Notzeiten, sondern auch in der Bereitschaft, Wissen und Technologien zu teilen, faire Handelsbeziehungen zu gestalten und sich für globale Gerechtigkeit in allen ihren Dimensionen einzusetzen. Es geht um die Entwicklung eines globalen Bürgerbewusstseins („Global Citizenship"), das die Verantwortung jedes Einzelnen für das Wohlergehen der Weltgemeinschaft und zukünftiger Generationen anerkennt. Ethische Überlegungen müssen bei allen globalen Gesundheitsinitiativen eine zentrale Rolle spielen, um sicherzustellen, dass Interventionen respektvoll, partizipativ und im Einklang mit den Bedürfnissen und Werten der betroffenen Gemeinschaften erfolgen. Die Stärkung von Community-Engagement und die Einbeziehung lokaler Akteure sind unerlässlich, um nachhaltige und kulturell angepasste Präventionslösungen zu entwickeln. Letztlich ist es das geteilte Wissen und die gelebte Solidarität, die das Fundament für eine gemeinsame, gesündere Zukunft legen können.

16.5 Fazit: Eine Welt, gemeinsame Verantwortung, gemeinsame Zukunft

Die globalen Herausforderungen des 21. Jahrhunderts – von Pandemien über den Klimawandel bis hin zu den Auswirkungen von Umweltzerstörung – sind komplex, miteinander verwoben und machen vor keinen Grenzen halt. Sie führen uns eindrücklich vor Augen, dass wir in einer Welt leben, in der das Schicksal aller Nationen und Menschen auf das Engste miteinander verknüpft ist. Rein nationale oder gar isolationistische Lösungsansätze sind angesichts dieser Realität zum Scheitern verurteilt. Die Erkenntnis „Eine Welt, ein Schicksal" muss daher zwangsläufig zur Übernahme gemeinsamer Verantwortung führen.

Diese gemeinsame Verantwortung erfordert ein Umdenken auf allen Ebenen: von der individuellen Lebensweise über nationale Politiken bis hin zur internationalen Zusammenarbeit. Es bedarf mutiger politischer Führung, die bereit ist, kurzfristige nationale Interessen zugunsten langfristiger globaler Ziele zurückzustellen. Es bedarf verstärkter Investitionen in globale öffentliche Güter wie Gesundheit, Bildung und eine intakte Umwelt.

Es bedarf einer Stärkung multilateraler Institutionen und einer Reform der globalen Governance-Strukturen, um sie gerechter, inklusiver und handlungsfähiger zu machen.

Die Bewältigung der globalen Herausforderungen ist zweifellos eine immense Aufgabe, die mit Rückschlägen und Enttäuschungen verbunden sein kann. Doch sie birgt auch die Chance, eine bessere, gesündere und gerechtere Zukunft für alle zu gestalten. Indem wir auf internationale Kooperation setzen, Bildung und Gesundheitskompetenz weltweit fördern und eine Kultur der globalen Solidarität pflegen, können wir die Resilienz unserer Gesellschaften stärken und die Grundlagen für eine nachhaltige Entwicklung legen. Die Zukunft unseres Planeten und das Wohlergehen kommender Generationen hängen davon ab, ob es uns gelingt, die gemeinsame Verantwortung für unsere gemeinsame Welt anzunehmen und entschlossen zu handeln. Die Vision einer gemeinsamen Zukunft, in der Gesundheit und Wohlbefinden für alle Menschen Realität sind, ist ein mächtiger Antrieb für dieses globale Unterfangen.

Bewertete Literaturhinweise

Für Abschnitt 1. Globale Gesundheitskrisen (Pandemien): Wenn ein Virus die Welt in Atem hält

1. **Weltgesundheitsorganisation (WHO) –** ***Internationale Gesundheitsvorschriften (IGV, 2005)*** (Originaltext sowie Umsetzungsberichte und Leitfäden der WHO). Die Internationalen Gesundheitsvorschriften sind das zentrale völkerrechtliche Instrument, das die Pflichten der Vertragsstaaten zur Prävention, Meldung, Bewertung und Reaktion auf grenzüberschreitende Gesundheitsgefahren, einschließlich Pandemien, festlegt. Die Kenntnis dieses Regelwerks ist fundamental, um die globalen Mechanismen der Seuchenüberwachung, die Rolle der WHO als koordinierende Instanz und die rechtlichen Rahmenbedingungen für internationale Zusammenarbeit im Krisenfall zu verstehen.

   Bildet die völkerrechtliche Grundlage und den operativen Rahmen für die globale Pandemieprävention und -reaktion.
2. **David Quammen –** ***Spillover. Tierische Infektionen und die nächste Pandemie*** (Original: *Spillover: Animal Infections and the Next Human Pandemic*, 2012, Norton & Company; Deutsche Ausgabe z. B. 2013, DVA).
   Quammen, ein herausragender Wissenschaftsjournalist, zeichnet in diesem fesselnden Buch nach, wie Krankheitserreger von Tieren auf den Menschen überspringen (Zoonosen) und welche Rolle menschliche Eingriffe in Ökosysteme dabei spielen. Es ist eine brillante Darstellung der wissenschaftlichen Hintergründe und der Dringlichkeit des „One Health“-Ansatzes und macht verständlich, warum die nächste Pandemie oft nur eine Frage der Zeit und des Ortes ist.

   Erklärt eindrücklich die Ursprünge vieler Pandemien und die Notwendigkeit eines integrierten Gesundheitsverständnisses (Mensch, Tier, Umwelt).

3. **The Independent Panel for Pandemic Preparedness and Response –** ***COVID-19: Make it the Last Pandemic*** (Mai 2021, Abschlussbericht des von der WHO einberufenen unabhängigen Gremiums).
Dieser umfassende und oft schonungslose Bericht analysiert die globalen und nationalen Reaktionen auf die COVID-19-Pandemie, identifiziert kritische Schwachstellen in der Prävention, Früherkennung und Reaktion und formuliert weitreichende Empfehlungen für eine grundlegende Reform der globalen Gesundheitsarchitektur, um zukünftige Pandemien zu verhindern oder effektiver zu bewältigen.
Bietet eine maßgebliche Analyse der jüngsten globalen Gesundheitskrise und konkrete Vorschläge zur Stärkung der weltweiten Pandemievorsorge.

Für Abschnitt 2. Klimagerechtigkeit und globale Umweltprobleme: Eine Erde in Schieflage

1. **IPCC (Intergovernmental Panel on Climate Change / Weltklimarat) – Der jeweils aktuellste Sachstandsbericht, insbesondere der Bericht der Arbeitsgruppe II zu** ***Folgen, Anpassung und Verwundbarkeit*** (z. B. Sechster Sachstandsbericht, AR6, 2022).
Die Berichte des IPCC stellen die umfassendste, wissenschaftlich fundierteste und politisch relevanteste Zusammenfassung des globalen Wissens über den Klimawandel dar. Der Bericht der Arbeitsgruppe II analysiert detailliert die vielfältigen Auswirkungen des Klimawandels auf natürliche Systeme und menschliche Gesellschaften, einschließlich direkter und indirekter Gesundheitsfolgen, und diskutiert Anpassungsstrategien sowie Fragen der Vulnerabilität.
Unverzichtbare wissenschaftliche Grundlage zum Verständnis der komplexen gesundheitlichen Auswirkungen des Klimawandels weltweit.
2. **The Lancet Countdown on Health and Climate Change –** ***Jährliche Berichte*** (veröffentlicht in *The Lancet*).
Diese jährlichen Berichte sind das Ergebnis einer internationalen, multidisziplinären Kollaboration, die den Zusammenhang zwischen Gesundheit und Klimawandel anhand von über 40 Indikatoren verfolgt. Sie bieten aktuelle Daten, Trendanalysen und politische Empfehlungen und machen die fortschreitenden gesundheitlichen Auswirkungen des Klimawandels sowie die Chancen gesundheitsfördernder Klimaschutzmaßnahmen sichtbar.
Liefert kontinuierlich aktualisierte, spezifische Daten und Analysen zu den Verknüpfungen von Klima und Gesundheit und dient als wichtiges Monitoring-Instrument.
3. **Naomi Klein –** ***Die Entscheidung: Kapitalismus vs. Klima*** (Original: *This Changes Everything: Capitalism vs. The Climate*, 2014, Simon & Schuster; Deutsche Ausgabe z. B. 2014, S. Fischer).
Klein argumentiert provokant und faktenreich, dass die Klimakrise nicht primär ein technisches, sondern ein politisches und ökonomisches Problem ist, das tief in den Strukturen des globalen Kapitalismus verwurzelt ist. Sie verbindet die ökologische

Frage untrennbar mit Fragen sozialer Gerechtigkeit und fordert einen fundamentalen Systemwandel. Das Buch ist einflussreich in der Debatte um Klimagerechtigkeit und die Notwendigkeit transformativer Ansätze.

Schärft den Blick für die systemischen Ursachen der Klimakrise und die damit verbundenen Gerechtigkeitsfragen, die für Präventionsansätze zentral sind.

Für Abschnitt 3. Internationale Zusammenarbeit in der Prävention: Gemeinsam stärker

1. **Ilona Kickbusch, Kelley Lee, David Held (u. a. Hrsg. oder Autoren) – Werke zur *Global Health Governance* und *Global Health Diplomacy*** (z. B. spezifische Sammelbände, Fachartikel oder Monografien dieser Autoren).
   Autoren wie Ilona Kickbusch sind führend in der Analyse der politischen und diplomatischen Prozesse, die globale Gesundheit prägen. Ihre Arbeiten untersuchen, wie Gesundheitsfragen auf der internationalen Agenda verhandelt werden, welche Rolle staatliche und nicht-staatliche Akteure spielen und wie effektive globale Gesundheitsgouvernanz gestaltet werden kann. Diese Literatur ist essenziell, um die komplexen Machtdynamiken und Kooperationsmechanismen zu verstehen.

   Bietet theoretische und analytische Rahmenwerke zum Verständnis der politischen Dimension und der Steuerungsherausforderungen internationaler Gesundheitszusammenarbeit.
2. **Global Fund to Fight AIDS, Tuberculosis and Malaria – *Jährliche Ergebnisberichte (Results Reports)*** und **Gavi, the Vaccine Alliance – *Jährliche Fortschrittsberichte (Progress Reports)*.**
   Die regelmäßigen Berichte dieser beiden großen globalen Gesundheitsfinanzierungspartnerschaften (öffentlich-privat) geben detaillierte Einblicke in die konkrete Umsetzung, die Erfolge, aber auch die Herausforderungen internationaler Programme zur Bekämpfung spezifischer Krankheiten und zur Stärkung von Gesundheitssystemen. Sie illustrieren, wie multilaterale Kooperation in der Praxis funktioniert und welche präventiven Wirkungen erzielt werden können.

   Zeigen anhand konkreter Beispiele die Funktionsweise und Ergebnisse großer internationaler Präventionsinitiativen und Partnerschaften.
3. **David P. Fidler – *The End of the Beginning? The COVID-19 Pandemic and the Future of Global Health Security*** (oder andere aktuelle Analysen des Autors zur globalen Gesundheitssicherheit).
   Fidler ist ein renommierter Experte für globales Gesundheitsrecht und -sicherheit. Seine Analysen, insbesondere im Kontext von COVID-19, beleuchten kritisch die Stärken und Schwächen der existierenden globalen Gesundheitsarchitektur, die Rolle der WHO und die Herausforderungen für die internationale Zusammenarbeit angesichts nationaler Interessen und geopolitischer Spannungen.

Bietet eine kritische Analyse der aktuellen globalen Gesundheitssicherheitsarchitektur und der politischen Realitäten internationaler Kooperation, insbesondere im Licht von Pandemien.

Für Abschnitt 4. Die Rolle von Bildung und globaler Solidarität: Die Basis für eine gemeinsame Zukunft

1. **UNESCO** – ***Reimagining our futures together: A new social contract for education*** (2021, Bericht der Internationalen Kommission über die Zukunft der Bildung) oder andere Grundsatzdokumente zu *Global Citizenship Education* und *Education for Sustainable Development.*
   Die UNESCO als federführende UN-Organisation für Bildung legt in ihren Berichten dar, wie Bildung transformiert werden muss, um Individuen zu befähigen, globale Herausforderungen zu verstehen und aktiv zu einer nachhaltigen und friedlichen Zukunft beizutragen. Konzepte wie Global Citizenship Education betonen die Förderung von Empathie, kritischem Denken und Solidarität als Bildungsziele.
   Definiert die Rolle und die notwendige Ausrichtung von Bildung im Kontext globaler Herausforderungen und der Förderung von Solidarität.
2. **WHO Regional Office for Europe** – ***Health literacy: The solid facts*** (2013) (und verwandte, aktuellere WHO-Publikationen zur Gesundheitskompetenz auf globaler Ebene). Diese und ähnliche Publikationen der WHO fassen die wissenschaftliche Evidenz zur Bedeutung von Gesundheitskompetenz für die individuelle und öffentliche Gesundheit zusammen. Sie zeigen auf, wie Gesundheitskompetenz den Zugang zu Informationen, die Prävention von Krankheiten und den Umgang mit Gesundheitsrisiken beeinflusst und wie sie durch gezielte Maßnahmen gestärkt werden kann – ein global relevantes Thema, um Menschen zu befähigen. Unterstreicht die fundamentale Bedeutung von Gesundheitskompetenz als Basis für Prävention und die Notwendigkeit, diese global zu fördern.
3. **Martha C. Nussbaum** – ***Political Emotions: Why Love Matters for Justice*** (2013, Harvard University Press; Deutsche Ausgabe: *Politische Emotionen. Warum Liebe für Gerechtigkeit wichtig ist*, 2014, Suhrkamp).
   Nussbaum, eine einflussreiche Philosophin, argumentiert, dass Emotionen wie Mitgefühl und Empathie (eine Form von „Liebe" im weiteren Sinne) entscheidend sind, um Engagement für soziale Gerechtigkeit und Solidarität über nationale Grenzen hinweg zu motivieren. Ihre Arbeit liefert eine tiefgehende philosophische Reflexion darüber, wie eine „globale Seele" oder ein Gefühl der Verbundenheit kultiviert werden kann, das für die Bewältigung gemeinsamer Herausforderungen notwendig ist.
   Bietet eine philosophische Grundlage für die Bedeutung von Empathie und emotionaler Verbundenheit als Triebfedern für globale Solidarität und gemeinsames Handeln.

Für Abschnitt 5. Fazit: Eine Welt, gemeinsame Verantwortung, gemeinsame Zukunft

1. **Hans Jonas** – ***Das Prinzip Verantwortung. Versuch einer Ethik für die technologische Zivilisation*** (1979, Insel Verlag).
   Dieses philosophische Hauptwerk entwickelt eine zukunftsbezogene Ethik der Verantwortung angesichts der weitreichenden Handlungsmöglichkeiten des Menschen in der technologischen Zivilisation. Jonas fordert einen „ökologischen Imperativ“, der die Erhaltung der Lebensgrundlagen für zukünftige Generationen zur obersten Pflicht macht. Seine Überlegungen sind von bleibender Relevanz für die Debatte um globale Verantwortung im Angesicht von Umweltkrisen und der Notwendigkeit nachhaltiger Prävention.

   Ein grundlegendes Werk zur Ethik der Verantwortung, das die philosophische Basis für das Konzept der gemeinsamen Verantwortung für die Zukunft legt.
2. **Vereinte Nationen (UN)** – ***Transforming our world: The 2030 Agenda for Sustainable Development*** (Resolution der Generalversammlung, 2015).
   Die Agenda 2030 mit ihren 17 Zielen für nachhaltige Entwicklung (SDGs) ist der universell anerkannte globale Rahmen für eine Transformation hin zu einer nachhaltigeren, gerechteren und friedlicheren Welt. Sie betont die Interdependenz von ökonomischen, sozialen und ökologischen Zielen und ruft alle Staaten und Akteure zur Übernahme gemeinsamer Verantwortung für ihre Umsetzung auf.

   Das zentrale politische Dokument, das die Vision einer gemeinsamen Zukunft und die dafür notwendige gemeinsame Verantwortung global verbindlich formuliert.
3. **Mariana Mazzucato** – ***Mission Economy: A Moonshot Guide to Changing Capitalism*** (2021, Allen Lane; Deutsche Ausgabe: *Mission. Auf dem Weg zu einer neuen Wirtschaft*, 2021, Campus).
   Mazzucato plädiert für einen „missionsorientierten“ Ansatz zur Lösung großer gesellschaftlicher Herausforderungen, ähnlich den Apollo-Mondmissionen. Sie argumentiert, dass Regierungen eine aktive Rolle bei der Gestaltung von Märkten und der Mobilisierung von Ressourcen für ambitionierte, gemeinwohlorientierte Ziele (wie Klimaneutralität oder globale Gesundheit) spielen müssen. Ihr Buch bietet eine optimistische, aber zugleich fordernde Perspektive auf die Möglichkeit, durch gemeinsame Anstrengungen eine bessere Zukunft zu gestalten.

   Bietet einen innovativen und handlungsorientierten Ansatz, wie gemeinsame Verantwortung in konkrete „Missionen“ für eine wünschenswerte gemeinsame Zukunft umgesetzt werden kann.

Kohärenz – Von der Quantenphysik zur Evolution des Lebens

17

17.1 Einleitung: Die Kollision zweier Welten

In der Ideengeschichte des 20. Jahrhunderts ragen zwei intellektuelle Gebirge auf, die das menschliche Selbstverständnis von Grund auf veränderten. Das eine war die moderne Biologie, die nach Darwin und der Entschlüsselung des genetischen Codes das Leben als einen materiellen, prozesshaften Vorgang ohne übergeordneten Plan oder Zweck zu verstehen begann. Das andere war die Quantenphysik, die in die subatomare Welt vordrang und dort die ehernen Gewissheiten der klassischen Physik von Ursache und Wirkung, von fester Materie und vorhersagbarer Zukunft, zertrümmerte. Lange Zeit schienen diese beiden Revolutionen in getrennten Welten abzulaufen – die eine befasste sich mit der chaotischen, aber letztlich greifbaren Welt der Organismen, die andere mit der geisterhaften, paradoxen Realität der Elementarteilchen.

Doch es war der französische Molekularbiologe und Nobelpreisträger Jacques Monod, der 1970 mit seinem bahnbrechenden Werk „Le Hasard et la Nécessité" (Zufall und Notwendigkeit) eine Brücke zwischen diesen beiden Welten schlug, ohne es vielleicht in seiner vollen Tiefe zu beabsichtigen. Er formulierte ein Prinzip für die Evolution des Lebens, das auf dem ständigen Dialog zweier fundamentaler Kräfte beruht. Auf den ersten Blick eine rein biologische These, entpuppt sich dieses Prinzip bei genauerer Betrachtung als ein Echo, eine fast unheimliche Resonanz der Grundprinzipien, welche die Quantenphysiker im Herzen der Materie entdeckt hatten.

Dieses Kapitel widmet sich der faszinierenden Frage, wie sich Monods Prinzip von Zufall und Notwendigkeit mit den Erkenntnissen der Quantenphysik nicht nur verträgt, sondern wie es in ihr eine tiefere, physikalische Begründung und eine verblüffende strukturelle Verwandtschaft findet. Es ist die Geschichte einer unerwarteten Harmonie, die uns zwingt, die Natur des Zufalls selbst neu zu bewerten und die scheinbare Kluft zwischen der belebten und der unbelebten Welt zu hinterfragen. Es ist eine Reise zum gemeinsamen

U. Karrenberg, *Prävention*, https://doi.org/10.1007/978-3-662-72161-2_17

Fundament der Schöpfung, auf dem ein ständiger Tanz zwischen gesetzmäßiger Ordnung und unvorhersehbarer Freiheit aufgeführt wird.

17.2 Monods Revolution: Die Entzauberung der Natur durch Zufall und Notwendigkeit

Um die Sprengkraft von Monods These zu verstehen, muss man den intellektuellen Kontext betrachten, gegen den er anschrieb. Seit Jahrhunderten war das Denken über das Leben von teleologischen oder vitalistischen Vorstellungen geprägt – der Idee, dass das Leben von einer besonderen Lebenskraft (vis vitalis) durchdrungen sei oder einer inneren Zielgerichtetheit folge. Selbst nach Darwin hielt sich die intuitive Vorstellung, die Evolution würde auf ein bestimmtes Ziel hinarbeiten, sei es Komplexität, Bewusstsein oder der Mensch als „Krone der Schöpfung". Monod erklärte diesen Vorstellungen den Krieg. Sein Prinzip war ein radikaler Gegenentwurf, ein zweistufiger Motor der Evolution, der ohne jeden Plan oder höhere Absicht auskommt.

Der erste Akt in diesem Drama gehört dem reinen Zufall. Monod identifizierte ihn auf der Ebene der genetischen Mutation. Der Code des Lebens, die in der DNA-Sequenz gespeicherte Information, ist nicht statisch. Er verändert sich durch unvorhersehbare Ereignisse. Ein Kopierfehler bei der Zellteilung, der eine Base in der DNA-Sequenz durch eine andere ersetzt, ist ein solcher Zufall. Ein hochenergetisches Teilchen aus dem Weltall, das auf ein Chromosom trifft und ein Stück davon herausbricht, ist ein anderer. Diese Ereignisse sind „zufällig" im tiefsten Sinne des Wortes: Sie sind unvorhersehbar, sie geschehen ohne jede Absicht und sie stehen in keinerlei logischem Zusammenhang mit den Bedürfnissen des Organismus. Dem Universum ist es gleichgültig, ob eine Mutation einem Bakterium eine nützliche Antibiotikaresistenz verleiht oder einem Vogel eine Federfarbe, die ihn für Fressfeinde unsichtbar macht. Der Zufall ist blind. Er ist die unerschöpfliche, aber richtungslose Quelle aller genetischen Vielfalt, aller neuen Merkmale und Fähigkeiten, die jemals in der Geschichte des Lebens aufgetreten sind. Er schreibt unentwegt sinnlose Tippfehler in das Buch des Lebens, in der vagen Hoffnung, dass einer davon zufällig einen neuen, besseren Sinn ergibt.

Doch sobald der Zufall sein Werk getan und eine neue genetische Variante geschaffen hat, betritt der zweite Akteur die Bühne: die eiserne Notwendigkeit. Diese Notwendigkeit ist die unerbittliche und absolut nicht-zufällige Realität der Naturgesetze, der Physik und der Biochemie, manifestiert im Prozess der natürlichen Selektion. Das durch die Mutation veränderte Lebewesen muss sich nun in der realen Welt bewähren. Hier gibt es kein Vielleicht, keine Wahrscheinlichkeit, sondern nur die harten Fakten des Überlebens und der Fortpflanzung. Ein Protein, dessen Struktur durch eine Mutation so verändert wurde, dass es seine spezifische Funktion im Stoffwechsel nicht mehr erfüllen kann, wird mit absoluter Notwendigkeit versagen. Ein Tier, dessen Fellfarbe es auf einem neuen Untergrund sichtbarer macht, wird mit zwingender Konsequenz eine höhere Wahrscheinlichkeit haben, gefressen zu werden. Umgekehrt wird ein Organismus, der durch eine zufällige

Veränderung einen Vorteil erlangt – sei es eine geringfügig bessere Verdauung, eine effizientere Photosynthese oder eine stärkere Immunantwort –, mit ebenso zwingender Notwendigkeit eine höhere Chance haben, seine Gene an die nächste Generation weiterzugeben. Die natürliche Selektion ist ein gnadenloser, deterministischer Filter, der aus dem Meer der zufälligen Möglichkeiten jene wenigen Varianten heraussortiert, die im Hier und Jetzt Bestand haben. Sie ist die Notwendigkeit, die dem blinden Tappen des Zufalls eine Richtung gibt.

> „Monods Prinzip ist somit ein ständiger Dialog: Der Zufall liefert die unzensierten, ungerichteten Vorschläge, die Notwendigkeit urteilt mit unbestechlicher Härte darüber, was bleiben darf. Es ist diese zweistufige Dynamik, die ohne einen Planer oder ein Ziel die atemberaubende Komplexität und Anpassungsfähigkeit des Lebens hervorbringt."

17.3 Die seltsame Welt der Quanten: Das physikalische Fundament des Zufalls

Wenden wir uns nun der Welt der Physik zu. Vor dem 20. Jahrhundert herrschte hier das Bild eines perfekten Uhrwerks. Das Universum von Isaac Newton und Pierre-Simon Laplace war ein Reich der absoluten Notwendigkeit. Kennt man den Ort und den Impuls aller Teilchen zu einem bestimmten Zeitpunkt, so glaubte man, könne man theoretisch die gesamte Zukunft und Vergangenheit des Kosmos exakt berechnen. In diesem deterministischen Weltbild war der Zufall lediglich eine Illusion, ein Ausdruck unseres unvollständigen Wissens. Der berühmte „Laplacesche Dämon" – ein hypothetisches Wesen mit Kenntnis aller Naturgesetze und Anfangsbedingungen – wäre allwissend gewesen.

Die Quantenrevolution zu Beginn des 20. Jahrhunderts sprengte dieses mechanistische Universum in seinen Grundfesten. Physiker wie Max Planck, Niels Bohr, Werner Heisenberg und Erwin Schrödinger entdeckten, dass die subatomare Welt nach gänzlich anderen, zutiefst befremdlichen Regeln spielt. Auch hier, im Herzen der Materie, finden wir einen fundamentalen Dualismus, der verblüffend an Monods Prinzip erinnert.

Der erste Schock war die Entdeckung des fundamentalen Zufalls. Die Quantenphysik lehrt uns, dass die Realität auf ihrer untersten Ebene nicht deterministisch, sondern probabilistisch ist. Der Zustand eines Elementarteilchens, wie eines Elektrons, wird nicht durch einen exakten Ort, sondern durch eine „Wellenfunktion" beschrieben – eine mathematische Entität, die ein ganzes Spektrum von Möglichkeiten enthält. Sie beschreibt nur die Wahrscheinlichkeit, das Elektron bei einer Messung an einem bestimmten Ort anzutreffen. Das berühmte Doppelspalt-Experiment illustriert dies meisterhaft: Schießt man einzelne Elektronen auf eine Platte mit zwei Spalten, verhalten sie sich, als würden sie als Welle durch beide Spalten gleichzeitig gehen. Wo genau ein einzelnes Elektron jedoch auf dem Schirm dahinter auftrifft, ist absolut und fundamental unvorhersehbar. Es ist ein reiner Zufallsakt. Erst wenn man Tausende solcher zufälligen Einzelereignisse aufzeichnet, baut sich nach und nach ein gesetzmäßiges Interferenzmuster auf. Albert Einstein konnte sich mit dieser Vorstellung nie anfreunden und prägte den berühmten Satz „Gott würfelt nicht“. Doch die überwältigende Mehrheit der experimentellen Befunde bis heute legt nahe, dass dieser Zufall keine Folge mangelnden Wissens ist, sondern eine unhintergehbare Eigenschaft der Natur selbst.

Doch die Quantenwelt ist nicht nur reines Chaos. Ihr wohnt auch eine tiefe und unerbittliche Notwendigkeit inne. Während der Ausgang einer Messung, der „Kollaps der Wellenfunktion“, ein zufälliges Ereignis ist, unterliegt die Entwicklung der Wellenfunktion selbst – also die Entwicklung der Wahrscheinlichkeitswolke zwischen zwei Messungen – einer strengen Gesetzmäßigkeit. Die von Erwin Schrödinger formulierte Gleichung beschreibt mit absoluter Präzision und ohne jeden Zufallsfaktor, wie sich der Quantenzustand eines Systems über die Zeit entwickelt. Man kann es mit einer Welle im Ozean vergleichen: Die Schrödinger-Gleichung beschreibt perfekt, wie sich die Welle ausbreitet, wie sie sich entwickelt und welche Form sie annimmt. Aber wo genau ein einzelner Tropfen dieser Welle am Strand aufschlägt, bleibt dem Zufall überlassen.

> „In der Quantenphysik tanzen also ebenfalls Notwendigkeit und Zufall: Die Entwicklung der Möglichkeiten folgt einer eisernen Notwendigkeit, doch die Verwirklichung einer dieser Möglichkeiten geschieht durch einen Akt des reinen Zufalls.“

17.4 Vom Quantenblitz zur biologischen Revolution: Die kausale Kette

Bisher haben wir eine faszinierende strukturelle Analogie festgestellt. Doch die Verbindung geht tiefer. Es ist nicht nur so, dass sich die Logik der Evolution in der Quantenphysik widerspiegelt; die Quantenphysik liefert die physikalische Ursache für den biologischen Zufall. Der „Zufall“, den Monod auf der Ebene der Makromoleküle beschrieb, ist keine abstrakte Annahme, sondern kann direkt auf die fundamentalen Zufallsereignisse der Quantenwelt zurückgeführt werden.

Stellen wir uns eine Jahrmillionen währende evolutionäre Stagnation vor. Eine Spezies ist perfekt an ihre ökologische Nische angepasst, die Selektion hat jede nachteilige Variante ausgemerzt. Plötzlich schlägt aus den Tiefen des Weltalls ein hochenergetisches Gamma-Quant – ein Lichtteilchen, dessen Ursprung in der Explosion eines fernen Sterns liegt – in die Atmosphäre der Erde ein. Seine Ankunft ist ein reines Quantenereignis, unvorhersehbar in Zeit und Ort. Es durchdringt die Atmosphäre, das Gewebe eines Lebewesens, die Wand einer Zelle und trifft auf einen Chromosomenstrang im Zellkern. Mit seiner Energie bricht es eine chemische Bindung im Rückgrat der DNA-Doppelhelix. Die Zelle aktiviert sofort ihre komplexen Reparaturmechanismen – eine Manifestation der biologischen Notwendigkeit, die Integrität zu wahren. Doch diese Mechanismen sind nicht perfekt. Beim Versuch, den Bruch zu flicken, unterläuft dem System ein Fehler: Eine Base wird versehentlich ausgelassen oder durch eine andere ersetzt.

In diesem Moment hat sich ein Quantenereignis in eine bleibende biologische Information verwandelt. Eine Mutation ist geschehen. Wird diese Zelle nun zu einer Keimzelle, einem Spermium oder einer Eizelle, wird diese neue Information an die nächste Generation weitergegeben. Das aus ihr entstehende Lebewesen trägt nun ein verändertes Gen in sich. Dieses Gen kodiert vielleicht für ein leicht verändertes Protein. Dieses Protein faltet sich nun anders, hat eine leicht veränderte Funktion – vielleicht kann es ein Substrat etwas schneller spalten oder bei einer etwas höheren Temperatur arbeiten. Dieser kleine Vorteil, geboren aus einem einzigen, zufälligen Quantenblitz, wird nun dem unerbittlichen Filter der Notwendigkeit unterworfen. Über Tausende von Generationen kann sich dieser minimale Vorteil durchsetzen und eine ganze Population verändern. Eine evolutionäre Revolution, die das Schicksal einer ganzen Art neu bestimmt, hatte ihren Ursprung in einem einzigen, unvorhersehbaren Zufallsakt auf der untersten Ebene der physikalischen Realität. Der Zufall der Quantenwelt „kocht hoch" und manifestiert sich als der Zufall der biologischen Evolution.

17.5 Philosophische Konsequenzen: Das Ende des Uhrwerk-Universums

Die Synthese von Monods Prinzip und der Quantenphysik hat tiefgreifende philosophische Konsequenzen für unser Weltbild. Sie markiert den endgültigen Abschied vom deterministischen Uhrwerk-Universum eines Laplace. Der Laplacesche Dämon ist tot, denn selbst mit perfektem Wissen über die Gegenwart könnte er die Zukunft nicht exakt vorhersagen, da diese vom fundamentalen Würfeln der Quantenwelt abhängt.

Das Universum, das sich uns offenbart, ist weder eine starre, vorherbestimmte Maschine noch ein sinnloses, chaotisches Toben. Es ist ein offener, kreativer Prozess. Die Notwendigkeit der Naturgesetze – von der Schrödinger-Gleichung bis zu den Gesetzen der Thermodynamik und der Selektion – legt die Spielregeln und den Rahmen fest. Sie sorgt für Stabilität, Struktur und die Möglichkeit, dass überhaupt komplexe Gebilde entstehen und Bestand haben können. Doch innerhalb dieses Rahmens sorgt der unerschöpfliche Quell des Zufalls ständig für Neuheit, für unvorhersehbare Wendungen und für die Entstehung von Information und Komplexität, die in den Gesetzen allein nicht angelegt waren.

Diese Erkenntnis fordert uns heraus, unsere Stellung im Kosmos neu zu definieren. Wir sind nicht das vorherbestimmte Ziel eines teleologischen Prozesses, aber wir sind auch nicht nur bedeutungslose Ansammlungen von Atomen in einem sinnentleerten Chaos.

> „Wir sind das Ergebnis eines unfassbar langen, kreativen Prozesses, eines kosmischen Tanzes von Zufall und Notwendigkeit, der auf der Ebene der Quanten beginnt und sich bis in die höchsten Sphären des Bewusstseins fortsetzt. Die Existenz von Leben und Geist ist somit das vielleicht erstaunlichste Produkt dieser fundamentalen Dialektik."

17.6 Schlussfolgerung: Der kreative Kosmos

Die Frage, wie sich Monods Prinzip von Zufall und Notwendigkeit mit der Quantenphysik verträgt, findet eine klare und tiefgreifende Antwort: Die Verträglichkeit ist perfekt. Mehr noch, die beiden Prinzipien erscheinen wie zwei Beschreibungen desselben fundamentalen Musters der Realität, beobachtet auf unterschiedlichen Komplexitätsebenen. Die Quantenphysik enthüllt die elementaren Regeln des Tanzes im Herzen der Materie, während die Evolutionsbiologie die prachtvolle und komplexe Choreografie beschreibt, die sich aus diesen einfachen Regeln über Milliarden von Jahren entwickelt hat.

Die Quantenwelt liefert den unaufhörlichen Strom unvorhersehbarer Ereignisse, den fundamentalen Zufall. Die Gesetze der Physik, der Chemie und der natürlichen Selektion bilden die unerbittliche Notwendigkeit, die diese Ereignisse filtert, formt und in beständige Strukturen gießt. Aus diesem Zusammenspiel entsteht ein Universum, das sich ständig selbst neu erfindet – ein Kosmos, der nicht starr, sondern kreativ ist. Jacques Monod hat mit seiner biologischen Einsicht, ohne es vielleicht zu ahnen, das Wesen der physikalischen Realität selbst beschrieben. In der Synthese seiner Gedanken mit denen der Quantenphysik erkennen wir das wahre Gesicht unserer Welt: eine Welt der Freiheit innerhalb des Gesetzes, der Schöpfung aus dem Chaos, des Werdens aus dem Sein.

Kommentierte Literaturhinweise

Für Abschnitt 1: Einleitung: Die Kollision zweier Welten

1. **Thomas S. Kuhn: *Die Struktur wissenschaftlicher Revolutionen* (Original: *The Structure of Scientific Revolutions*, 1962)**
   Dieses Werk ist ein absoluter Klassiker der Wissenschaftstheorie und liefert das intellektuelle Rüstzeug, um den im Kapitel beschriebenen „Zusammenprall der Welten" zu verstehen. Kuhn argumentiert, dass Wissenschaft nicht durch eine stetige Anhäufung von Wissen voranschreitet, sondern durch radikale „Paradigmenwechsel" – grundlegende Umwälzungen im wissenschaftlichen Denken, wie sie die Relativitätstheorie, die Quantenmechanik und die moderne Biologie darstellten. Das Buch ist unerlässlich, um zu verstehen, warum die Entdeckungen der Biologie und Physik im 20. Jahrhundert nicht nur neue Fakten lieferten, sondern das gesamte Weltbild veränderten. Es ist anspruchsvoll, aber grundlegend für jeden, der über die Natur der Wissenschaft selbst nachdenken möchte.
2. **Ernst Peter Fischer: *Die andere Bildung. Was man von den Naturwissenschaften wissen sollte* (2001)**
   Fischer ist ein Meister darin, die großen Ideen der Naturwissenschaften und ihre kulturelle Bedeutung einem breiten Publikum zugänglich zu machen. Dieses Buch ist eine exzellente, anschauliche Einführung in die zentralen Konzepte, die das Kapitel an-

reißt – von der Relativitätstheorie über die Quantenwelt bis hin zur Evolution und Genetik. Fischer zeigt nicht nur, *was* wir wissen, sondern auch, *wie* diese Erkenntnisse unsere Sicht auf uns selbst und den Kosmos geformt haben. Es ist die perfekte Lektüre, um das in der Einleitung skizzierte Panorama mit konkretem Wissen und historischen Anekdoten zu füllen und die kulturelle Dimension der Wissenschaft zu erfassen.

Für Abschnitt 2: Monods Revolution: Die Entzauberung der Natur

1. **Jacques Monod: *Zufall und Notwendigkeit. Philosophische Fragen der modernen Biologie* (Original: *Le Hasard et la Nécessité*, 1970)**
   Dies ist der unverzichtbare Originaltext und die direkte Quelle für das gesamte Kapitel. Monod legt hier in einer dichten, philosophisch aufgeladenen Sprache seine These dar, dass die gesamte Biosphäre allein aus dem Zusammenspiel von zufälliger Mutation und gesetzmäßiger Selektion entstanden ist. Er argumentiert brillant und provokant gegen jegliche Form von Teleologie (Zielgerichtetheit) oder Vitalismus. Die Lektüre ist herausfordernd und erfordert Konzentration, belohnt aber mit einem tiefen Einblick in die philosophischen Implikationen der Molekularbiologie, formuliert von einem ihrer brillantesten Pioniere. Es ist ein Manifest des wissenschaftlichen Materialismus und der intellektuellen Redlichkeit.
2. **Richard Dawkins: *Der blinde Uhrmacher* (Original: *The Blind Watchmaker*, 1986)**
   Dawkins ist der wohl berühmteste intellektuelle Erbe Monods. Dieses Buch ist die perfekte Ergänzung zu „Zufall und Notwendigkeit", da es dieselben Grundideen in einer weitaus zugänglicheren, didaktisch brillanten und bildhaften Sprache erklärt. Dawkins widerlegt mit zahlreichen Beispielen aus der Natur die scheinbar intuitive Idee eines „intelligenten Designers" (des „Uhrmachers"). Er zeigt meisterhaft, wie die blinden, ungerichteten Prozesse von Zufall und Notwendigkeit über lange Zeiträume hinweg die erstaunlichsten und komplexesten biologischen „Maschinen" hervorbringen können. Ein Muss für jeden, der die Logik der natürlichen Selektion wirklich in der Tiefe verstehen will.

Für Abschnitt 3: Die seltsame Welt der Quanten: Das physikalische Fundament des Zufalls

1. **Werner Heisenberg: *Der Teil und das Ganze. Gespräche im Umkreis der Atomphysik* (1969)**
   Ein einzigartiges und faszinierendes Buch. Heisenberg, einer der Gründerväter der Quantenmechanik, schildert die Entstehung der Theorie nicht als trockene Abfolge von Experimenten, sondern in Form von autobiografischen Erinnerungen und Dialogen mit seinen Kollegen wie Niels Bohr, Albert Einstein und Erwin Schrödinger. Der Leser erlebt die intellektuellen und philosophischen Kämpfe um die Deutung der neuen Physik

hautnah mit. Es ist weniger ein Lehrbuch der Quantenphysik als vielmehr eine tiefgründige Reflexion über die Grenzen der Sprache, die Natur der Realität und die Verantwortung des Wissenschaftlers. Ideal, um den revolutionären Schock und die philosophische Tiefe der Quantenwelt aus erster Hand zu erfahren.

2. **Carlo Rovelli: *Helgoland* (2020)**
   Rovelli, ein führender theoretischer Physiker, hat die Gabe, die komplexesten Ideen der modernen Physik in eine poetische und kristallklare Sprache zu fassen. „Helgoland" ist seine Auseinandersetzung mit dem Wesen der Quantenmechanik. Er führt den Leser auf die Insel Helgoland, wo Heisenberg 1925 der Durchbruch gelang, und entwickelt von dort aus eine relationale Interpretation der Quantenwelt: Dinge existieren nur in Interaktion mit anderen Dingen. Das Buch ist kurz, tiefgründig und eine brillante moderne Einführung in das konzeptuelle Herz der Quantenphysik, die den Zufall und die seltsamen Beziehungen zwischen den Teilchen ins Zentrum rückt. Perfekt für Leser, die einen aktuellen, philosophisch inspirierten Zugang suchen.

Für Abschnitt 4: Vom Quantenblitz zur biologischen Revolution

1. **Erwin Schrödinger: *Was ist Leben?* (Original: *What is Life?*, 1944)**
   Dieses kleine Buch ist ein Meilenstein an der Schnittstelle von Physik und Biologie und ein direkter Vorläufer der Molekularbiologie (es inspirierte u. a. Francis Crick und James Watson). Schrödinger, ein Physiker, fragt aus seiner Perspektive, wie die Stabilität der Erbinformation und das geordnete Verhalten von Lebewesen mit den Gesetzen der Physik, insbesondere der Thermodynamik und der Quantenmechanik, vereinbar sind. Er postuliert die Existenz eines „aperiodischen Kristalls" als Träger der Erbinformation – eine erstaunliche Vorhersage der Struktur der DNA. Das Buch ist ein brillantes Beispiel dafür, wie physikalisches Denken die biologische Forschung befruchten kann, und stellt genau die Fragen, die im Zentrum dieses Kapitelabschnitts stehen.
2. **Jim Al-Khalili & Johnjoe McFadden: *Der Quanten-Beat des Lebens. Wie die Quantenbiologie die größten Rätsel der Natur löst* (Original: *Life on the Edge*, 2014)**
   Dies ist das definitive populärwissenschaftliche Werk zum Thema Quantenbiologie und damit die perfekte und direkteste Referenz für diesen Abschnitt. Die Autoren, ein Kernphysiker und ein Molekulargenetiker, zeigen an faszinierenden Beispielen – vom Orientierungssinn der Vögel über den Geruchssinn bis hin zur Photosynthese –, wie Quanteneffekte (wie Tunneln und Verschränkung) in biologischen Prozessen eine entscheidende Rolle spielen. Das Buch erklärt fundiert und spannend, wie der „Quantenblitz" zur biologischen Realität wird und wie die seltsamen Regeln der subatomaren Welt das Leben, wie wir es kennen, erst ermöglichen. Absolut unerlässlich für dieses Thema.

Für Abschnitt 5: Philosophische Konsequenzen – Ein neues Weltbild

1. **David Deutsch: *Die Grundlagen der Wirklichkeit* (Original: *The Fabric of Reality*, 1997)**
   Deutsch, ein Physiker und Pionier des Quantencomputers, entwirft in diesem ambitionierten Werk ein umfassendes Weltbild, das auf vier „Strängen" beruht: Quantenphysik (insbesondere die Viele-Welten-Interpretation), Evolutionstheorie, Erkenntnistheorie und die Theorie der Berechenbarkeit. Es ist ein radikaler und herausfordernder Text, der die philosophischen Konsequenzen der modernen Wissenschaft voll auslotet. Besonders relevant für diesen Abschnitt ist seine Auseinandersetzung mit der Natur der Realität im Lichte der Quantenphysik und wie diese unser Verständnis von Wissen und Existenz revolutioniert. Eher für fortgeschrittene Leser, die bereit sind, sich auf kühne Gedankengebäude einzulassen.
2. **Anton Zeilinger: *Einsteins Spuk. Teleportation und die Geheimnisse der Quantenphysik* (2005)**
   Zeilinger ist ein weltberühmter Experimentalphysiker, dem wegweisende Experimente zur Quantenverschränkung (dem von Einstein als „spukhafte Fernwirkung" bezeichneten Phänomen) gelangen. In diesem Buch erklärt er nicht nur die Grundlagen der Quantenphysik und seiner eigenen Forschung, sondern widmet sich ausführlich den philosophischen Fragen, die daraus erwachsen. Was ist Information? Was ist Realität, wenn wir nicht hinsehen? Wie ist der Zufall zu verstehen? Da Zeilinger aus der Praxis des Experiments kommt, ist seine philosophische Reflexion immer eng an die beweisbaren Fakten geknüpft. Eine sehr klare, authentische und faszinierende Auseinandersetzung mit dem neuen Weltbild aus der Sicht eines seiner wichtigsten Architekten.

Für Abschnitt 6: Schlussfolgerung – Der kreative Kosmos

1. **Stuart Kauffman: *Der Öltropfen im Wasser. Die Suche nach den Gesetzen der Selbstorganisation und Komplexität* (Original: *At Home in the Universe*, 1995)** Kauffman, ein theoretischer Biologe und Komplexitätsforscher, argumentiert, dass Zufall und Notwendigkeit (Selektion) allein nicht ausreichen, um die erstaunliche Ordnung des Lebens zu erklären. Er führt als dritte Kraft die „Selbstorganisation" ein – die spontane Entstehung von Ordnung in komplexen Systemen. Seine Arbeit zeigt, wie die Gesetze der Physik und Chemie selbst eine Tendenz zur Komplexitätsbildung aufweisen. Das Buch ist eine brillante Ergänzung und teilweise auch eine Herausforderung für eine rein monistische Sichtweise. Es zeichnet das Bild eines Kosmos, der nicht nur durch Zufall und Selektion, sondern durch eine immanente Kreativität „von selbst" zu Ordnung und Leben findet.

2. **Paul Davies: *The Demon in the Machine. How Hidden Webs of Information Are Solving the Mystery of Life* (2019)**
   Der Physiker und Kosmologe Paul Davies ist ein Meister der großen Synthese. In diesem Buch geht er der Frage nach, was Leben auszeichnet, und findet die Antwort in der Verarbeitung von Information. Er schlägt eine Brücke von der Thermodynamik über die Quantenphysik bis hin zur Biologie und Kognitionswissenschaft und argumentiert, dass der Schlüssel zum Verständnis des Lebens in den besonderen Wegen liegt, wie lebende Systeme Information nutzen, um Ordnung zu schaffen und sich gegen das Chaos zu behaupten. Es ist ein perfektes Schlusswort, da es die Themen Zufall (Chaos, Entropie) und Notwendigkeit (Gesetze, Information) auf einer höheren Ebene zusammenführt und ein inspirierendes Bild eines informierten, kreativen Kosmos zeichnet.

Kolibri 360 GmbH
Ferdinand-Jühlke-Straße 7
99095 Erfurt, Deutschland
produktsicherheit@kolibri360.de